Helmuth Santler

# Das Buch der Wunder

Eine kleine Geschichte der Wunder und wie sie zu vollbringen sind

Helmuth Santler

# Das Buch der Wunder

Eine kleine Geschichte der Wunder und wie sie zu vollbringen sind

Die Textwerkstatt, Langenlois

## Impressum

Wir waren bemüht, die Inhaber(innen) sämtlicher Rechte ausfindig zu machen. Sollten wir unbeabsichtigt bestehende Rechte verletzt haben, bitten wir die Betroffenen, sich mit dem Verlag in Verbindung zu setzen.

**ISBN:** 978-1499500899
**Umschlaggestaltung:** Helmuth Santler, d.sign Gruber & Partner
**Coverbild:** Teilansicht der Mandelbrot-Menge. Ausschnitt 12 einer Zoom-Sequenz in ~ 741 millionenfacher Vergrößerung. Erstellt von Dr. Wolfgang Beyer mit dem Programm Ultra Fractal 3 (CC-BY-SA 3.0 Wolfgangbeyer).
**Layout und Satz:** Die Textwerkstatt, Langenlois, Helmuth Santler
**Druck:** CreateSpace

www.textmaker.at

# Inhaltsverzeichnis

# Inhaltsverzeichnis

# Vorwort

*„Was ist das größte Wunder?"*
*„Jeden Tag kommt der Tod – und wir leben, als wären wir*
*unsterblich."* (Aus dem Mahabharata)

Wunder gibt es alle Tage; Wunder gibt es überhaupt nicht. Alles ist ein Wunder – oder wundert Sie womöglich gar nichts mehr?

Wie man es auch dreht und wendet: Dem Wunder ist nicht so leicht beizukommen. Das ist nicht verwunderlich, denn verstünde man es einfach so, wäre es wohl kein Wunder mehr…

Eines ist sicher: Geredet wird tagtäglich von Wundern, in erstaunlicher Häufigkeit. Das verschafft uns einen Einstieg in das Thema.

Danach wirds etwas theoretisch und vielleicht sogar ein wenig philosophisch; es wurde alles versucht, trotzdem nicht abgehoben und langweilig zu sein. Sollte es trotzdem zu viel werden, können Sie auch zu Teil 1 weiterblättern, in dem es um die *Wunderdinge* geht: Die Kraft, die in Dingen stecken kann, Symbole, das Wunder Leben, kosmische Wunder, Kult- und Kraftplätze und selbstverständlich die guten alten Sieben Weltwunder und eine ganze Menge neue.

Teil 2 ab Seite 173 trägt den Titel *Wunderwesen*: Die Welt ist voll von begnadeten Menschen, die

Randtexte wie dieser ergänzen, kommentieren oder fassen zusammen.

Am Ende des Buches finden Sie ein ausführliches Namens- und Sachregister.

7

Wunderheilungen vollbringen, Dinge aus dem Nichts materialisieren, in der Luft schweben oder an zwei Orten zugleich sein können. Also jedenfalls wird davon berichtet…

Glaube und Wunder sind enge Verwandte.

Sollten Sie jetzt denken: „Das glaube ich nicht." sind Sie beim Kern des Wunderbaren angekommen. „Das Wunder ist des Glaubens liebstes Kind" lässt Goethe seinen Faust sagen. „Wahrer Glaube wird Wunder entdecken" wird in diesem Buch zu lesen sein.

Es liegt in der menschlichen Natur, nur das wahrzunehmen, was für möglich gehalten wird – oder anders gesagt: Sie sehen, was Sie glauben. Wer Wunder von vorneherein für nichts als abwegig hält, verringert die Chancen, eines zu erleben, drastisch.

Glaube ist eine starke Kraft, eine ungemein wichtige Antriebsfeder menschlichen Handelns. Glaube (und Liebe) können sprichwörtlich Berge versetzen – und Wunder wirken.

Glaube und Wunder sind, und das ist wichtig, an *keine* Religion, Konfession oder Ideologie gebunden.

Glaube und Wunder sind für alle da.

Man könnte auch ganz einfach sagen: Wunder sind für alle da. Daran glauben, Wunder erkennen und im richtigen Moment zugreifen müssen Sie aber selbst.

Es wäre schön, wenn dieses Buch dazu beitragen könnte, den Blick ein wenig auf die Welt voller Wunder zu lenken, in der wir leben dürfen.

Anregende Lektüre wünscht Ihnen

Helmuth Santler          April 2014

# Alles Wunder

Schon verwunderlich, in welcher Häufigkeit Wunder geschehen – oder wenigstens die Rede davon ist.

Ein kleiner Test: News-Suche bei Google am Ostermontag 2007, Stichwort: „Wunder". Ergibt immerhin neununddreißig Treffer der letzten vierundzwanzig Stunden. (Nicht zu verwechseln mit der normalen Google-Suche – dabei kommen unter dem Stichwort „Wunder" mehr als fünfundzwanzig Millionen Treffer zustande.)

So meint z.B. die Popsängerin Nena zur Gründung einer Schule mit der Leitlinie „Spielen an sich bildet", der ihr Mann als Schulleiter vorstehen wird: „Die Genehmigung ist ein Wunder." Währenddessen erlebt die deutsche Wirtschaft ihr grünes Wunder, weil Ökomaßnahmen endlich lukrativ werden, und Papst Johannes Paul II. ist post mortem in aller Munde, weil sein Seligsprechungsverfahren nach einer ihm zugeschriebenen Wunderheilung einer Nonne in Gang kommt. Im konkreten Fall ist der Aufreger eine Papst-Satire von Welt-Online, die sich über die „Absurditäten des katholischen Wunderglaubens und die Bürokratie des Seligsprechungsverfahrens" lustig macht, wie der Redakteur Matthias Heine versichert, „weniger über den Papst selbst". Ganz anders sehen das

Wunder: Übername zu mhd. wunder ‚Verwunderung, Neuigkeit', mhd. mich ist, hat, nimmt wunder, ‚ich bin neugierig', für einen neugierigen Menschen, einen Neuigkeitskrämer. Duden, Familiennamen. Herkunft und Bedeutung von 20.000 Nachnamen.

9

polnische Medien, die praktisch ausnahmslos von „Geschmacklosigkeit" sprechen und sich „äußerst beleidigt" fühlen. Der polnische Botschafter in Berlin sandte ein Protestschreiben an die Redaktion. (Für Interessierte: Der Text der Satire ist im Anhang abgedruckt, siehe S. 304).

*er*

**Handy-Wunder, PS-Wunder, biblische und keine Wunder.**

Natürlich kommt auch die Phrase „kein Wunder, dass…" diverse Male vor („Kein Wunder, dass der BMW-Pilot restlos glücklich war." – Über Nick Heidfeld, der im Grand Prix von Malaysia den vierten Platz belegt hatte.) Gerade zur Osterzeit darf auch ein entsprechend wundertätiger Programmhinweis nicht fehlen: Die Sendung „Das Wunder von Damaskus" beschäftigt sich mit der Wandlung des Saulus zum Paulus (Hörfunkprogramm Ö1, 9. April 2007).

Peinlich inflationär wird die Verwendung des Wunderbegriffs in der Schlagzeile „Das Handy-Wunder: Akku mit Sonne aufgeladen", wenn ein Prof. Dr. Max Otte vom „oftmals unterschätzten Wunder des Zinseszinses" spricht oder ein Ausdruck wie „PS-Wunder" fällt. Wenn eine deutsche Ex-Grüne nach zwanzig Jahren wieder in die Kirche eintritt, wird zumindest relativiert: „Die Begeisterung der Expolitikerin für den Katholizismus und den Papst mutet wie ein kleines Wunder an." (Welt-Online, 8. April 2007, „Die Deutschen entdecken ihren Glauben wieder.")

Die folgende Werbebotschaft war jedenfalls unwiderstehlich: „Neu! Erhalten Sie mit Google

Alerts die neuesten Nachrichten über **Wunder**."
Nach der einfachen und kostenlosen Online-
Bestellung werden ab sofort täglich Wunder
geschehen – oder es wird wenigstens die Rede
davon sein.

Jahre später mache ich mich an die Vorbereitun-
gen für die E-Book- und Paperback-Ausgabe und
wiederhole den kleinen Test – mit dem erstaunlichen Ergebnis von 2.100 Treffern unter News in
den letzten 24 Stunden. Wunder haben sich,
zumindest medial, verfünfzigfacht (bzw. in der allgemeinen Suche auf knapp 50 Millionen Treffer
verdoppelt). Bessergestellt sind sie deshalb natürlich nicht: Ob man es glaubt oder nicht, an einem
Frühlingstag im Jahre des Herrn 2014 behauptet
doch tatsächlich ein gewisser Alex Baur, Journalist
der Schweizer *Weltwoche,* in seinem „Plädoyer für
die Ohrfeige", eine Watsche sei nicht nur fallweise
gesund, sondern könne – erraten – Wunder wirken, z.B. in einem Ehestreit …

Das Wunder wird also in nie dagewesenem Ausmaß (medial) missbraucht. Eine schöne Motivation, sich des Wunderbuchs erneut anzunehmen.

## Wunder für jeden Geschmack

Wunderbäume, Wunderkerzen (auf österreichisch:
Sternspritzer), Wunderkinder, Wunderwuzzi (der;
-s, -s [österr. ugs. für Alleskönner]), Wunderlampe,
Wunderglaube, Wunderdoktor, Wunderheilerin,
Wundertat, Wunderwelt, Wunderwerk: eine Auswahl aus dem Wundersortiment des Rechtschreib-
dudens, 24. Auflage.

Wundern Sie sich
nicht: Es ist kein
Wunder, dass so
vieles wunderbar
ist.

11

Es gibt vieles, worüber man sich „nur noch wundern" kann oder „verwundert den Kopf schüttelt". Überwiegend sind die sprachlichen Wunder aber absolut positiv besetzt: wunderbar, wundervoll, wunderhübsch, wundermild, wunderschön. Wundersam hat einen leicht rätselhaften, dennoch anziehenden Beigeschmack, während man sich eine wunderliche Person möglicherweise lieber auf Distanz hält. Obwohl auch wunderliche Typen durchaus Anlass zur Bewunderung geben können. Der verschrobene Erfinder, in der Sache genial, im Umgang mit anderen Menschen hoffnungslos unbeholfen, ist ein klassisches Beispiel für den Typus „wunderlich": auf jeden Fall reichlich seltsam, aber gutherzig und meistens mit einigem Unterhaltungswert versehen.

**Wunder sind etwas Gutes – außer wenn sie blau sind.**

Bedrohlich und eindeutig schlecht wird das Wunder nur in einer einzigen Redewendung: ein blaues Wunder erleben. Dieser seltsame Ausdruck wird sofort verständlich, wenn man weiß, dass hier nicht von der Farbe Blau die Rede ist, sondern das rotwelsche Wort „lau" zugrunde liegt. Damit bezeichnete diese mittelalterliche Gaunersprache alles Negative, Böse und Schlechte. Im Jiddischen, woher der Begriff ursprünglich kommt, konnte durch ein vorangestelltes „B" noch gesteigert werden: „blau" oder auch „blo" stand für „sehr schlecht" oder auch „gar nichts". Wer ein blaues Wunder erlebt, erlebt eben gerade gar kein Wunder – oder sogar eine sehr böse Überraschung. (Dass die rechtspopulistische Freiheitliche Partei Österreichs – Parteifarbe Blau – bei den Nationalratswahlen 2013 das „blaue Wunder", den zweiten Rang nämlich, beschworen und nur knapp verfehlt

12

hat, bekommt mit diesem Hintergrundwissen einen ausgesprochen zynischen Beigeschmack.)

Von solchen Ausnahmen abgesehen gilt: Wunder sind also etwas Gutes, etwas außergewöhnlich Gutes sogar, mit dem nicht gerechnet werden konnte; es gilt das Prinzip Hoffnung. Dieses Wunderverständnis findet sich auffallend häufig in der Welt des Sports: „Das Wunder von Bern" wurde ein Film betitelt, der die „Auferstehung" der deutschen Mannschaft bei der Fußball-Weltmeisterschaft 1954 in der Schweiz nacherzählt. Sind Teams in ihren Ligen in den Abstiegskampf verwickelt, mehren sich je nach „Wasserstand" Stoßseufzer bzw. -gebete à la „Da hilft nur noch ein Wunder." oder „Was wir jetzt brauchen käme einem Wunder gleich." Solche „Wunder" haben allerdings einen großen Haken: des einen Freud, des anderen Leid. Eine schöne Illustration dafür ist das sogenannte „Wunder von Córdoba", der legendäre 3:2-Sieg des österreichischen Fußballnationalteams über den amtierenden Weltmeister Deutschland bei der Fußballweltmeisterschaft 1978 in Argentinien, der damit aus dem Bewerb flog. Während sich der in der Gegenwart wenig erfolgverwöhnte österreichische Fußballfan nach wie vor gerne an der Erinnerung an dieses glorreiche, ja „überirdische" Ereignis wärmt, hatte Fußball-Deutschland verständlicherweise nie das Gefühl, hier einem „Wunder" begegnet zu sein. Wunder sind ja schließlich etwas Gutes. Dennoch

Bei Sportwundern gilt allerdings: des einen Freud, des anderen Leid. Wunder oder Schmach von Córdoba? Eine Frage der Perspektive.

13

ist das Ereignis, so schmerzlich es aus deutscher Sicht auch gewesen sein mag, ein denkwürdiges und wurde daher auch in Deutschland mit einem „Namen" versehen: die „Schmach von Córdoba". (2007, beim Erscheinen der Printausgabe, fanden sich sogar zwei getrennte Einträge auf Wikipedia; heute leiten sowohl das „Wunder" als auch die „Schmach" auf den gemeinsamen Eintrag „Córdoba 1978" weiter.)

War das „Wunder" also gar keines? Deutschland hat zehnmal so viele Einwohner wie Österreich, es dürften sich also zehnmal mehr Menschen an eine „Schmach" erinnern als an ein „Wunder". Andererseits gab es Nutznießer des Ergebnisses: Der Tenor der Welt-Sportpresse lautete damals, die Deutschen hätten sich bei dieser WM in derart schlechter Spiellaune präsentiert, dass man den Österreichern für die Beendigung des Auftritts dankbar sein müsse. Also doch ein „Wunder"? Man müsste die Demoskopie bemühen: Finden mehr als fünfzig Prozent das sensationelle Ergebnis „wunderbar", ist die Verwendung des Begriffes „Wunder" statthaft. Oder zumindest kein völliger Blödsinn, denn ein demokratisch legitimiertes „Wunder" ist alles in allem keine sehr überzeugende Angelegenheit. Die eigentliche Frage lautet: Bei wem liegt die Entscheidung, ob etwas als „Wunder" gelten darf oder nicht?

In der Werbesprache wird das Wort „Wunder" inflationär verwendet.

Eine gewisse Zurückhaltung beim Einsatz des Wortes „Wunder" wäre wohl kein Nachteil. Aber wir leben nun mal in einer Zeit der Sensationen und der Reizüberflutung, in der die leisen, nuancierten Töne sich sehr schwer tun gegen die superlativen Rundumschläge der Werbesprache. Man denke z. B. an die fortschreitende Entwicklung von super zu hyper, mega und schließlich giga (das erste Teraangebot wird sicherlich bald erfolgen); oder die (territoriale) Steigerung von der Fliesencity über Sanitärland und Badewelt zum Hygieneuniversum. „Jede Woche eine neue Welt" verspricht ein Themenanbieter von Sonderposten; vollkommen absurd und absolut größenwahnsinnig, betrachtet man diese Aussage einmal buchstäblich. Aber im Dauerhagel der wörtlichen Unglaublichkeiten fällt so etwas im Grunde niemandem mehr auf.

Das „Wunder" ist in der Welt der gellenden Marktschreie nur noch ein Hagelkorn unter vielen – inhaltlich unbestimmt, also ein „Ding", aber auf jeden Fall außergewöhnlich, spektakulär und natürlich unbedingt positiv. Auch wenn das ganz und gar nicht der Fall ist: Ein PS-Wunder ist in Zeiten von Global Warming, Treibhausgasen und endlich erwachtem ökologischem Bewusstsein einfach nur noch eine anachronistische Zumutung; gefragt wäre ein Benzinspar- oder allgemeiner ein Energieeffizienzwunder. Und von einem „Busenwunder" könnten die selbiges vor sich her Tragenden allenfalls dann mit einiger Berechtigung sprechen, wenn ihnen auch jenseits der fünfunddreißig Haltungsschäden und ständige Rückenschmerzen erspart blieben.

Das erstaunliche, unerklärbare und vortrefflich günstige Ereignis-Ding brauchte einen Namen: Wunder.

## Wunder was für ein Wort

Woher das Wort „Wunder" genau kommt, ist ungeklärt. Gemeint war damit ursprünglich sowohl das Erstaunen selbst (sich wundern) als auch

15

etwas, das Erstaunen hervorruft. An die erste Bedeutung erinnert die veraltende Phrase „etwas nimmt jemanden Wunder", also etwas versetzt in Erstaunen. In neuerer Zeit wurde die Bedeutung mehr und mehr auf das verblüffende „Etwas" eingeengt. Was jedoch stets im Wort „Wunder" mitschwang waren derart erstaunliche, rätselhafte und unerklärliche Umstände, dass sie über das Begriffsvermögen gingen. Da die Ereignisse aber zumindest den unmittelbar Betroffenen stets zum Vorteil gereichten, lag es nahe, eine wohlwollende übermenschliche Einflussnahme zu vermuten. Da es keine irdische, rationale, wissenschaftliche Erklärung gab, wurde eben eine überirdische, irrationale, unwissenschaftliche herangezogen. Das erstaunliche, unerklärbare und vortrefflich günstige Ereignis-Ding brauchte einen Namen: Wunder.

Das Deutsche kennt nur ein Wort für Wunder; es ist daher wahrlich kein Wunder, in welcher Häufigkeit und inhaltlichen Bandbreite uns Wunder begegnen. Von welcher Art Wunder allerdings jeweils die Rede ist, lässt sich günstigstenfalls anhand des Kontexts abwägen. Dazu kommt aber, das fast jeder eigene, meistens eher nebulose Vorstellungen davon hat, was genau ein Wunder, was genau für jemanden ein Wunder ist.

Das Mirakel hilft bei der Herausarbeitung schärferer Konturen nicht weiter: Es ist lediglich ein etwas altertümlich klingendes Synonym, das sich vom lateinischen „miraculum" herleitet. Damit waren sensationelle, ein Publikum unterhaltende Dinge gemeint, insbesondere außergewöhnliche menschliche Leistungen. Die größten vom Menschen geschaffenen Mirakel wurden seit dem ers-

> Als Mirakel wurde ursprünglich eine sensationelle (menschliche) Leistung bezeichnet – ein mögliches Wunder.

ten Jahrhundert vor Christus als die sieben Weltwunder vorgestellt. Im Englischen existieren
sowohl das „miracle" als auch das „wonder", allerdings in der Wortherkunft genau entgegengesetz-
ter Bedeutung: Während für Erstaunliches, aber
nicht Überirdisches „wonder" die passende Übersetzung wäre, bezeichnet ein „miracle" ein – ja
was? Ein „echtes" Wunder? Ein die Naturgesetze
sprengendes, also über-natürliches Ereignis? Das
Wirken von Gott (dem Kosmos, dem Universum,
Allah, dem Heiligen Geist)? Einen Dauerzustand
im Sinne des „Wunders Leben"?

## Wunder der Wahrnehmung

Wunder sind schwer zu fangen – ganz besonders
in deutscher Sprache, die eine enorme Vielzahl
völlig unterschiedlicher Dinge und Ereignisse mit
einem einzigen Wort benennt. Es kommt, wie
gesagt, ganz auf den Zusammenhang an. Für
einen Neandertaler wäre ein billiges Einweg-Plas-
tikfeuerzeug mit Sicherheit ein Wunder gewesen –
vollkommen unerklärlich, ungemein hilfreich und
mit gerade so viel Magie versehen, dass es nicht
unheimlich wird.

Aber wozu in die Steinzeit abschweifen? Jedes
Kind sieht ständig alles Mögliche zum ersten Mal,
und diese Wahrnehmungs-Premieren lösen, wenn
sie angenehm sind, kindliche Begeisterung aus.
Verwunderung. Erstaunen. Da ist ein Zimmer, in
dem sonst immer gespielt werden darf, plötzlich
verschlossen, und die Erwachsenen tun irgendwie
so ein bisschen geheimnisvoll. Dann klingelt, end-

Kinder nehmen die
Welt als magisch
und wunderbar
wahr.

lich, nach ewigem Warten, ein Glöckchen, man darf ins gewohnte Zimmer und – alles ist anders. Da steht ein Baum, Kerzen brennen, Lichter spiegeln sich in farbigen Kugeln, Lametta funkelt, verheißungsvolle Pakete liegen herum. Die ganze Welt hat sich verwandelt – in etwas wunderbar Schönes. Das Kind erlebt ein wahres Wunder, und dieses herzoffene, reine Erstaunen in seinem Gesicht sehen zu können gehört wohl zum Großartigsten, was Eltern erleben dürfen.

Es ist nicht von langer Dauer; gar bald wird das kleine Kind, das „noch ans Christkind glaubt", von den bereits aufgeklärten Freunden darüber informiert, dass hier überhaupt keine Wunder geschehen. Noch ein wenig später wundert es sich allenfalls noch darüber, dass es jemals so naiv hatte sein können.

Die Welt hat sich verändert; nun, eigentlich natürlich nicht die Welt, sondern die Wahrnehmung von der Welt. Nur darauf aber kommt es für den Einzelnen an – es ist eine mittlerweile auch in Wissenschaftskreisen unstrittige Tatsache, dass die Hauptaufgabe des Gehirns die Erschaffung der Welt ist. Soll heißen: Neunzig Prozent der Denkleistung besteht darin, aus den Millionen Reizen, die uns permanent umgeben und nicht selten „reizen", die paar wenigen herauszufiltern, die wir im gegebenen Moment gerade verstehen und benützen können. Aus diesen wenigen Informationen setzen wir in jedem Augenblick „die Welt" zusammen – die Welt, wie wir sie sehen, eine selbst erschaffene Illusion.

Einen anderen Zugang gibt es nicht; man stelle sich vor, wir würden für eine einzige Sekunde alles

> Mit unseren Gedanken schaffen wir uns unsere Welt.

aufnehmen, was auf dem Planeten geschieht –
drei Geburten und ein Todesfall; an die eintausend
TV-Stationen und weit über zehntausend Radio-
sender weltweit strahlen ein Programm in hunderten verschiedenen Sprachen aus. Es wird fleißig
geschrieben – dem Umfang nach entsteht ein
Buch wie das, das Sie gerade in Händen halten.
Die Welt hat dafür nicht so lange gebraucht wie
Sie, um diesen Satz zu lesen. Und das ist natürlich
alles noch gar nichts, bedenkt man die Milliarden
Hände, die arbeiten, die Milliarden Gespräche, die
geführt werden.

Genau in diesem Moment dürfte ungefähr ein
Drittel der Weltbevölkerung gerade schlafen – das
sind fast 2,4 Milliarden Menschen. Nehmen wir
an, dass zehn Prozent davon in diesem Augenblick
träumen, dann wären das zweihundertvierzig Millionen Sekunden Traum oder 66.666 Stunden oder
weit über sieben volle Jahre ununterbrochenen
Träumens.

Der Mensch ist angesichts einer solchen Lawine
an Eindrücken, Informationen, Bildern, Tönen
und Reizen aller Art gezwungen, selektiv wahrzunehmen; formuliert man es so, kommt allerdings
der Umstand kaum zur Geltung, dass nach der
Selektion gerade mal ein Prozent der wahrnehm-
baren Information zur Weiterverarbeitung im
Gehirn übrig bleibt. In Anlehnung an die cäsari-
sche Disziplinierungsmaßnahme, die Dezimie-
rung, könnte man sagen, der Mensch centimiert
die Welt, die ihn *umgibt* – und das ist jeweils nur der
klitzekleinste, allerwinzigste Teil der ganzen Welt.

Mit anderen Worten: Von beinahe allem, und
mit diesem Beinahe ist ein neunundneunzig Pro-

Ohne selektive
Wahrnehmung
wäre der Mensch
nicht überlebensfä-
hig.

zent mit wenigstens neunundneunzig „99" hinter dem Komma gemeint, bekommt der Einzelne absolut nichts mit; was aber keinen Menschen davon abhält, mit dem Gefühl durchs Leben zu gehen, die Welt zumindest ansatzweise zu begreifen. Kein Wunder, da es sich ja um eine in jedem Moment selbst erschaffene, ureigene, winzig kleine „Welt" handelt. Was allerdings nur allzu leicht vergessen wird.

Was bei dem Prozess des wachsenden, selbst erzeugten Weltverständnisses, an das wir mit jedem Tag ein wenig fester glauben, noch geschieht, ist der Verlust der Kindlichkeit, der Verlust des Staunens, des Sich-Wunderns. Das wird auch ausgiebig gefördert: Cool sein ist angesagt. Bloß nicht zugeben, dass man von etwas zutiefst beeindruckt ist. Bloß nicht als das naive Menschlein dastehen, das (im übertragenen Sinn) „noch ans Christkind glaubt". Das kollidiert allerdings geradewegs mit der unstillbaren Sehnsucht der Menschen, genau diese Gefühle der Kindheit wieder und immer wieder zu erleben: Beglückung, freudige Überraschung, wundervolles Erstaunen.

*Die Menschen lieben Wunder. Viele haben jedoch Schwierigkeiten, sich das einzugestehen.*

Eine zeitgeistige Sprache würde dies zwar eher mit Begriffen wie „Sensation", „Entertainment" oder „Kick" beschreiben, aber das ändert nichts: Die Mehrheit der Menschen liebt Spektakuläres und ein Happy-End, am besten aus einer schier ausweglosen Situation heraus. Sie will gerettet werden, und sei es nur zeitweilig durch Teilhabe an einer entsprechend konstruierten Geschichte. Sie liebt, mit einem Wort gesagt, Wunder; (sich) dies einzugestehen fällt indes nicht immer leicht.

Am Ende der polaren Entwicklung von Coolness und Wundersehnsucht steht ein Mensch, von dem mit respektvoller Anerkennung gesagt wird: Der wundert sich über nichts mehr. Doch selbst wenn das zutreffen mag und im Grunde positiv gemeint ist, schwingt doch auch Bedauern mit. Ein Mensch, den nichts mehr zu verblüffen vermag, der „schon alles gesehen" hat – worauf soll ein solcher Mensch sich noch freuen? Leben ist im ständigen Fluss, Leben ist Entwicklung und Veränderung. Wenn alles abgehakt ist, fehlt dem Dasein ein ganz entscheidender, grundlegender Impuls. „Fang nie an aufzuhören, hör nie auf anzufangen", wusste schon Marcus Tullius Cicero im noch-republikanischen antiken Rom: Stillstand ist das Ende.

Aus diesem Blickwinkel nimmt es nicht wunder, dass Wunder es zwar immer schwerer haben, als Wunder zu bestehen, sich aber nichtsdestotrotz größter Beliebtheit erfreuen. Denn abseits der Glaubensfrage und auch abseits der Frage, ob sich in Wundern Gottes (Allahs, des Kosmos, des Heiligen Geistes…) Wirken zeigt, sind allen Wundern zwei Dinge gemeinsam: Sie sind erstaunlich und machen glücklich (Zweiteres gilt, wie wir gesehen haben, nicht notwendigerweise immer für alle, aber zumindest jeweils für eine ganze Menge Menschen). Wunder halten die Lebens-Spannung aufrecht: Es gibt immer noch etwas völlig Neuartiges, Erhebendes, unerklärlich Großartiges zu erfahren. Die Möglichkeit von Wundern nährt die Hoffnung, und Hoffnung ist nichts anderes als reiner Lebenswille.

> Die Möglichkeit von Wundern nährt die Hoffnung, und Hoffnung ist nichts anderes als reiner Lebenswille.

21

## Wahrnehmung der Wunder

Was bedeutet aber nun, dass Wunder es immer schwerer hätten, als Wunder zu bestehen? Neben den beiden eben genannten Kriterien für ein Wunder, also Erstaunlichkeit und Glücksgehalt, steckt im deutschsprachigen Einheits-Wunderbegriff natürlich auch die Unerklärlichkeit mit drin. „Unerklärlichkeit" ist aber eine sehr relative Angelegenheit – für den erwähnten Neandertaler ist das Plastik-Einwegfeuerzeug nach allen drei Kriterien ein Wunder. Es ist für ihn erstaunlich, macht ihn glücklich und bleibt ihm völlig unerklärlich. Der Rahmen dessen, was unerklärbar bleibt, ist von der Person, der Zeit, der Weltsicht und dem Erfahrungshorizont abhängig. Das bedeutet: Je nach Standpunkt werden Wunder unterschiedlich gesehen. Dabei ist noch mitzudenken, dass keineswegs alles Unerklärbare automatisch unter Wunderverdacht steht; die Kriterien „Erstaunlichkeit" und „Glücksgehalt" haben obere Priorität und müssen erfüllt sein.

*Wunder sind erstaunlich, machen glücklich und bleiben häufig unerklärbar.*

*er*

Ein Beispiel: Die Menschen des 21. Jahrhunderts sind umgeben von Technik, die teilweise völlig Unglaubliches leistet; für die meisten übersteigt aber bereits der Aufbau eines Toasters das technische Verständnis, von komplexen elektronischen Geräten à la PC und Handy ganz zu schweigen. Die Dinge werden benützt und sofern es jemandem bewusst ist, dass er im Grunde keine Ahnung hat, wie genau es möglich ist, dass man mit einigen Tastendrucken auf einem zigarettenschachtelgroßen Gerät mit jemandem sprechen kann, der 20.000 km entfernt ist, so kümmert dieser Umstand nicht. Es braucht nur zu funktionieren.

Das Handy ist zugleich vollkommen alltäglich und (für beinahe alle) vollkommen unerklärlich. Dennoch würde es niemandem einfallen, es als (technisches) Wunder zu bezeichnen – nicht mehr. Es gibt einfach viel zu viele Millionen Handys, als dass man sie noch erstaunlich finden könnte. Und glücklich machen die Dinger in der Regel auch nicht.

*Vieles Unerklärliche wird deshalb noch lange nicht als Wunder gesehen.*

Falls sich jetzt bei einigen Entrüstung breit machen sollte unter dem Motto: Handys zu bedienen ist meine Spezialität – die Benützung ist nicht das Kriterium für Erklärbarkeit. Ein unwiderlegbarer Beweis dafür, dass eine Sache wirklich verstanden wurde, besteht bei technischen Geräten darin, dass man sie herstellen kann. Diese Messlatte wirft die meisten, einschließlich des Autors, mindestens bis in ein vorindustrielles Zeitalter zurück.

Handys sind aber auch deshalb kein Wunder, weil sie eben doch erklärbar sind – in letzter Konsequenz zwar nur von einigen wenigen Experten und im Hinblick auf die Herstellbarkeit auch nur in der Kombinierung des Wissens und der Fähigkeiten von hunderten Personen, aber doch.

## Natur umrahmt von Wissenschaft

Den Rahmen für das, was in der Welt von heute erklärbar ist und was nicht, gibt die Naturwissenschaft vor. Sie sieht in einem Wunder eine punktuelle Durchbrechung der Naturgesetze bzw. des Kausalzusammenhangs der Geschichte. Anders gesagt: Für die Naturwissenschaft ist alles ein Wunder, was mit dem vorhandenen Verständnis der kosmischen, physikalischen usw. Zusammenhänge nicht erklärt werden kann. Genau dieser Auffassung folgen die Heiligmacher der katholischen Kirche. Nach geltendem kanonischem Recht ist für die Seligsprechung eines Katholiken ein bestätigtes Wunder erforderlich, für die Heiligsprechung ein weiteres nach der Seligsprechung.

*Das Ministerium für Wunderbeglaubigungen hat seinen Sitz im Vatikan in Rom.*

Die näheren Umstände werden im Kapitel „Heiligkeit und Heilige" behandelt. An dieser Stelle ist nur von Interesse, dass die Kirche ein ganzes „Ministerium", die „Kongregation für die Selig- und Heiligsprechungen", unter anderem damit beschäftigt, behauptete Wunder zu bestätigen. Sie tut dies auf streng wissenschaftlichem Weg: Experten werden beauftragt, ein wundersames Ereignis (in aller Regel eine Spontanheilung) zu untersuchen und nach dem Stand der medizinischen Wissenschaften nach einer menschenmöglichen Erklärung zu suchen. Ist eine solche nicht zu finden, hätte es also mit anderen Worten aus der Sicht der naturwissenschaftlichen Medizin gar keine Heilung geben können, bleibt nur eine „Erklärung" übrig: Es ist ein Wunder geschehen.

Dieses Erklärungsmodell entspricht allerdings keineswegs dem letzten Stand der Erkenntnis: Das strikte Verständnis einer Welt aus Ursache und Wirkung ist seit dem Aufstellen der Quantentheorie so nicht mehr gültig. Der ebenso geniale wie exzentrische Quantenphysiker Richard Feynman

24

fasste den Status quo folgendermaßen zusammen: „Die Physik hat es aufgegeben, voraussagen zu wollen, was unter bestimmten Bedingungen geschehen müsste. Wir können nur Chancen voraussagen.“

Eine erkenntnistheoretische Revolution: Wenn auf Ursache A nicht mehr zwangsläufig Wirkung B folgt, sondern es für das Eintreten des Ereignisses B lediglich eine (sehr große, durchschnittliche, ganz geringe) Wahrscheinlichkeit gibt, wird schlechthin alles möglich. So unwahrscheinlich etwas auch sein mag – genügend Zeit und eine genügend große Zahl an Versuchen vorausgesetzt, muss alles irgendwann geschehen. Zur Illustration wie alltäglich die unwahrscheinlichsten Ereignisse sein können, lassen wir den begnadeten Seminarkabarettisten Bernhard Ludwig den Zeugungsvorgang erklären.

*„Sie sind die Mega-Sieger der Evolution“, lässt er uns wissen. Und erklärt auch gleich warum: „Wir waren mit 500 Millionen Spermien am Start. Die Aufgabe war tough: Wir (Anm.: Stellen Sie sich größenordnungsmäßig eine Kaulquappe vor.) mussten auf einer fünfspurigen Autobahn einen Tennisball – die Eizelle – finden. In dreißig Kilometer Entfernung. Niemand hätte auf Sie gewettet! NIEMAND!“*

Die Mega-Sieger der Evolution: Bei der Zeugung muss sich ein Spermium gegen eine Konkurrenz von 500 Millionen behaupten.

Und doch sind Sie da. Was ist dagegen ein Sechser beim Lotto 6 aus 45? Die mathematischen Chancen dafür lassen sich genau berechnen – es braucht im Durchschnitt mehr als acht Millionen Versuche für einen Volltreffer. Es ist also rund sechzigmal wahrscheinlicher, einen Lotto-Haupttreffer zu landen, als überhaupt zu existieren. Und trotzdem gibt es die Überbevölkerung – denn so unwahrscheinlich es auch in mathematischer und statistischer Hinsicht sein mag, pro Sekunde landen weltweit durchschnittlich drei Spermien in einer Eizelle und befruchten sie.

*er*

Da es nur ein Universum gibt und dieses zur Gänze natürlich ist, kann es nichts Außer- oder Übernatürliches geben.

Doch zurück zu den Wundern. Wenn auch das unwahrscheinlichste Ereignis nicht nur möglich, sondern sogar im Prinzip naturgesetzlich erklärbar ist, wird ein Wunderbegriff wie jener der kanonischen Heiligmacher überflüssig. Übernatürliche Ereignisse kann es aus dieser Perspektive nicht geben; da ist die Frage, ob für diese Ereignisse eine übergeordnete, kosmische Kraft tätig werden musste, nur noch Makulatur. Obwohl auch diese Position vertreten wird: Der „unbesungene Held der Quantenfeldtheorie" Pascual Jordan (er hat als einziger der maßgeblichen Wissenschaftler wohl aufgrund seiner Nähe zum Nationalsozialismus nie den Nobelpreis erhalten) sah gerade auf der Quantenebene die Möglichkeit der Einflussnahme durch Gott. Allerdings erklärte er damit keine Wunder, sondern war der Meinung, die Quantentheorie eröffne die Denkmöglichkeit, Gott überall in der Natur am Werk zu sehen. (Was natürlich auch ohne Quantentheorie leicht möglich ist.) Also doch das Ende der Wunder?

Ganz und gar nicht. Denn Wunder sind Ansichtssache. Es ist eine persönliche, ganz und gar unwissenschaftliche Ermessens- oder Glaubensfrage, ob etwas wunderbar, wunderlich oder als wahres Wunder erlebt wird. Adrian Suter, ein Schweizer Priesterseminarist, legte unter dem Titel „Heute an Wunder glauben" eine wissenschaftstheoretische Abhandlung vor, in der er die sich an einem potenziell wunderhaften Ereignis „entzündende Wundererfahrung" in den Mittelpunkt stellt. Die Frage, ob und nach welchen (wissenschaftlichen) Kriterien ein Ereignis gerechtfertigterweise als Wunder bezeichnet werden darf, stellt sich nicht. Richtigerweise merkt Suter an, dass ein Wunderbegriff, der sich nur auf das äußere Ereignis bezieht, in eine Sackgasse führt: Die Wissenschaft vermag mehr und mehr zu erklären, sie gräbt quasi dem Wunder das Wasser ab, und zugleich werden die übrig bleibenden Wunder immer unglaubwürdiger. Zieht man die gesicherte Unsicherheit laut Quantentheorie hinzu, ist sogar das Ende der Sackgasse bereits erreicht.

Was ein Wunder ist, entscheidet letztlich die persönliche Einstellung.

Suter führt den Begriff des „Koinzidenzwunders" ein: Einzelne Ereignisse, für sich genommen nicht sonderlich ungewöhnlich und schon gar nicht unerklärbar, spielen auf eine Weise zusammen, die insgesamt „heilsstiftend" ist; dabei können die Einzelereignisse durchaus negativen Charakter haben. Ein Beispiel: Ein spielendes Kind gerät auf ein Bahngleis, ein Zug nähert sich mit hoher Geschwindigkeit. Doch es geht sich aus, der Zug bleibt vor dem Kind stehen; der Zugführer hätte aber keine Chance gehabt, rechtzeitig anzuhalten, wenn es nicht einem gelangweilten, streitlustigen Halbwüchsigen genau im passenden Moment eingefallen wäre, ohne Grund die Notbremse zu betätigen.

Ein bloßer, glücklicher Zufall? Eine Rechenaufgabe für die Chaostheorie (Sie wissen schon – die Geschichte mit dem Schmetterling, dessen Flügelschlag im mittleren Westen einen Orkan in Hongkong auslöst)? Synchronizität? Ein Fall für ein inbrünstig vorgetragenes „Gott sei Dank!"?

## Wer vollbringt Wunder?

Letzteres, wenn sich nach Suter eine „Wundererfahrung" entzünden soll, denn dies könne nur geschehen, wenn

*Aus christlicher Sicht ist nur ein Wunder, was von Gott vollbracht wird.*

*„Menschen, die davon betroffen sind, das Ereignis nicht als bloßen Zufall betrachten, sondern als Handlung Gottes. Ein Wunder ist in dieser Betrachtungsweise ein Fenster, durch das der Mensch eine Ahnung über den überall hinter der Natur wirkenden Gott bekommen kann."*

Mit anderen Worten: Der Mensch sucht im Bestreben nach Verstehen nach einer Möglichkeit der Erklärung für das Unerklärbare – und findet sie in Gott (oder Allah oder JHWH). Wenn es nun Gott aber gar nicht gibt? Oder Ihnen der Gedanke, in den Seilen eines allgegenwärtigen Puppenspielers zu tanzen, ganz und gar nicht behagt? Dann bleiben im Wesentlichen drei Möglichkeiten, das unbegreiflich glückliche Ereignis zu erklären.

28

Erstens: Sie freuen sich, dass alles gut ausgegangen ist, und denken ansonsten nicht weiter darüber nach, ob jemand oder etwas seine oder ihre Hand im Spiel hatte. Die Sache ist im Grunde unerklärlich; also warum nicht diesen Umstand akzeptieren und keine Erklärung als Erklärung nehmen? Durchaus möglich, aber natürlich unbefriedigend; nichtsdestotrotz vermutlich die statistisch gesehen häufigste „Erklärungs"variante.

Zweitens: Zufall bleibt Zufall, je unwahrscheinlicher desto größer. Angesichts der Erkenntnisse über die völlige Unbestimmtheit und Unbestimmbarkeit des Mikrokosmos prägte der tiefgläubige Einstein seinen berühmten Satz „Gott würfelt nicht". Er konnte und wollte sich mit der Vorstellung von einem auf völligem Zufall gebauten Universum nicht abfinden. Die Quantentheorie bleibt aber dabei; Marcus Chown, Physiker und Wissenschaftsjournalist mit der Gabe, aus den unverständlichsten Themen spannende Sachbücher zu machen, gibt ein Beispiel:

Alles Zufall? „Gott würfelt nicht", meinte Einstein. Andere meinen: er tut es doch.

*„Ein instabiles, also ‚radioaktives' Atom detoniert einfach so. Da ist absolut kein Unterschied zwischen einem in diesem Augenblick detonierenden Atom und einem, das in aller Stille noch zehn Millionen Jahre wartet, bis es sich zersprengt. Die grausame Wahrheit ist: Das ganze Universum gründet in der Willkür des Zufalls."*

Stephen Hawking fügte in direkter Anspielung auf Einsteins Haltung hinzu: „Gott würfelt nicht nur. Manchmal wirft er die Würfel auch so, dass wir nicht erkennen können, wie sie gefallen sind." Die Wege des Herrn sind unergründlich…

29

Die Vorstellung, alles geschehe aus reinem Zufall, ist ungeachtet ihres möglichen Wahrheitsgehaltes schwer zu ertragen.

Wie es scheint, befriedigt die Erklärung „Zufall" letztlich ebenso wenig wie die Nicht-Erklärung; denn auch wenn Hawkings Bemerkung ironisch gemeint war, verweist er damit faktisch doch wieder eindeutig auf ein „Etwas" hinter dem Zufall (oder hinter der Natur, wie Suter es formulierte). Die Vorstellung, alles geschehe ohne Veranlassung, ohne Auslöser, ohne Grund, ist schier unerträglich. Damit wird dem Lebenssinn völlig die Grundlage entzogen; wir werden uns unserer „Bedeutung" im Getriebe des Kosmos schmerzlich bewusst – Staubkörnchen im Wind. Und abgesehen davon stellt sich immer noch die Frage, wie alles angefangen hat. Hinter allem auf der Erde steht ein Gedanke; dem hermetischen Gesetz zufolge, nach dem Mikro- und Makrokosmen denselben Regeln folgen, müsste also auch hinter dem Leben, hinter dem Universum, hinter (vor) dem Urknall ein Gedanke gewesen sein. Wer dachte diesen Gedanken?

*er*

Drittens: Wie die Nicht-Erklärung ist die Zufalls-Erklärung letztlich deshalb so unbefriedigend, ja den Schlaf raubend, weil sie im Grunde gar nichts erklärt, sondern den Menschen der „ganz normalen Paranoia im Universum" (Douglas Adams, Per Anhalter durch die Galaxis) überlässt. Alles – und zwar wirklich buchstäblich alles – kann zu jeder Zeit an jedem Ort geschehen. „Wunder", was auch immer genau darunter zu verstehen ist, sind überhaupt nicht außergewöhnlich, sondern ganz im

Gegenteil: Das Unfassbare, Unerklärliche ist der kosmische Alltag.

Die religiöse Antwort oder vielleicht besser Hilfestellung besteht darin, uns mit Gott (Allah, JHWH, Brahma-Vishnu-Shiva…) bekannt zu machen und uns Vertrauen zu lehren – die alles durchdringende Kraft hat einen Plan. Wir wissen zwar nicht, worin dieser Plan besteht oder auf welches Ende er abzielt, aber es ist auf jeden Fall zu unserem Besten. Das müssen wir einfach glauben oder darauf dürfen wir zumindest hoffen. (Wen jetzt bei der Vorstellung, was bereits alles im Namen eines „höheren Ziels" und aus Sicht einer „übergeordneten Perspektive" geschehen ist, das große Schaudern überkommt, erkennt das enorme Missbrauchspotenzial, das dieser religiösen Position innewohnt.)

*er*

Der Begriff „Gott" ist heutzutage mit sehr viel Ideologie überfrachtet und kann vor allem kaum losgelöst von der allzu menschlichen Institution Kirche gesehen werden. Deshalb gibt es Begriffe wie „Ordnung des Kosmos" oder „höhere Macht" und dergleichen; der wesentliche Umstand ist aber, dass dabei an eine „kosmische Lenkkraft" gedacht wird. Es ist egal, ob man diese als „Gott", als „metaphysische Kraft" oder als „Schicksal" bezeichnet, entscheidend ist, dass der diesbezüglich gläubige Mensch sich in letzter Konsequenz in eine höhere Macht ergibt und dessen Winkelzüge und Entscheidungen als „gottgegeben" erlebt.

Gott hat vielleicht einen Plan – aber die Menschen interpretieren ihn in ihrem Sinn.

31

Diese Vorstellung löst bei vielen Menschen Unbehagen aus; sie erleben sich lieber als selbstbestimmt, als „ihres eigenen Glückes Schmied", und lehnen die Vorstellung einer „kosmischen Lenkkraft" oder gar eines „kosmischen Lenkers" ab. Andererseits existieren allüberall erkennbare, das menschliche Begriffsvermögen weit übersteigende komplexe Zusammenhänge. Nichts und niemand ist völlig isoliert, auch das selbstbestimmteste Individuum nicht. Im Gegenteil spricht viel für eine Verbindung von allem mit allem. Was aber sollte dieses verbindende Element sein?

*Alles ist mit allem verbunden – aber wodurch?*

Materialistisch gesehen ist fast alles nichts: Auch Ihr Körper besteht, rein mechanistisch-physikalisch betrachtet, aus 0,1 Prozent Materie und 99,9 Prozent „nichts" – einen Eindruck vom Verhältnis von punktuell vorhandener fester Masse zum großen räumlichen Rest erhalten Sie beim Betrachten des Sternenhimmels. (Das ist natürlich kein Zufall; tatsächlich sind die universalen, galaktischen Masseverhältnisse genauso wie in allen Dingen und Körpern auf der Erde etwa 99,9 zu 0,1). Auch wenn die Alltagserfahrung davon rein gar nichts wissen will: Der menschliche Körper besteht aus Zellen, die sich aus Molekülen zusammensetzen, die aus einzelnen Atomen gefügt sind. Atome aber haben viel Ähnlichkeit mit einem Sonnensystem: In der Mitte ist ein Atomkern (eine Sonne), in dem praktisch die gesamte Masse auf engstem Raum zusammengeballt ist; die Ausdehnung entspricht

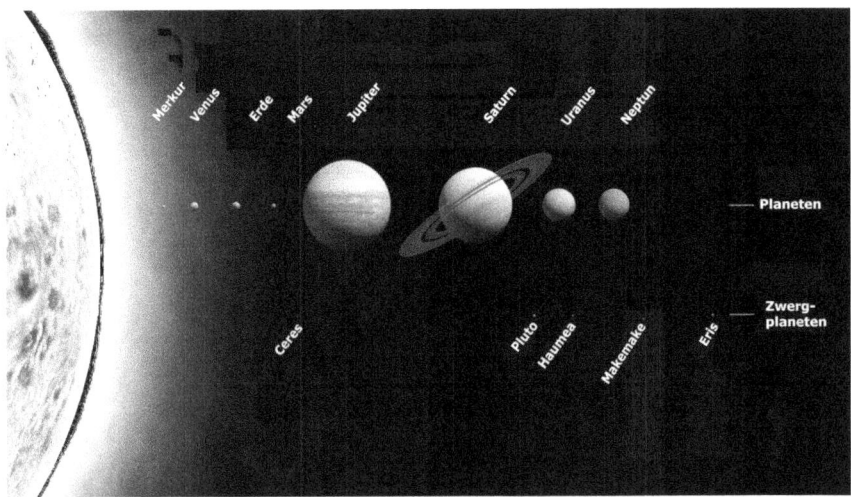

aber jener der äußersten Elektronenhülle (Planetenbahn.) Das gesamte System ist im Durchmesser etwa zehntausendmal so groß wie sein Kern, der dennoch 99,9 Prozent der gesamten Masse enthält. (Die Sonne enthält übrigens ca. 99,9 Prozent der gesamten Masse unseres Sonnensystems. Ihr Durchmesser beträgt mit 1,39 Millionen Kilometern ziemlich genau ein Zehntausendstel der gesamten Ausdehung…) Anders gesagt: Wäre ein Atom groß wie eine Kathedrale, entspräche der Kern etwa einem Billiardstel dieses Volumens: einer Fliege. Das Atom, der Grundbaustein aller Materie, besteht fast ausschließlich aus leerem Raum. Aus nichts.

Neuere Forschungen haben jedoch ergeben, dass das „Nichts" keinesfalls so leer, hohl und unbedeutend ist, wie gemeinhin angenommen wurde. Der Physiker Dr. Hartmut Müller, Entdecker von Global Scaling („…die Suche nach dem Prinzip, das die Welt im Innersten zusammen-

*Sonnensystem neu: Pluto wird seit 2006 zu den Zwergplaneten gezählt, v. a. weil mit Eris ein neuer, etwas größerer Himmelskörper entdeckt wurde. Die hier extrem verkleinert dargestellten Distanzen zwischen den maßstabsgetreuen Planeten verdeutlicht ein geniales Online-Sonnensystem: http://joshworth.com /dev/pixelspace/pix elspace_solarsystem.html.*

33

hält"), nennt das vermeintliche Nichts „Eigen-
schwingung der Materie auf energetisch niedrigs-
tem Niveau". Nichts existiert im Universum nicht:
Wo immer Sie am Nachthimmel reine Schwärze
erkennen, sehen Sie auf das sogenannte interstel-
lare Medium, einer Mixtur aus elektromagneti-
scher Strahlung, Magnetfeldern und interstellarer
Materie. Letztere kann zwar bis auf ein einziges
Atom pro handballgroßem Raum ausgedünnt
sein, aber sie ist nie gänzlich verschwunden. Das
„Vakuum" ist also in Wahrheit gar kein Vakuum,
sondern ein „Medium" (was implizit besagt, dass
durch dieses Medium etwas vermittelt wird). Mit
den Worten von Clemens Kuby ist das Universum
„voll von Schwingungen, Energie und Intelligenz
– kurz voller Geist". Diese Behauptung mag esoterisch, wagemutig oder schlicht absurd erscheinen; bedenken Sie aber, das von physikalischen
Fakten die Rede war. Kuby wählte statt „interstel-
lares Medium" lediglich einen anderen Begriff, der
weit unmittelbarer auf das verweist, was an einem
Medium, einem Mittler also, in erster Linie interessiert: der Inhalt, die Information, die Botschaft.

Das Universum ist
geistvoll.

Zu den physikalischen Fakten zählt auch: E=mc².
Energie ist gleich Masse mal Lichtgeschwindigkeit
zum Quadrat. Diese Einsteinsche Formel, die
wohl berühmteste Formel der Wissenschaftsge-
schichte, ist ebenso einprägsam wie in ihrer Konsequenz weithin unverstanden. Was besagt sie?

## Materie ist Energie ist Materie

Materie und Energie sind vollkommen austausch-bar; Materie und Energie sind ein- und dasselbe; Materie und Energie verhalten sich, um ein Bild zu verwenden, zueinander wie ein Eiswürfel und eine Wolke.

Alles was über den Aufbau des Universums gesagt wurde gilt analog auch für den Aufbau auf atomarer Ebene; auch die so feste Substanz, die Sie umgibt, und Ihr Körper selbst sind aus einer unvorstellbaren Anzahl winzigster „Sonnensyste-me" aufgebaut, deren Masse sich auf noch einmal zehntausendmal kleinere Pünktchen konzentriert, die zusamme gerade mal 0,1 % des gesamten Volumens benötigen. Dazwischen gibt es also sehr, sehr viel „interkorporales Medium" – Geist.

*er*

Fast alles ist Geist, fast nichts ist Mate-rie – im krassen Gegensatz zu unserer alltäglichen Wahrnehmung.

Die wesentliche Erkenntnis aus all dem: Wir befin-den uns in einem Kontinuum und das Universum und damit auch wir als Teil des Universums sind geistvoll: 99,9 Prozent sind „Geist", „auf niedrigs-tem Niveau schwingende Materie", „Energie", „Intelligenz", „Gedanke", „Idee" oder „interstel-lares Medium", wie auch immer man es nennen mag. Und: Die esoterische Behauptung, alles hän-ge mit allem zusammen, wird von der Physik bestätigt, denn es gilt ja sogar weit mehr als das: Es hängt nicht nur alles mit allem zusammen, alles ist buchstäblich dasselbe, alles, jedes, jede und jeder sind Teil eines unermesslich großen Ganzen.

So gesehen sind wir in einem unglaublichen Ausmaß fehlsichtig – fast alles, 99,9 Prozent ist immateriell, und dennoch konzentriert sich nahezu die gesamte menschliche Wahrnehmung auf jene läppischen 0,1 Prozent, die wir im wahrsten Sinn des Wortes begreifen können.

Aus der Sicht eines geist- und seelenvollen, egalitär gedachten Universums, in dem Energie und Materie dasselbe in unterschiedlichen Aggregatzuständen ist, braucht es keine kosmische Lenkkraft, keine göttliche Instanz, aber auch keine Wahrscheinlichkeitsrechnung, um „Wunder" zu erklären. Die Existenz, das Leben selbst ist das größte und einzige Wunder; wie virtuos der oder die Einzelne sich darin zu bewegen vermag, inwieweit die geistmaterielle Beschaffenheit des Ganzen beeinflusst werden kann, hängt ausschließlich von den jeweiligen Fähigkeiten ab. Zuallererst der Fähigkeit, mit den 99,9 Prozent Geist und den 0,1 Prozent Materie gleichermaßen in Kontakt zu treten, vorzugsweise in sich selbst.

*99,9 Prozent Geist, 0,1 Prozent Materie – das Leben selbst ist das größte und einzige Wunder.*

**Wunder sind da, um vollbracht zu werden.**

Jeder von uns „Mega-Siegern der Evolution" ist Schöpfer eigener Gedanken, die sich verdichten können bis hin zur Materialisierung. Vielen hilft es, sich dabei auf ein Gerüst zu stützen, und z. B. nach einem bestimmten Ritus und zu einer personifizierten, übergeordnet gedachten Instanz zu beten, Affirmationen zu verwenden, zu meditieren, sich geeigneter dinglicher Hilfsmittel (Symbolgegenstände) zu bedienen oder sich auf welche Art auch immer in einen Zustand zu begeben, der

die geistvolle Beschaffenheit von allem erkennbar
und in weiterer Folge auch beeinflussbar macht.

Entscheidend ist, dass in einem geistvoll
gedachten und erlebten Universum alles als
Gedanke beginnt. Und dass wir, als Schöpfer eigener Gedanken, allesamt am unendlichen Gewebe
des kosmischen Kontinuums mitweben. Mit
jedem guten Gedanken fördern wir zugleich unsere eigene und die Entwicklung der gesamten
Menschheit.

> Wir alle sind Teil
> des Universums
> und wirken an
> dessen Gestalt mit.

*er*

Es hilft ungemein, an diese Dinge zu glauben, um
„Wunder" vollbringen zu können. Es steht Ihnen
dabei vollkommen frei, woran auch immer zu
glauben – Gott (Allah, JHWH) hat sich als relativ
simples, praktikables Erklärungsmodell über Jahrtausende bewährt, aber die schon erwähnte ideologische Überfrachtung und der menschlich verständliche, aber deshalb nicht weniger verdam-
mungswürdige institutionelle Missbrauch à la
„Gott will es!" hat das religiöse bzw. kirchliche
Erklärungsschema für viele unbrauchbar gemacht.
Das Wesentliche am Glauben ist aber von Gott
oder gar einer bestimmten Religion oder Konfession ohnedies unabhängig: Es geht darum, anzuerkennen, dass es etwas (sehr vieles) jenseits unserer Einsicht gibt; dass Dinge geschehen können,
die wir nicht für möglich halten und uns nicht
erklären können, die aber dennoch real sind. Glaube ist die unerschütterliche Gewissheit um die All-
gegenwart des Unbegreiflichen.

> Glaube ist die
> unerschütterliche
> Gewissheit um die
> Allgegenwart des
> Unbegreiflichen.

Das bedeutet auch: Wunder sind genau da möglich, wo sie für möglich gehalten werden. Der Mennonit Peter J. Foth drückt es so aus:

*„Kein Wunder wird mich zu etwas zwingen, was ich nicht von innen aus mir heraus glaube. Aber wahrer Glaube wird Wunder entdecken.“*

Für ein Wunder spielt es keine Rolle, ob es dank Gott, im Vertrauen auf das Universum oder eingebettet in das geistmaterielle Kontinuum mit mehr oder minder merkbarer eigener Mithilfe vollbracht wird. Ob ein Wunder vorliegt, entscheidet die Person, die das Wunder erlebt. Wo die Grenze zwischen den „möglichen“ und den „unmöglichen“ (also „unglaublichen“) Wundern verläuft, ist immer nur von Fall zu Fall zu klären. Der Versuch der Erklärung geht aber am Kern des Wunders vorbei, denn von Bedeutung ist etwas anderes: die Wirkung.

**Wunder sind möglich, wo sie für möglich gehalten werden: Wahrer Glaube wird Wunder entdecken.**

Wunder sind tröstlich. Wunder sind Rettungs- und Heilungsgeschichten, und wer will schon nicht gerettet und geheilt werden? Und sollte es dazu nicht reichen, dann zumindest gehörig in angenehmes Erstaunen versetzt – und sei es auch nur aus reiner Lust an der Sensation. Wunder machen aus der Welt einen aufregenderen, schöneren und besseren Ort. Wunder ermöglichen uns, aus der Routine des Alltags auszubrechen und zu staunen und angenehm überrascht zu sein.

Versucht nun jemand, das wunderbare Ereignis auf eine rationale Ebene zu ziehen, um eine Erklärung z. B. nach naturwissenschaftlichen Prinzipien zu finden, verlieren viele, rasch enttarnte Wunder ihre Wirkung. Ist das Geschehene erst einmal rational zerkleinert und wissenschaftlich analysiert worden, hat sich das Überraschende, überwältigend Erfreuliche natürlich längst verflüchtigt. Es geht dem Wunder wie einem ganz und gar irdischen Illusionisten: Jeder Trick funktioniert so lange, wie er unerklärt bleibt.

Das Problem mit dem Wunder ohne Wirkung haben aber nur die Erklärer; für jene, bei denen sich eine Wundererfahrung eingestellt hat, spielt die Analyse meistens keine Rolle – die süditalienische Volksfrömmigkeit hält an weinenden Madonnen und anfassbaren Heiligen fest und betet um Wunder, ob nun die Kirche die Wunder beglaubigt oder nicht, ob sich die Madonna-Tränen als warm gewordenes Harz herausstellen oder unerklärbar bleiben. Wer an Wunder glaubt, wird Wunder erfahren. „Das Leben, das Universum und der ganze Rest" (Douglas Adams, Per Anhalter durch die Galaxis) stecken voller Wunder, wie die nun folgende Tour der möglichen und unmöglichen Wunder beweisen soll. Es handelt sich um eine vollkommen willkürliche Auswahl, denn glücklicherweise gilt: Wunder gibt es viele; das nächste wartet gleich nach dem Umblättern auf Sie.

Wer an Wunder glaubt, wird Wunder erfahren.

# Teil 1

# Wunderdinge

## Weltwunder alt und neu

Zum Wundern gehörte immer ein Hang zum
Spektakel, eine gewisse Sensationslüsternheit.
Bereits in der griechischen Antike wurden besondere Bauwerke für ein interessiertes Publikum
eigens gewürdigt. Den Anfang machte der
Geschichtsschreiber Herodot 450 v. Chr., die erste
vollständig überlieferte Liste der sprichwörtlich
gewordenen „Sieben Weltwunder" stammt aber
bezeichnenderweise aus einem vorchristlichen Rei-
seführer über den großgriechischen Raum. Anti-
patros von Sidon prägte damit die klassische Auswahl:

Wunder sind fast
immer spektakulär:
Das erste Ranking
besonderer Wunder
waren die antiken
Sieben Weltwunder

Die **hängenden Gärten** der Semiramis zu Baby-
lon
Der **Koloss von Rhodos**
Das **Grab** des König **Mausolos II.** zu Halikarnas-
sos
Der **Leuchtturm** auf der Insel **Pharos** vor Ale-
xandria
Die **Pyramiden von Gizeh** in Ägypten
Der **Tempel der Artemis** in Ephesos
Die **Zeusstatue des Phidias** von Olympia

Sieben galt seit alters her als Zahl der Vollkommenheit (deshalb hat auch die Woche sieben

43

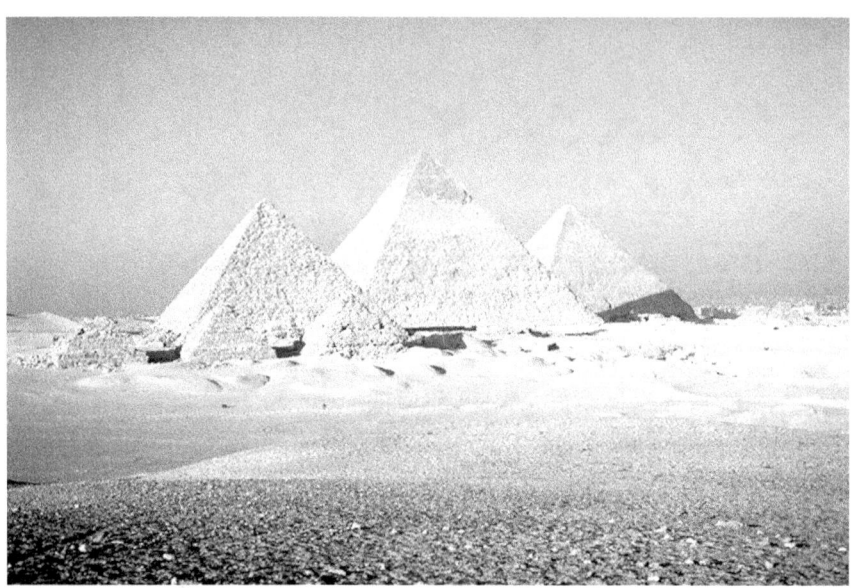

Tage); mit der Beschränkung auf sieben Weltwunder wurde die herausragende Bedeutung der gewählten Bauwerke wirkungsvoll herausgestrichen. Die Geschichte hat sie dennoch praktisch zur Gänze hinter sich gelassen. Von den antiken, klassischen „Sieben Weltwundern" stehen heute nur noch die Pyramiden von Gizeh. Am zweitlängsten hielt der Leuchtturm von Pharos durch: Erst im 14. Jh., rund 1.600 Jahre nach seiner Entstehung, fiel das Gebäude zwei Erdbeben zum Opfer. Bis dahin galt der Turm mit einer geschätzten Höhe von 115 bis 135 Metern als eine der drei höchsten menschgemachten Strukturen seiner Zeit; wenn die von manchen Historikern vertretene Ansicht, der Leuchtturm sei mehr als 152 Meter hoch gewesen, zutrifft, war das Bauwerk sogar das höchste des Planeten; und es sollte, abgesehen von einigen wenigen Kathedralen, die es auf eine größere Höhe brachten, bis ins späte 19. Jh. dauern, bis es „normal" wurde, Gebäude in solchen Dimensionen zu errichten. Zum Vergleich: Das Chicagoer Home Insurance Building von 1885 gilt als das erste Hochhaus der Welt. Seine zehn Stockwerke reichten aber gerade mal 42 m in den Himmel…

Der Artemis-Tempel ist zur Ruine geworden, von den übrigen antiken Weltwundern ist noch weniger erhalten. Das Grab des Königs Mausolos II. von Halikarnassos wurde immerhin im Begriff „Mausoleum" ver-ewigt; wie auch der alexandrinische Leuchtturm von Pharos: phare ist das französische Wort für Leuchtturm, auf spanisch und italienisch heißt er faro.

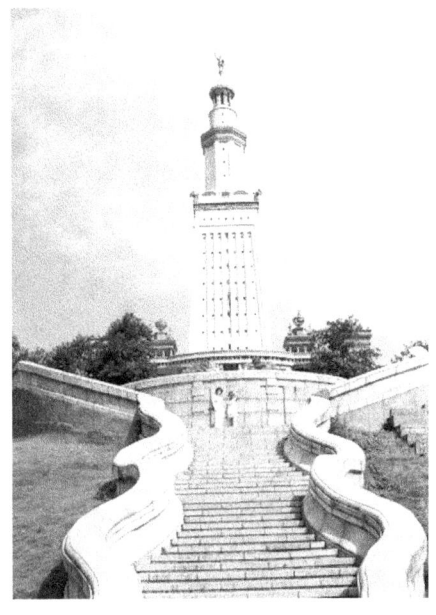

*Rekonstruktion des Leuchtturms von Pharos im Kultur-park „Fenster der Welt" in Shenzen, China.*
© Emad Victor
SHENOUDA

Die Wahl der „Sieben Weltwunder" entsprang dem Interesse an Rekorden und Rankings. Die Griechen kannten zwar dieses Wort noch nicht, der Wettstreit war aber ein wichtiger Teil der Kultur, das Aufstellen von Listen großartiger und bewundernswerter Dinge ausgesprochen beliebt. Die Auswahl war selbstverständlich kulturpolitisch gefärbt und diente auch dem Profit: Tourismus-werbung ist alles andere als eine Erfindung der Neuzeit.

So gelangten einige der unglaublichsten archi-tektonischen Leistungen der damaligen Zeit nicht auf die Liste: Abu Simbel etwa, mit dem sich Pha-

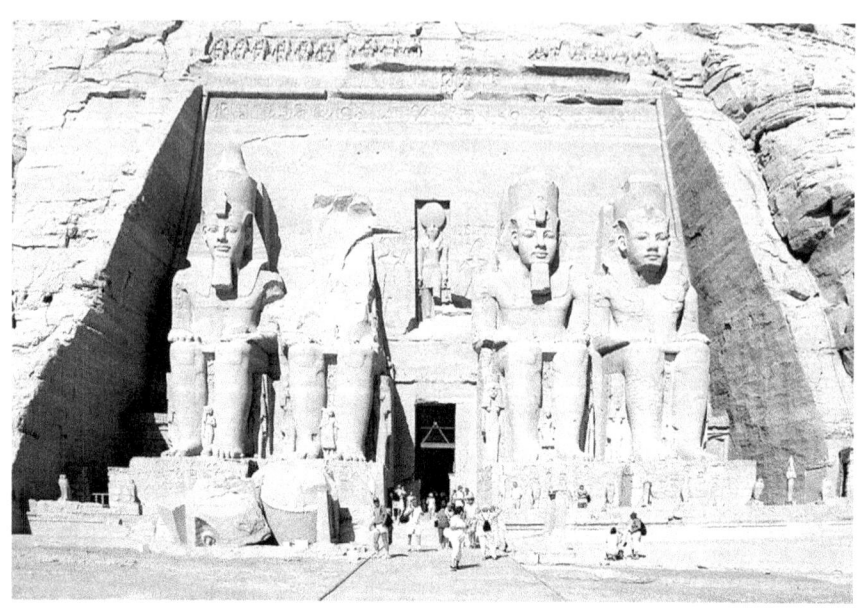

*Der große Tempel des Ramses II. in Abu Simbel.*
Foto: Prszemyslaw Idzkiewicz.

rao Ramses II. ein Denkmal für die Ewigkeit setzte. Der große Tempel ist 60 m tief in den Fels geschnitten, den Eingang bilden vier je 22 m hohe Kolossalstatuen des Pharaos. In der Mitte tritt der Sonnengott Re hervor, er ist allerdings gerade mal vier Meter groß und damit kaum länger als der Kopf des Herrschers.

Das Bauwerk ist buchstäblich beeindruckend: Man fühlt sich ausgesprochen klein, wenn man unter dem Fußsohlenniveau der Statue des „lebendigen Gottes" steht. Das erst vor nicht ganz 200 Jahren wiederentdeckte Stein gewordene Herrschaftsinstrument hat auch eine moderne Rettungsgeschichte, der ein wenig der Geruch des Wunders anhaftet: Mit dem Bau des Assuan-Staudamms drohte die Tempelanlage in den Fluten des Nasserstausees zu versinken. Also wurde das alt-

46

ägyptische Bauwunder kurzerhand in 1.036 Ein-
zelteile zerschnitten und 180 m tiefer im Landes-
inneren und 64 m höher gelegen wiedererrichtet.
Die Kosten für die vier Jahre dauernde Verlegung
beliefen sich auf rund 80 Millionen US-Dollar.

## Neue Wunder

Das Konzept der „Sieben Weltwunder" war ausgesprochen inspirierend. Der Begriff wurde zu
einer Art Markenzeichen für die erstaunlichsten
Ergebnisse menschlichen Schaffens. Monumente,
Bauwerke, kulturelle und technische Meisterleis-
tungen erhielten das Prädikat „Weltwunder". Sie
alle führen zu tiefer Ergriffenheit. In ihrer Gegenwart bestaunt der Mensch sich gleichsam selbst, er
erfährt das Wunder des Möglichen; es ist praktisch
unmöglich, die Sonnenpyramide von Teotihuacán
bei Mexiko-Stadt zu besteigen, ohne sich dabei in
einer schwer zu beschreibenden Weise erhaben
(erhoben) und ehrfürchtig zu fühlen. Der Name
spricht Bände: Teotihuacán bedeutet „der Ort, wo
man zu Gott wird".

Technische Rekorde allein sind dafür offenbar
kaum ausschlaggebend: Die Sonnenpyramide ist
zwar die drittgrößte Pyramide der Welt, die Höhe
von 63 Metern vermag den rekordverwöhnten
Menschen von heute jedoch kaum nachhaltig zu
beeindrucken. Die Rätselhaftigkeit, die besonders
Pyramiden umgibt, spielt wohl eine größere Rolle:
Da ist von geheimnisvollen Maßzahlen die Rede,
von Proportionen im Einklang mit kosmischen
Verhältnissen, von der Ausrichtung entlang der

Technik allein kann
verblüffend sein –
zu einem ordentli-
chen Wunder
gehört schon
etwas mehr.

47

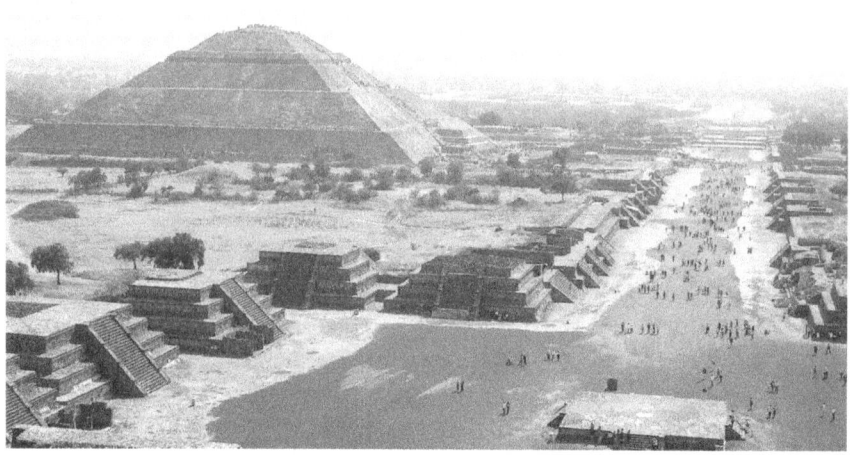

*Die Sonnenpyramide und die Straße der Toten in Teotihuacán.*

Himmelsrichtungen oder von Kraftlinien. Über allem schwebt die nagende Gewissheit, dass letztlich nie geklärt werden wird, was genau die Funktion dieser gewaltigen Bauwerke gewesen ist – an welchem Umstand sich natürlich erst recht die Spekulationen entzünden. Im Fall von Teotihuacán gilt eine Errichtung um 200 v. Chr. als gesichert; die dafür verantwortliche präkolumbianische Hochkultur erlebte ihren Niedergang etwa um 650 n. Chr. An ihre Stelle traten die Tolteken. Als im 14. Jh. die Azteken an die historische Stätte kamen, war sie vollkommen verlassen. Die neuen Besiedler gaben der Pyramidenstadt ihren bis heute gültigen Namen; die Straße der Anlage heißt seit dieser Zeit micaotli, Straße der Toten. Die Azteken hielten die Pyramiden für Grabmale, was sie jedoch mit ziemlicher Sicherheit nie gewesen

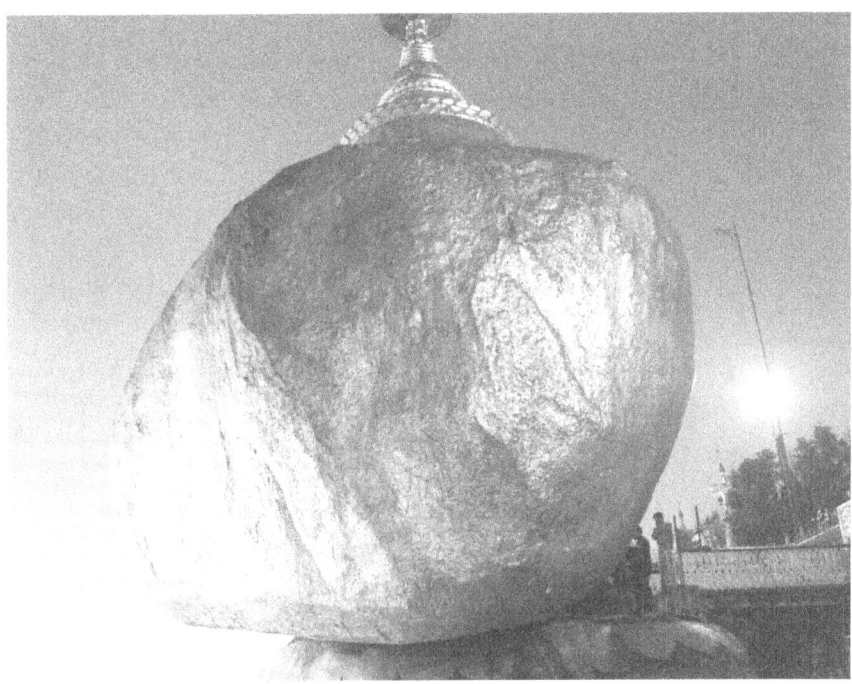

sind. Vermutet wird, dass sich hier einst das Zentrum der Verehrung einer unbekannten Gottheit befand. Die Ausrichtung der Hauptachsen gibt Anlass zu astronomischen Vermutungen. Gesichertes Wissen ist so gut wie nicht vorhanden.

## Die Macht der Dinge

In dem Film „Mana – Die Macht der Dinge" begegnen wir einem Konzept, das eine schlüssigere Erklärung für die „Magie" zulässt, die manchen Objekten innewohnt. „Mana" ist ein Wort der Maori mit einer komplexen Bedeutung. Es beschreibt die Autorität, die einem Gegenstand anhaftet, hat aber auch mit der Achtung und Wertschätzung zu

*Der heilige goldene Felsen in Kyaikhtyo/Myanmar (Burma). In der aufgesetzten, uralten Pagode befindet sich ein einzelnes Haar des Buddha.*
© 2004 Strange Attractions / ADR Productions

tun, die einem „Ding" entgegengebracht wird und es überhaupt erst mit Mana auflädt. Der Prozess ist wechselseitig: Der heilige goldene Felsen von Kyaikhtyo macht aus sich heraus einen mächtigen Eindruck – ein riesiger, hunderte Tonnen schwerer Stein, der über einem Abgrund zu schweben scheint und so zum Sinnbild für die Ewigkeit der Vergänglichkeit wird. In der Maori-Terminologie würde es heißen: Der Felsen verfügt über ein starkes Mana. Das blieb den Menschen nicht verborgen: Seit 2.400 Jahren findet dort Andacht und Verehrung statt; seit 2.400 Jahren pilgern Menschen in Scharen zu diesem Felsen, meditieren davor, opfern Blattgoldplättchen oder Geld, beten – mit einem Wort, sie konzentrieren ihre Gedanken mittels des Felsens auf ihre Wünsche und Hoffnungen. Auf die Wunder, an die sie glauben.

*Die Maori prägten den Begriff Mana, um die Macht in den Dingen zu beschreiben.*

Diese Gedankenkraft nährt das Mana des Felsens, was ihn umgekehrt noch verehrungswürdiger macht und noch mehr Menschen dazu bringt, auf die Macht dieses Gegenstandes zu vertrauen.

Jedes Ding und auch jedes Wesen und jeder Mensch und letztendlich sogar jede Idee besitzt Mana, und jedes spezifische Mana wird vom menschlichen Glauben daran gestärkt.

Der Film „Mana – Die Macht der Dinge" liefert auch ein Beispiel dafür, wie Mana verschwinden kann. Das Bild „Der Mann mit dem Goldhelm" genoss in einem Berliner Museum über Jahre geradezu kultische Verehrung. Der berühmteste

„Rembrandt" der Stadt wurde auf einen Sockel gestellt und gebot als einziges Bild über einen ganzen Raum. Die Menschen standen Schlange, um nur einen kurzen Blick darauf erhaschen zu können, und das Betrachten des Bildes war ein Vorhaben mit sehr vielen Ähnlichkeiten mit einer Wallfahrt.

Dann verfielen Wissenschaftler auf die Idee, das Gemälde (wie zahlreiche andere, Rembrandt zugeschriebene Bilder) einer speziellen Untersuchung zu unterziehen, und stellten dabei zweifelsfrei fest, dass es nicht von Rembrandt sein könne.

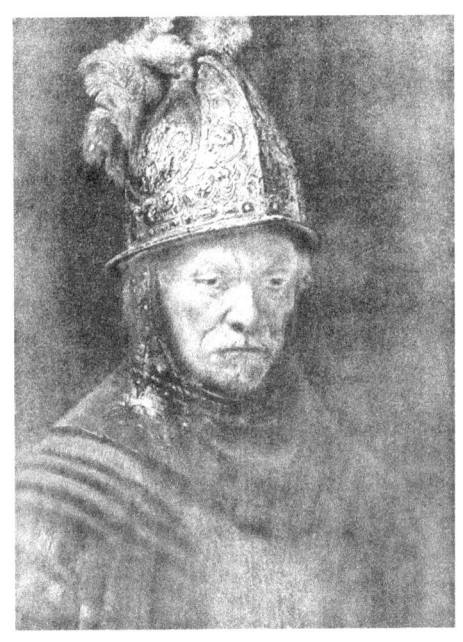

*Der Mann mit dem Goldhelm.*
Rembrandt (Schule)
© The Yorck Project

Das Mana (der Zauber, die Magie, die konzentrierte, gespeicherte Glaubens- und Gedankenkraft) zerstob. Mana hängt davon ab, was Menschen über einen Gegenstand wissen oder glauben; im Fall des „Mannes mit dem Goldhelm" war das Kunstwerk selbst nicht viel mehr als ein Symbol für die Gegenwart des wirklichen Mana-Trägers, des Künstlers: Rembrandt van Rijn. Das Bild hängt, da es allenfalls unter Mitwirkung des Meisters entstanden ist, mittlerweile als eines unter vielen unbeachtet in einer Ecke der Berliner Gemäldegalerie.

Am Objekt selbst hat sich absolut nichts geändert, dafür aber alles an der menschlichen Sicht darauf. Entscheidend ist ausschließlich, was die

Menschen mit einem Gegenstand verbinden. Das ist nur scheinbar ein Widerspruch zu dem „natürlichen" Mana des heiligen goldenen Felsens. So sicher diesem Felsen auch von sich heraus etwas Besonderes, ein „Zauber" anhaftet, so sicher spielt das nur für jene Menschen eine Rolle, die das Besondere wahrnehmen können und daran glauben.

## Demokratisierung, Politisierung und Kommerzialisierung der Wunder

Zurück nach Teotihuacán. Obwohl die Azteken im 14. Jahrhundert. die gesamte Anlage verlassen vorfanden, spürten sie sofort das gewaltige Mana der Pyramidenstadt. Teotihuacán wurde zu einem Wallfahrtsort und ist es bis heute geblieben; auch wenn die Anwesenheit von vielen Menschen, die aus rein touristischer Neugier und ohne jede spirituelle „Grundausbildung" kommen, sich störend auf jene auswirken kann, die im guten Glauben angereist sind. Respekt vor Glaubensvorstellungen gehört dazu; die Zeiten, in denen jeder, der sich zu einer spirituellen Sicht der Dinge bekannte, Gefahr lief, sich der Lächerlichkeit preiszugeben, scheinen glücklicherweise ihrem Ende näher als ihrem Anfang zu sein. Die Gewissheit, dass nicht jene, die zum Beispiel an etwas oder jemanden glauben, verrückt sind, sondern vielmehr eine rein materielle Weltsicht einer 99,9 prozentigen Blindheit entspricht, ist am besten Weg, sich allgemein durchzusetzen.

Die vollkommen geistlose Weltsicht, die nur die Materie anerkennt, befindet sich auf dem Rückzug.

Nicht unwichtig in diesem Zusammenhang: Mit Wundern lassen sich wunderbar Geschäfte machen. Das ist nicht zuletzt eines der wichtigsten

52

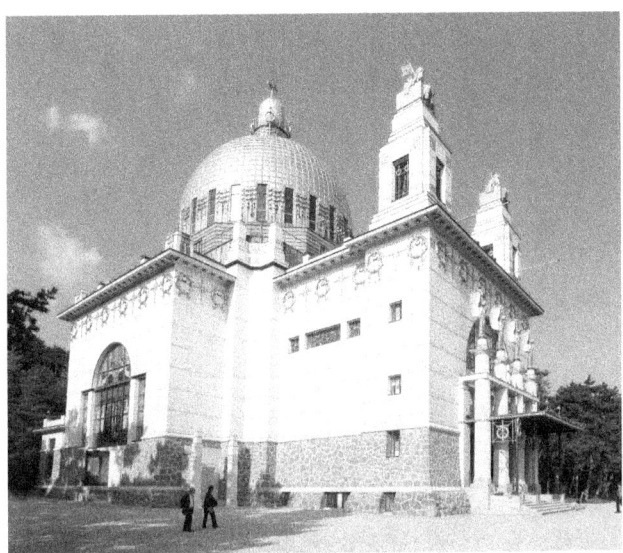

Argumente der UNESCO-Welterbekonvention von 1972, nach deren Maßgaben in den ersten vier Jahrzehnten ihres Bestehens 962 Denkmäler (745 Kultur-, 188 Naturdenkmäler, 29 sowohl als auch) zum Teil des Welterbes ernannt wurden. Etliche dieser Stätten rückten erst durch die Ernennung in den Blickpunkt der Öffentlichkeit und wurden zu Anziehungspunkten für den Tourismus.

Allerdings hat die Ernennung zur Welterbestätte auch eine politische Dimension, die sich ganz aktuell anhand der Kirche am Steinhof in Wien betrachten lässt: Wird eine Stätte zum Welterbe erklärt, dürfen an dieser Stelle keine Veränderungen mehr vorgenommen werden. Das Areal um den ohne jeden Zweifel welterbewürdigen Otto-Wagner-Bau, an dem die Crème de la Crème des Wiener Jugendstils beteiligt war, das „Sozialmedizinische Zentrum Baumgartner Höhe", einst die

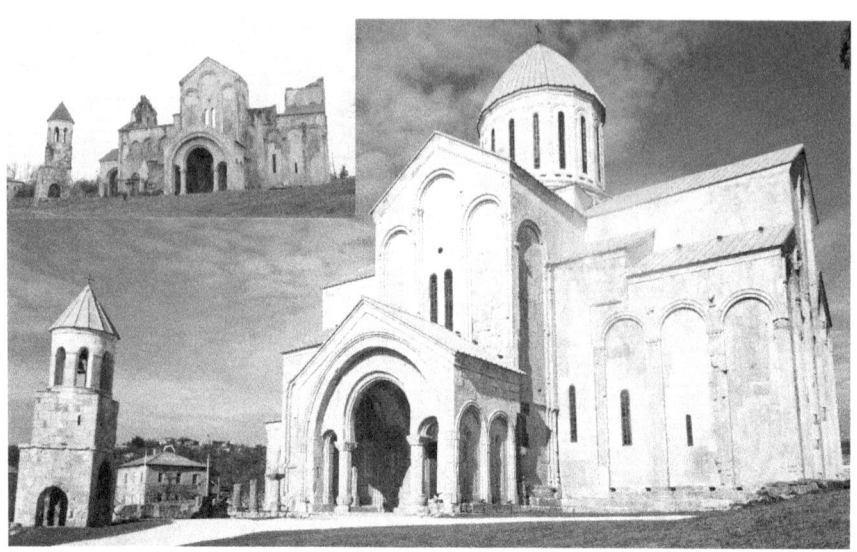

Bagrati-Kathedrale, Georgien: Sie wurde als Ruine (kleines Bild) zum Welterbe erklärt. Als eine von vielen Kirchen gab sie der Staat an die Religionsgemeinschaft zurück – die sie nachvollziehbarerweise im ursprünglichen Sinn wiederverwenden wollte. Das große Bild zeigt das Resultat der 2012 abgeschlossenen Renovierung, bei

„größte Irrenanstalt Europas", hat nämlich stadtplanerische Neubau-Begehrlichkeiten geweckt. Diese könnten sich die Verantwortlichen allerdings vollständig abschminken, sobald das Gelände samt Kirche zur Welterbestätte wird. In diesem Punkt ist die UNESCO sehr heikel; selbst die Renovierung der georgischen Bagrati-Kathedrale wurde jahrelang diskutiert.

Manch einem mag die bald 1.000 Einträge lange UNESCO-Liste auch längst unüberschaubar und inflationär erscheinen: der besondere Zauber der klassischen Sieben Weltwunder ist damit jedenfalls sicher nicht gegeben.

Der Schweizer Abenteurer, Autor und Filmemacher Bernhard Weber dachte sich vielleicht Ähnliches, als er sich daranmachte, die „New 7 Wonders of the World" zu benennen. 177 Gebäude und Monumente standen 2005 zur Wahl und das Online-Voting nahm ihren Lauf. Das reduzier-

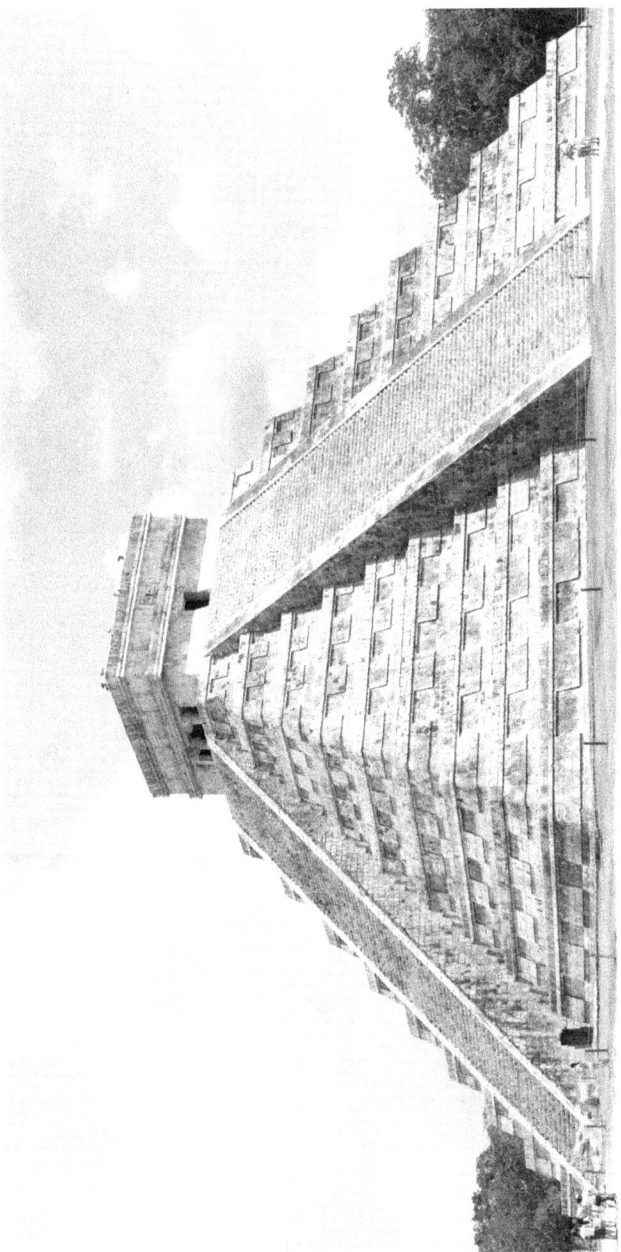

der eine Unzahl an mit der UNESCO ausverhandelten Auflagen zur Gewährleistung der Authentizität einzuhalten waren.

Nach dem Alphabet das erste der New 7 Wonders: Chichén Itzá, Yucatán, Mexiko. Attribute: Verehrung, Wissen. Der stärkste Touristenmagnet Mexikos nach Teotihuacán erhielt bereits 1988 UNESCO-Welterbestatus.

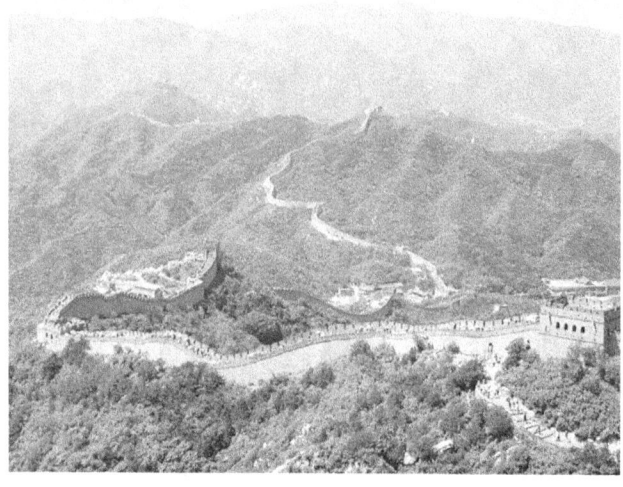

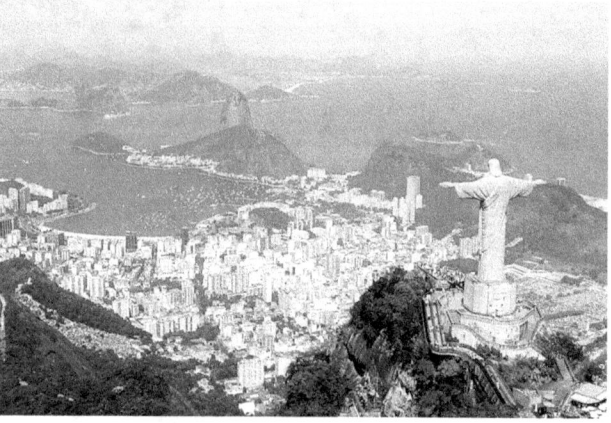

te die Zahl der Favoriten auf siebenundsiebzig. An diesem Punkt schaltete sich eine Jury bestehend aus sieben internationalen Architekten (darunter eine Frau) unter Vorsitz des ehemaligen UNESCO-Generaldirektors Federico Mayor Zaragoza ein und bestimmte am 1. Jänner 2006 21 Finalis-

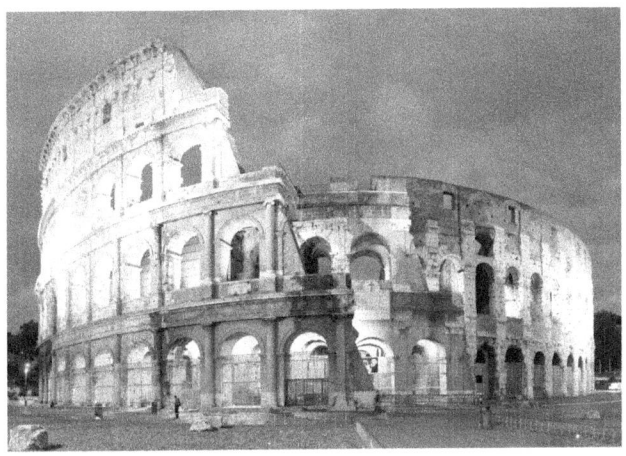

*Kolosseum, Rom, Italien; Attribute: Freude, Leiden. Größtes im antiken Rom erbautes Amphitheater, größter geschlossener Bau der Antike.* Photo by DAVID ILIFF. License: CC-BY-SA 3.0

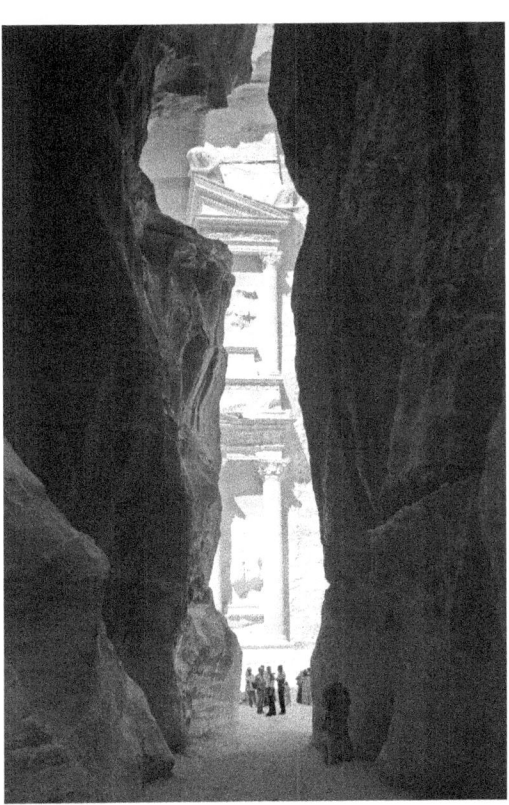

*Petra, Jordanien; Attribute: Technik, Schutz. Die ehemalige Hauptstadt der Nabatäer gilt wegen ihrer direkt aus dem Fels gemeißelten Grabtempelfassaden seit Langem als einzigartiges Kulturdenkmal. Auf der UNESCO-Liste seit 1985. Im Bild der erste Blick auf die Schatzkammer (al-Kazneh) nach dem Verlassen des Siq, der 1,5 km langen Felsschlucht.* CC-BY-SA 2.5 David Bjorgen

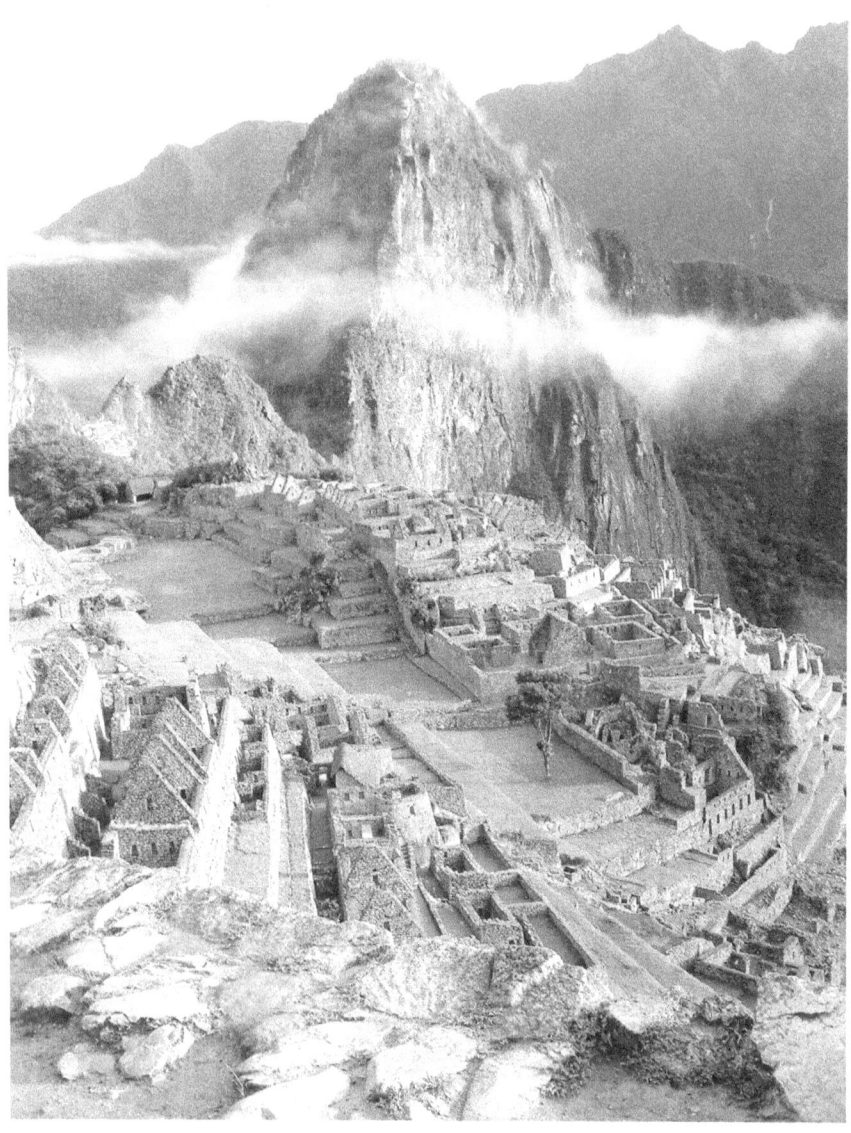

*Die Inka-Stätte* ten. An dieser Vorgangsweise darf Kritik geübt
*Machu Picchu* werden: Sie ist undemokratisch und vor allem
Allard Schmidt, frei durch die Auswahl der Jurymitglieder auf eine rein

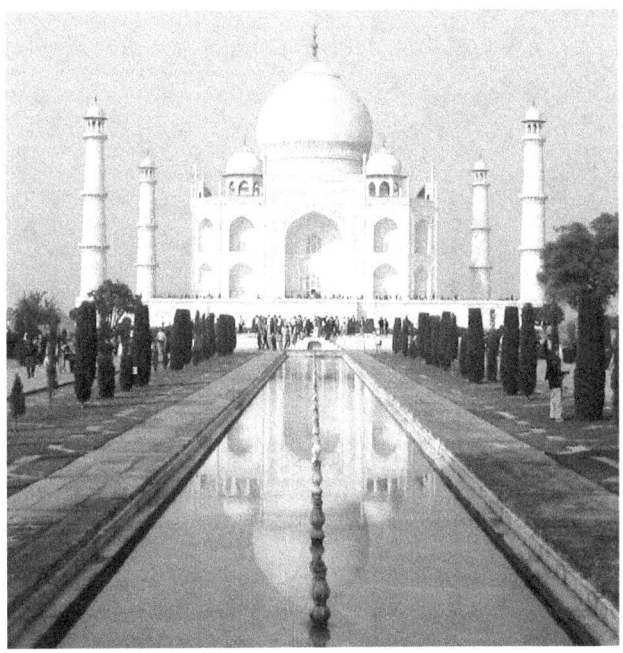

*Taj Mahal, Agras, Indien; Attribute: Liebe, Leidenschaft. Das Mausoleum für Mumtaz Mahal, die Favoritin des Großmoguls Sha Jahan, UNESCO-Welterbe seit 1983, ist zu einem global bedeutsamen Symbol für die Kraft der Liebe geworden. Die Luftverschmutzung setzt dem bereits mehrfach nachgebauten Bauwerk allerdings sehr zu: Das Taj verfärbt sich gelb. Autos und Busse dürfen sich nur noch auf zwei Kilometer nähern, eine Restaurierung dürfte aber über kurz oder lang unvermeidlich sein.*

architektonische Sichtweise eingeschränkt. Wie auch immer, so waren die Regeln, und immerhin ging es danach wieder ganz demokratisch zu – entschieden wurde wieder per Online-Voting – 70 Millionen Stimmen wurden abgegeben. Die „Official Declaration of the New 7 Wonders of the World" erfolgte am 07.07.07 in Lissabon.

Das Ergebnis in alphabetischer Reihenfolge:

Chichén Itzá, Mexiko (Bild S. 55)
Chinesische Mauer (Bild S. 56)
Christus der Erlöser, Rio de Janeiro (Bild S. 56)
Kolosseum, Rom (Bild S. 57)
Machu Picchu, Peru (Bild links)
Petra, Jordanien (Bild S. 57)
Taj Mahal, Indien (Bild oben)

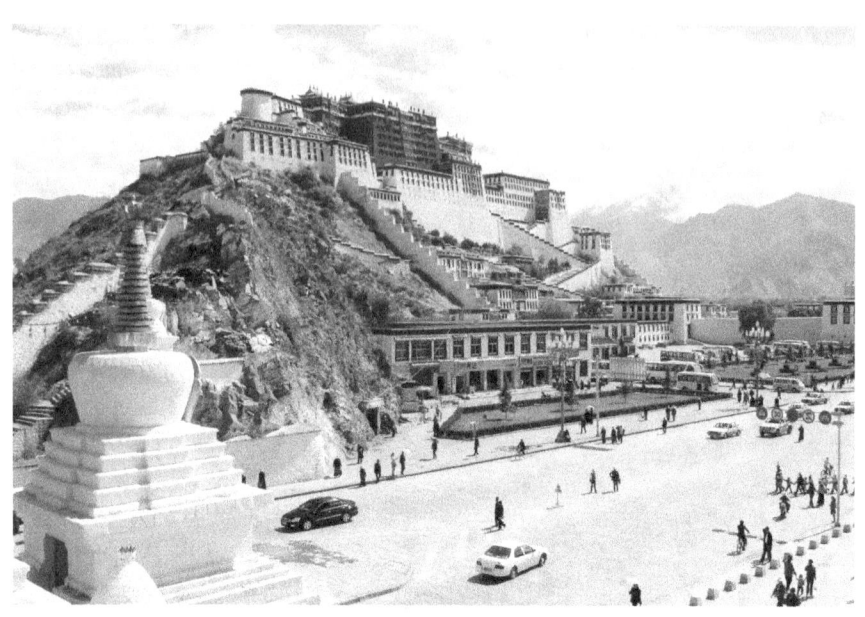

Es liegt in der Natur von Rankings und Auswahlen, das wohl kaum jemals der oder die Einzelne mit der Liste wie sie ist zur Gänze einverstanden ist. Wie schon bei den antiken Sieben Weltwundern spielten neben „Wunderqualitäten" mit Sicherheit auch geopolitisch ausgleichende und ideologische Überlegungen sowie finanzielle Interessen eine Rolle. Die Christus-Statue in Rio de Janeiro z. B. schaffte nur Rang 63 unter den 77 Nominierungen; umgekehrt fiel der nach der ersten Internet-Wahl zweitplatzierte Potala-Palast in Lhasa, Tibet (bzw. Autonomes Gebiet Tibet laut offizieller chinesischer Sprachregelung), unter den Tisch. Pikanterweise entschied man sich hingegen sehr wohl für den Sieger der Vorauswahl, die Chinesische Mauer. Beides wäre nicht möglich gewesen, ohne die chinesische Besetzung Tibets zu

60

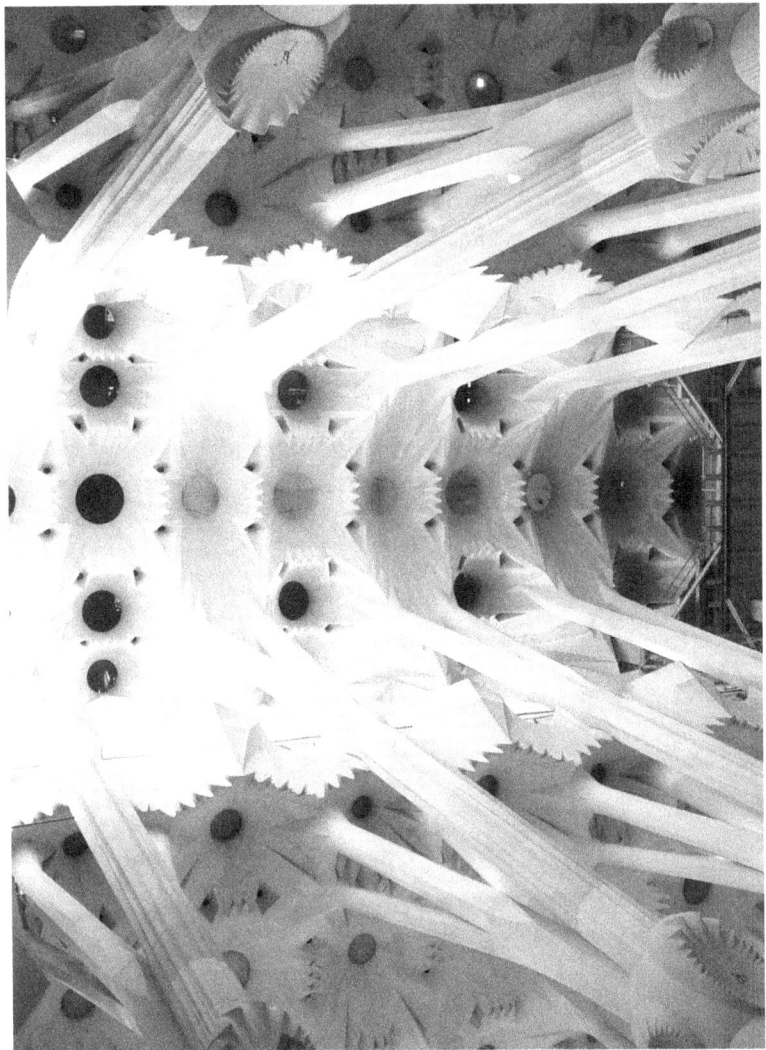

leugnen – es durfte immer nur einen Kandidaten pro Land geben.
Der einzige weitere Nominierte, der es trotz einer Top-10-Platzierung nach der Vorauswahl nicht in die Endrunde schaffte, ist der schiefe Turm von

*Hauptschiff der Sagrada Familia, einem Wald nachempfunden.* Foto: Helmuth Santler

Pisa. Weitere architektonische Prominenz, die an der ersten Hürde scheiterte: Antoni Gaudís Sagrada Familia in Barcelona, die Kathedrale von Aachen, der Kölner Dom, die Frauenkirche in Dresden, St. Pauls Cathedral, London, der Petersdom in Rom sowie die eigens nominierte Sixtinische Kapelle. Interessanterweise wählte man mit

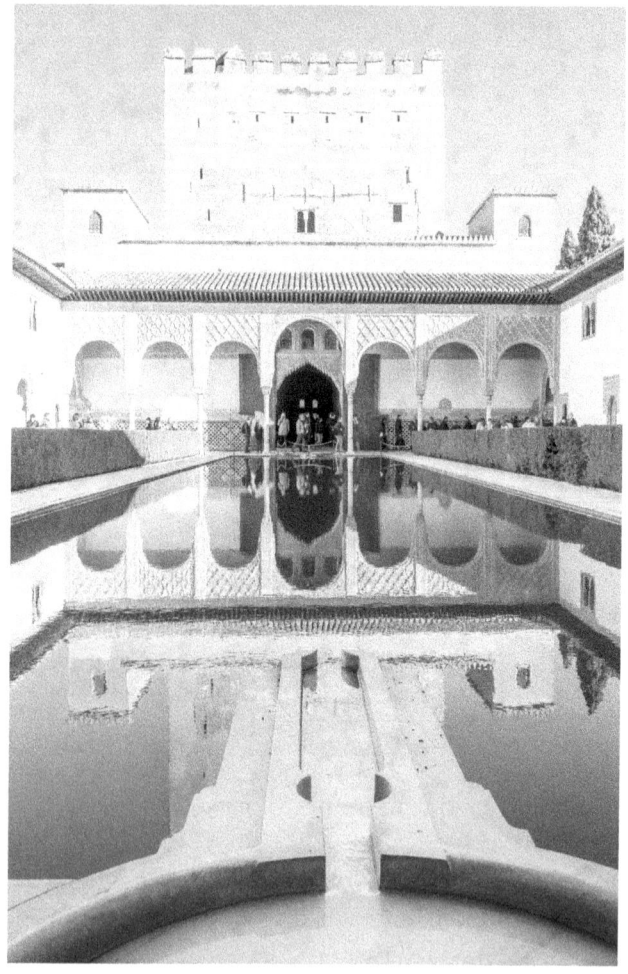

*Die Stadtburg Alhambra in Granada ist UNESCO-Welterbe seit 1984, eine der beliebtesten Touristenattraktionen Europas und gilt als herausragendes Beispiel für den maurischen Stil in der islamischen Kunst. Hier im Bild: Comares, Myrtenhof. Die Form des Wasserzuflusses im Vordergrund verhindert Wellenbildung und gewährleistet trotz ständigen Nachfüllens die spiegelglatte Oberfläche im Becken.*
CC-BY-SA 3.0
Tuxyso

der Christus-Statue als einzigem christlichem Monument ausgerechnet das außer der Sixtinischen Kapelle (Rang 69) am schlechtesten platzierte. Der Reihung nach hätte es die Sagrada Familia werden müssen: Antoni Gaudís „Sühnekirche der Heiligen Familie", ein zutiefst spirituelles Bauwerk des zu seiner Zeit letzten geomantischen Architekten Europas, schaffte es als „christliche Nr. 1" auf Platz 16 der Vorauswahl – knapp hinter der letztlich aus Spanien gewählten Alhambra.

*er*

Was letztlich zählt ist, was die Menschen daraus machen, welche Bedeutung sie den Sieben Neuen Weltwundern beimessen. Ägypten jedenfalls empfand es als Zumutung, dass sich die Pyramiden von Gizeh, quasi der amtierende Weltmeister der Weltwunder, einer derartigen Wahl stellen sollen. Die Pyramiden „leben weltweit in den Herzen der Menschen und brauchen keine Zustimmung, dass sie zu den Sieben Weltwundern gehören", ließ Zahi Hawass, Vorsitzender von Ägyptens Oberstem Rat für Altertümer, die Welt wissen. Die Behörden hatten den Besuchern der Neue-Weltwunder-Kampagne die kalte Schulter gezeigt; Hawass kritisierte das Fehlen eines wissenschaftlichen oder offiziellen Hintergrunds (wie übrigens auch die UNESCO, die sich gleichfalls von der „privaten Initiative" distanzierte). Der Kulturminister Farouk Hosni fand kräftigere Worte: Die Abstimmung sei „Unfug" und „bedeutungslos",

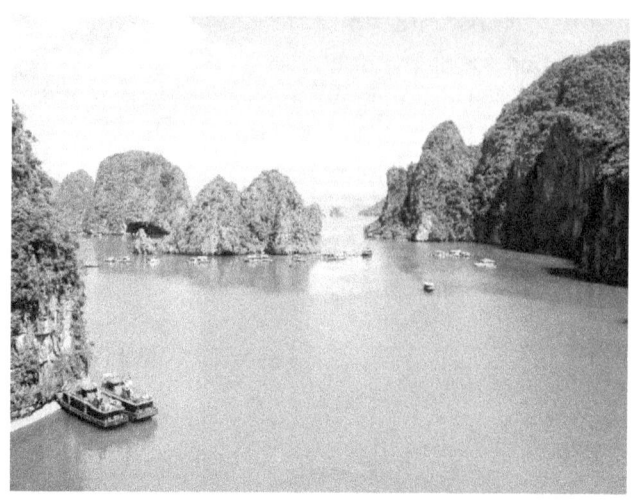

Die 1.500 km²
umfassende
Halong-Bucht im
Norden Vietnams:
1.969, zum Teil
mehrere hundert
Meter hohe
Kalkfelsen und
(unbewohnte)
Inseln.
Das Kalkstein-
plateau, auf dem
die Bucht beheima-
tet ist, versinkt.
UNESCO-Welterbe
seit 1994, eines der
New7Wonders of
Nature seit 2011.
Thierry Borie,
gemeinfrei

da die Pyramiden das wichtigste und älteste Wunder der Welt seien.

Nun, ungeachtet der Befürchtungen, die aus diesen Worten neben der Majestätsbeleidigung auch noch sprechen, und ungeachtet dessen, dass es die Pyramiden nicht geschafft haben, ihren Titel zu verteidigen, werden die Altmeister der Weltwunder nach wie vor Scharen von Menschen anlocken, die mit ehrfürchtig angehaltenem Atem den Sonnenaufgang im Angesicht der Cheopspyramide beobachten, werden nach wie vor wilde Spekulationen über das wahre Alter, die wahre Bedeutung, das ehemals wahre Aussehen der gigantischen Bauwerke das Bewusstsein wach halten. All dies bedeutet immaterielle Energie, all dies nährt, um es mit dem Maori-Begriff zu sagen, das Mana der Pyramiden. Was soll da eine aus dem Nichts gestampfte Abstimmung groß ändern? Zumal die New-7-Wonders-Voting-Site gerade dabei ist, sich vollends lächerlich zu machen: Nach den Bauten wurden zwar erstmal die neuen Naturwunder gewählt, sämtlich Orte von atemberaubender Schönheit wie die links abgebildete Halong-Bucht. Dann verfiel man allerdings der Versuchung, der an sich netten Idee die letzten profitablen Tropfen abzuringen und sie damit gleichzeitig ad absurdum zu führen: mit der Wahl der New-7-Wonders-Städte. Die Vorauswahl wirkt, als habe man einfach von jedem Land etwas genommen, um niemanden zu beleidigen.

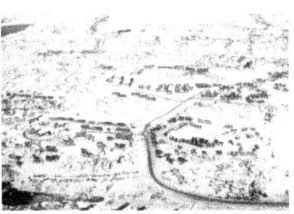

*Für örtliche Verhältnisse sicherlich eine bedeutende Ansiedlung, aber eine Wunderstadt? Das südwestgrönländische Nuuk steht zumindest zur Wahl.*
CC 3.0 KaareSorensen

Das genau ist aber der größe Feind jeder Symbolkraft: Beliebigkeit. Mana kann nur haben, was etwas Besonderes ist.

## Objekte des Glaubens

Die Werbezeile des Mana-Films lautet: „Alles kann dir Kraft geben. Wenn du daran glaubst." So gesehen ist die Wahl der neuen Weltwunder nicht mehr und nicht weniger als etwa eine Oscarverleihung oder der alljährliche Song Contest – egal was Juroren oder Publikum beschließen, auf lange Sicht regelt sich alles von selbst. Menschen glauben an die absurdesten Dinge; man denke an die Auswüchse des Reliquienkults im Mittelalter. Das Sammeln von Devotionalien hat im Übrigen nie aufgehört zu faszinieren. Lediglich die Objekte der Verehrung haben sich verändert, obwohl es auch heute noch Menschen geben soll, die bereit sind, für mumifizierte Körperteile längst verstorbener Persönlichkeiten Unsummen auszugeben. Der allgegenwärtige Starkult unserer Tage geht in eine ebenso fetischhafte, nicht selten seltsame Blüten treibende Richtung: „Elvis lebt". Sie brauchen das

Der größte Feind jeder Symbolkraft ist die Beliebigkeit.

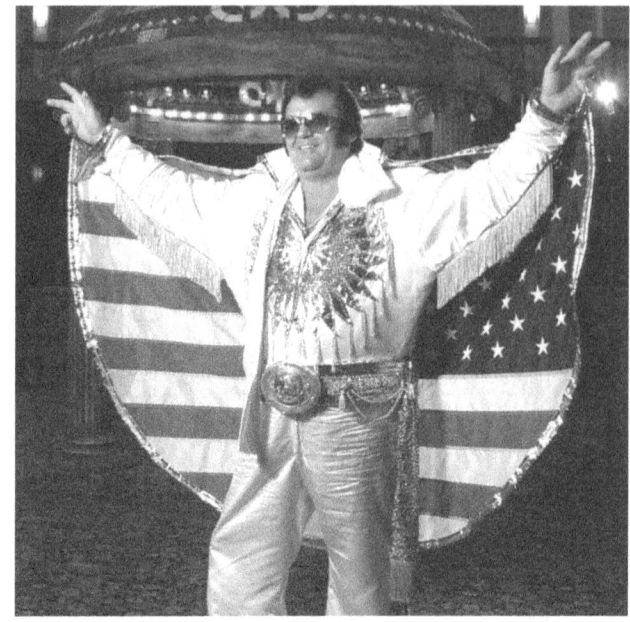

*Zum 25. Todestag des „King" versammelten sich tausende Elvis-Verkörperungen in Memphis, um ihrem „spirituellen" Idol zu huldigen.*
©2004 Strange Attractions / ADR Productions

nicht zu glauben; für das Entstehen von Mana kommt es nur darauf an, dass es genügend Menschen gibt, für die Elvis hier und jetzt gegenwärtig ist, hier und jetzt eine Vorbildrolle spielt, hier und jetzt – lebt. Die Anhänger des Elvis-Kultes definieren sich über die Annäherung an ihr Idol.

Von außen betrachtet sind Klassifizierungen möglich: Dieses ist wahrer Glaube, jenes ein Kult, dieses eine harmlose Spinnerei, jenes ins Pathologische gehender Fetischismus.

Abgesehen davon, dass solche Wertungen stets wieder auf der Grundlage von Wertvorstellungen und Ideologien erfolgen und daher nie wertneutral sein können, ist die *Stärke* des Antriebs, den die Menschen aus ihren Glaubensvorstellungen beziehen, völlig unabhängig von deren Qualität. Das bedeutet: Wenn Sie glauben, dass ein Lapislazuli (ein getrockneter Borkenkäfer, ein Haar der/des Liebsten…) in der Hosentasche Ihnen das Rauchen schlagartig und hundertprozentig verleidet, dann ist das so und Sie sind ab dem Moment des Einsteckens des Halbedelsteins Nichtraucher. Wenn Sie hingegen keinerlei Vorstellung davon haben, was ein Lapislazuli (ein getrockneter Borkenkäfer, ein Haar der/des Liebsten…) in Ihrer Hosentasche mit Ihrer Nikotinabhängigkeit zu tun haben soll, wird sich an Ihrem Rauchverhalten rein gar nichts ändern. Vielleicht funktioniert es ja mit einem Rosenquarz. Das Objekt des Glaubens ist in jedem Fall nicht mehr als eine Linse, durch die Ihre ganz persönliche Glaubensfähigkeit gebündelt wird.

Das Objekt des Glaubens ist eine Linse, durch die Ihre ganz persönliche Glaubensfähigkeit gebündelt wird.

## Glauben, Symbole und Magie

Wenn ein Film mit dem Oscar prämiert, das Sie-
gerlied des Song Contests gekürt oder ein neues
Weltwunder gewählt wird, ist das selbstverständlich auch jeweils eine Menge gedanklicher Energie,
die damit auf ein bestimmtes Ding gelenkt wird.
Wenn weiter oben davon die Rede war, dass sich
letztlich alles von selbst regelt, so bedeutet das
nicht, dass die mediale Energie einfach wirkungs-
los verpufft – das tut sie nicht –, sondern dass sie,
um eine längerfristige Wirkung zu erzielen, auf
fruchtbaren Boden fallen muss.

Werbung erschließt
kaum Märkte, son-
dern kann lediglich
deren Aufteilung
beeinflussen.

So funktioniert auch Werbung: Entgegen der
landläufigen Ansicht ist Werbung in nur sehr
geringem Maße imstande, Märkte zu erschließen.
Die Hauptwirkung von Werbung besteht darin, die
Verteilung auf bereits existierenden Märkten
zugunsten des Werbers zu beeinflussen. Beispielhaft formuliert: Wenn Sie keinerlei Interesse an
der Verwendung einer Hautcreme haben, wird Sie
auch die beste Werbung schwerlich dazu bringen,
Ihre Meinung zu ändern: Der Hautcreme-Markt
ist aus Ihrer Sicht nicht existent und bleibt uner-
schlossen. Sollten Sie aber bereits die Hautcreme
„Cremi" verwenden und nun mit einer aus welchem Grund auch immer für Sie total überzeu-
genden Werbung für das Konkurrenzprodukt

69

„Gleiti" konfrontiert werden, kann es gut sein, dass Sie den Anbieter wechseln und einmal „Gleiti" versuchen: Der Hersteller von „Gleiti" hat Sie dazu gebracht, sich am für Sie bereits bestehenden Markt „Hautcreme" für sein Produkt und gegen „Cremi" zu entscheiden.

**Werbung ist der profane, kommerzialisierte Versuch, Dinge mit Bedeutung (Mana) aufzuladen.**

Um die Sache geht es dabei kaum: Weil gerade bei Allerweltsprodukten wie koffeinhaltiger Limonade, Taschentüchern, Hamburgern und dergleichen die faktischen Unterschiede häufig bis zur Unkenntlichkeit verschwimmen, wird gar nicht erst versucht, die Vorzüge des Produktes in sachlicher Weise hervorzuheben, sondern reine Image-Werbung betrieben. Was aber ist ein „Image", also eine Vorstellung von einem Ding, die uns in die Köpfe gepflanzt wurde, anderes als ein völlig profanisierter Glaubensinhalt?

**Glaube ist die vielleicht bedeutendste Antriebskraft für den Menschen.**

Der Punkt ist: Glaube ist ein sehr bedeutsamer Motor für das Handeln der Menschen, möglicherweise sogar der wichtigste von allen; weit bedeutsamer als reine Vernunft. Wer Menschen zu einer Handlung, einer Entscheidung bringen will, wird sich ganz grundlegend um dessen „Glauben" (hier als Sammelbegriff für Überzeugungen aller Art und nicht bloß religiös gemeint) bemühen müssen. Sollte diese Entscheidung oder Handlung noch dazu mit einem bereits bestehenden „Glaubensinhalt" kollidieren, wird es sehr, sehr schwierig. Dafür gelten „Konvertierte" in allen Lebenslagen dann als die Vorzeige-Exemplare schlechthin.

Oder auch als (bedenklich) zum Fanatismus neigend, je nachdem.

## Symbole – Zeichen des Glaubens

Hier wird natürlich auch ein gefährliches Missbrauchspotenzial deutlich. Die rein kommerziellen Interessen auf dem Gebiet der Werbung, der „Kampf der Produkte", sind die unterste, der Materie am nächsten stehende Ebene. Aber Glaubensinhalte bestimmen das Handeln der Menschen auf allen Ebenen, von der Kaufentscheidung über die Stimmvergabe bei Wahlen bis hin zur Anhängerschaft für die eine oder andere Ideologie, Partei oder Religionsgemeinschaft. Wenn es einmal gelungen ist, Menschen an eine Person, eine Gruppe oder bestimmte Ideen und Ziele glauben zu lassen, ist die Basis für alles Weitere, insbesondere für die im Namen des Glaubens vollbrachten (Un)-Taten, gelegt. Ein Grund für den enormen Respons, den die Nazis in den 30er-Jahren erzielen konnten, ist in dem Umstand zu finden, dass sie sich dieser Situation voll bewusst waren und ihre weltverbrennenden Vorstellungen in eine möglichst simple und möglichst kontrastreiche, also schwarz-weiß malende, Botschaft packten, die sie nach Kräften mit Symbolik, mysteriös-magischen Verbrämungen und quasi-religiösen Konnotationen überfrachteten. Mit „Glaubensinhalten".

In welchem erschreckenden Ausmaß dieses Vorgehen den gewünschten Effekt zu erzielen vermag und auch, wie intensiv sich Glaubensinhalte

Glaubensinhalte bestimmen das Handeln der Menschen auf allen Ebenen.

71

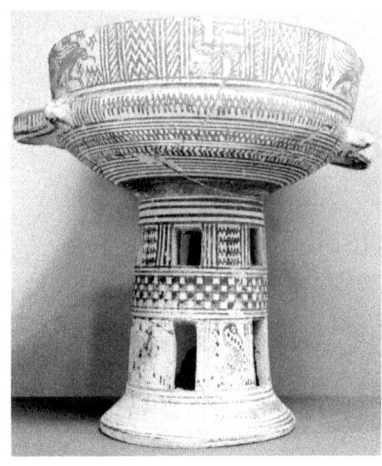

Attische Vase mit
Hakenkreuz,
ca. 7. Jh. v. Chr.
Foto: Jastrow im
Pariser Louvre

Alltag in Indien:
Glück verheißende
Swastika-Aufkleber.
CC 3.0 Hajj0 ms

ins Bewusstsein einprägen lassen, zeigt das Beispiel der Swastika, einem der ältesten Symbole der Menschheit. Die frühesten archäologischen Belege für die Verwendung des Hakenkreuzes finden sich in Schweden und Ägypten und wurden mit einem Alter von 14.000 Jahren datiert. Weitere gängige Bezeichnungen für das Symbol machen die grundlegende Bedeutung deutlich: Rad des Lebens oder auch Sonnenrad (die Sonne ist das Prinzip des Lebens).

Die Bezeichnung „Swastika" stammt aus dem Sanskrit und bedeutet wörtlich „Glücks- oder Heilbringer"; dementsprechend ist das absolut positiv besetzte Zeichen in Indien alltäglicher Teil des Straßenbildes, es schmückt Tempelwände und Mauern und prangt als universelles Symbol für das große Glück des Lebens selbst auf Felsen, LKWs, Schiffen und Waren aller Art. Das war vor den Nazis in Europa nicht anders: Das Sonnenrad findet sich als Wikingerkreuz, als kretominoisches Hakenkreuz, auf römischen Fußböden; es ziert die Laute auf Goyas Abbild der Marquesa di Santa Cruz und war bis 1944 das Zeichen der finnischen Luftwaffe (bis 1940 auch das Zeichen der lettischen Luftwaffe). Als Freiheitskreuz ist es, in abgewandelter aber unverkennbarer Form, heute Teil der Flagge des finnischen Präsidenten.

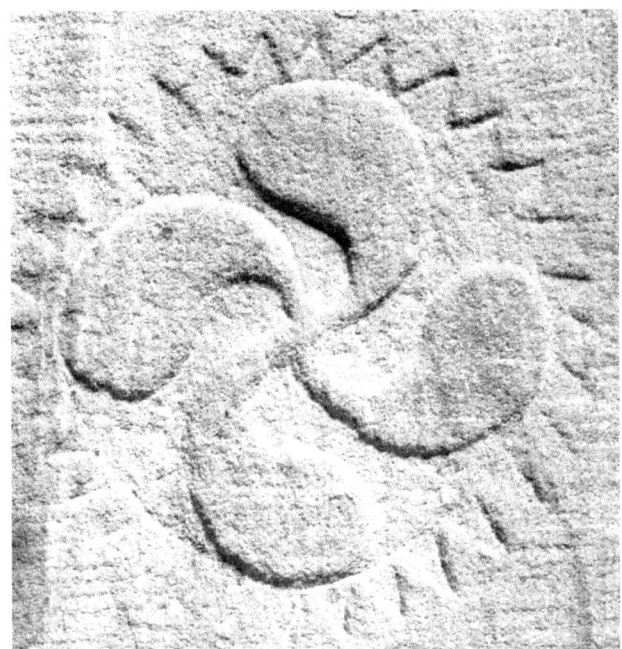

Auch im Christentum überlebte das „heidnische" Symbol mancherorts; außerhalb Europas ist es außer im Hinduismus auch im Buddhismus weit verbreitet. Z.B. prangt es auf Schmuckbändern, die Yaks in Tibet an Festtagen umgehängt werden. In China dient es als Schriftzeichen; wir ahnen es bereits und tatsächlich: Das Hakenkreuz im Kreis ist das Zeichen für die Sonne. Ohne Kreis steht es für „Unendlichkeit".

Bevor die Nazis das Hakenkreuz mit allem Verabscheuungswürdigen schlechthin in Verbindung brachten, erlebte das Zeichen gerade seine Renaissance im Westen. 1907 wurde in Ontario, USA, die Swastika Gold Mining Corporation ins Leben gerufen; nach Goldfunden erblühte kurzfristig die Gemeinde rund um die Mine, heute ist der Ort

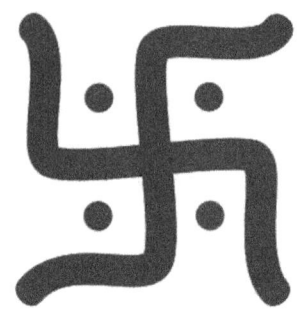

*Als traditionelle und klassische Form der hinduistischen Swastika gilt diese Darstellung: Rechtsdrehend, auf der Seite stehend und mit Punkten versehen. Es sind aber sämtliche Varianten möglich.*

halb vergessen. Immer noch trägt er den Namen „Swastika", obwohl die Ortsvorsteher während des Zweiten Weltkriegs gebeten worden waren, ihn in „Winston" zu ändern.

1925 warb die Coca-Cola-Company mit einem Schlüsselanhänger in Hakenkreuzform; die dänische Tuborg-Brauerei verwendete bis zum Dritten Reich das Zeichen in ihrem Logo, der schwedische Elektronikriese ASEA hatte in der Vorkriegszeit das Sonnenrad als Logo. Die Firmen nutzten in der Vorkriegszeit die starke günstige Ausstrahlung des Zeichens, die mit dem Missbrauch durch Hitler ihr radikales Ende fand.

In Deutschland und Österreich ist die Verwendung des Symbols heutzutage bekanntlich verboten; die Einschränkung „im politischen Zusammenhang" ist mehr oder minder überflüssig, da das Zeichen faktisch gar nicht anders als im Zusammenhang mit Faschismus, Neonazis, Skinheads und den üblichen Verdächtigen gesehen werden kann und sich der politische Zusammenhang einfach zwangsläufig ergibt; eine unpolitische Verwendung ist gewissermaßen ausgeschlossen.

Aus der Sicht Deutschlands und Österreichs ist das Verbot des Symbols verständlich; wechselt man aber die Perspektive, sieht die Welt gänzlich anders aus. Nach dem weltweiten Aufschrei um den Auftritt des englischen Prinzen Harry in NS-Uniform nützten deutsche Politiker die Welle der Empörung für einen Vorstoß im Europaparlament: Das Hakenkreuz sollte im gesamten EU-Raum verboten werden. Das war dann doch zu viel: Die gläubigen Hindus setzten eine Petition auf, sammelten Unterschriften, verwiesen auf die eine Milliarde Hindus auf der Welt, auf die weit mehr als 2 Millionen im EU-Raum. Kernaussage der Kampagne: „Stop the Ban of the Hindu Swastika" (Beendet das Verbot der hinduistischen Swastika). Ein Sprecher der Aktivisten, Mr. Kallidai, gab folgendes Zitat zu Protokoll:

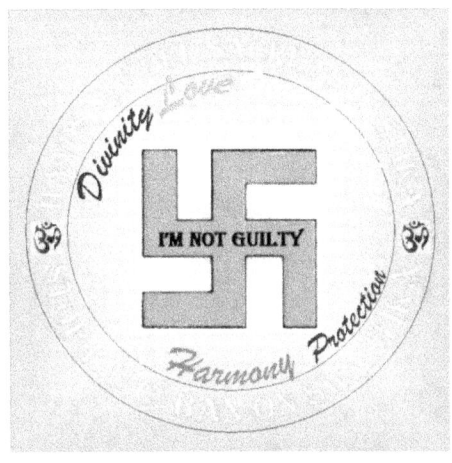

Hands off our Sacred Swastika! *Das Emblem der hinduistischen Bewegung gegen den Versuch, das Glückszeichen im gesamten EU-Raum zu verbieten.*

*„Es ist dasselbe wie zu sagen, der Ku Klux Klan verbrennt Kreuze, also lass uns auf der ganzen Welt das Kreuz verbieten."*

„Was hat die Swastika falsch gemacht?", fragt ein Kolumnist auf der Website indiacause.com. Immerhin stand sie auf der ganzen Welt über Jahrtausende im besten Ruf: Glück, Erfolg, Würde, Göttlichkeit, Reinheit, das Leben selbst wurden in allen Kulturen mit diesem ungemein mächtigen Symbol in Verbindung gebracht.

Die Swastika hat natürlich gar nichts falsch gemacht; das Zeichen wurde mit den bösesten, vernichtendsten Inhalten aufgeladen, es wurde vollkommen umdefiniert, und kann aus der Warte der Verbotsländer nicht anders als negativ gesehen werden. Es fällt schwer, der Darstellung auch nur neutral gegenüberzustehen; ein Gefühl der Bestärkung stellt sich hierzulande wohl nur bei neonazistischen Betrachtern ein.

## Die Kraft der Gedanken

Symbole sind in ihrer vielschichtigen und unmittelbaren Wirkung von größter Bedeutung; was eigentlich zählt ist aber natürlich das, wofür ein Symbol steht: die Gedanken, die mit einem Zeichen in Verbindung gebracht werden. Das Beispiel der Swastika zeigt eindrucksvoll und emotional, welche ganz reale und unleugbare Wirkkraft Gedanken entwickeln können. Symbole oder bedeutungsvolle Objekte sind im Grunde nichts anderes als eine „Trägersubstanz" für konzentrierte Gedankenkraft. Wie in der Homöopathie der Milchzucker Trägersubstanz ist, die Wirkung aber aufgrund der Information über ein bestimmtes Mittel, die dem Milchzucker eingeprägt worden ist, verursacht wird.

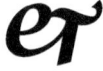

**Symbole sind eine „Trägersubstanz" für konzentrierte Gedankenkraft.**

Was das Beispiel der Swastika zudem zeigt ist, dass Glaube eine an sich ungerichtete, wertneutrale Kraft ist. Erst in Verbindung mit Inhalt wird diese Kraft zielgerichtet und damit wirksam. Das legt die enorme Verantwortung bloß, die auf jenen liegt, die Glaubensinhalte festlegen: Sie geben dem Glauben Richtung, sie machen die Kraft des Glaubens nutzbar, sie vermögen eine – im Erfolgsfall riesige – Menge Menschen auf *ein* (ihr) Ziel einzuschwören.

Solcherart eingeprägte Inhalte haben ein ausgesprochen zähes Leben: Die bald siebzig Jahre seit dem Ende des Dritten Reichs haben an der absolut negativen Sicht der Swastika in Deutschland und Österreich überhaupt nichts geändert, 14.000 positiven Jahren davor zum Trotz und ungeachtet des gänzlich anderen Verständnisses von mehr als einer Milliarde Hindus und vielen anderen. Im Gegenteil: In 25 Jahren – das Hakenkreuz wurde 1920 offizielles Parteizeichen der NSDAP – ist eines der ältesten und mächtigsten Symbole der Menschheitsgeschichte so systematisch in seine gegenteilige Bedeutung verkehrt worden, dass die bloße Existenz des Zeichens praktisch im gesamten europäischen und us-amerikanischen Raum Hysterie auslöst. So war der Softwaregigant Microsoft Anfang 2004 darauf aufmerksam gemacht worden, dass ein bestimmter Symbolschriftsatz sowohl eine liegende als auch eine auf der Spitze stehende Swastika enthalte. Der Konzern veröffentlichte daraufhin ein „kritisches Update":

Microsoft ließ zwei verschiedene Swastikas und den Davidstern aus einem Schriftsatz entfernen.

*„Dieses Dienstprogramm entfernt die Schriftart ‚bssym7.ttf', die einige nicht akzeptierte Symbole enthält, aus Microsoft Office System 2003."*

Die Formulierung war nicht nur aus allgemeinen Gründen der Diskretion oder Berührungsängsten so vage gewählt worden: Der auf politische Korrektheit hin bereinigte Schriftsatz wurde nicht nur von den Swastikas gesäubert, auch der Davidstern fiel dem „kritischen Update" zum Opfer. Spekulationen zu dieser Vorgehensweise sind reizvoll, würden jedoch zu weit vom eigentlichen Thema dieses Buches wegführen.

77

### Gedanken, die Energie der Seelen

Gedanken stellen eine Form von Energie dar, und wie bei jeder Energie leitet sich daraus der zwingende Schluss ab, dass Gedanken auch ganz konkrete Wirkungen nach sich ziehen. „Konkrete Wirkungen" meint hier Folgen in der für uns Menschen so überproportional wichtigen materiellen Welt; dass sich Gedanken in ihrer eigenen Sphäre, dem zu 99,9 % geistigen Universum, niederschlagen, ist sicherlich evident.

Symbole, Ritualgegenstände oder ganz allgemein Objekte, die im Bewusstsein von Menschen einen besonderen Platz einnehmen, können zu Speichern für die Kraft der Gedanken werden. Was aber geschieht mit den Unmengen an gedanklicher Energie, die nirgends materiell gespeichert wird und sich auch nicht in einer unmittelbaren Kausalreaktion auswirkt? Wenn es ein aus sämtlichen Perspektiven, ob physikalisch, esoterisch oder grenzwissenschaftlich, unverrückbar feststehendes Naturgesetz gibt, dann dies: Im Universum geht nichts verloren.

*Im Universum geht nichts verloren; das gilt auch für die Unmengen gedanklicher Energie, die die Menschen tagtäglich produzieren.*

Die Magierin Ansha formuliert zu diesem mysteriösen, immateriellen Speicherort der gesammelten Gedankenkraft von Milliarden Menschen aus Jahrzehntausenden eine spannende These. (Magie ist nicht halb so geheimnisvoll oder abartig, wie es in manchen Ohren vielleicht klingen mag. Ein magisches Weltbild nimmt schlicht die Existenz geistiger Kräfte als gegeben an und sucht nach Möglichkeiten, durch Konzentration von gedanklicher Energie direkt auf dieser Ebene einzuwirken.)

Bei der Formulierung ihrer These geht Ansha von einer der stärksten Kräfte des Universums aus: der Liebe. Ein verliebter junger Mann, die Angebetete unerreichbar, ein Mädchen, das von ihrem „Prinzen" träumt… Wohin mit der ganzen Sehnsucht, mit der gesammelten Kraft inbrünstiger Wünsche? Ansha schreibt:

*„An eine ‚mitfühlende Seele‘, eine höhere Macht, die sei-ne/ihre Wünsche erhört. Ein Wunsch, der in der astralen Welt Form annahm. Seit Menschengedenken werden Bitten um Liebe dort empfangen, und sie bildeten dort eine ‚Gedankenform‘, die durch weitere Bitten, Opfergaben und Gebete mehr und mehr Macht gewann und damit zu einem Energiespeicher für Liebe wurde. Liebesgöttinnen kennt jede Religion."*

In einem magischen Weltbild sind „Götter" gespeicherte, Form gewordene Gedankenkraft in unterschiedlicher Gestalt.

Weiter heißt es:

*„Aber nicht nur Liebe hat formende Kraft in der Astral-welt, auch Erfolg und Macht, Glück und Weisheit, Krieg und Frieden, Schönheit und Fruchtbarkeit, Gerechtigkeit und Barmherzigkeit und viele andere Eigenschaften mehr. Diese Mächte, Energiespeicher oder Götter können angeru-fen werden, um in dieser Welt wirksam zu werden, und ihre Wirkung kann vorhergesehen werden. Das ist auch heute noch so."*

Die Menscheit hat sich ihre Götter (oder archety-pischen Urkräfte, wenn Sie es lieber etwas psycho-logischer wollen) selbst geschaffen – mit der Kraft ihrer Gedanken. Und wie wir schon beim Wesen des Mana gesehen haben, bleiben solche Schöp-fungen nicht statisch und passiv, sondern entwickeln eigene Kräfte, Eigendynamik, können sich so weit manifestieren, dass sie „Gestalt" annehmen und ihrerseits in Aktion treten.

Die Gestalt und der Name dieser Urbilder sind veränderlich, die Kraft bleibt bestehen: Ob die Göttin der Liebe nun Aphrodite, Freya oder Venus heißt, ändert vielleicht das eine oder andere kulturell bedingte Detail, nichts aber an der grundsätzlichen Ausprägung dieser Kraft.

**Die Menschheit hat sich ihre Götter selbst geschaffen.**

*er*

Solche „Götter" sind jedoch nicht unsterblich: Verlieren die Menschen den Glauben an sie, hören sie irgendwann auf zu „funktionieren". Von Bedeutung ist ja ausschließlich der Gehalt des Symbols, das in diesem Fall eben eine Gottheit ist. Eine praktikablere, für viele besser verständliche Form für einen reichlich abstrakten Inhalt. „Beim Jupiter" oder „beim Teutates" ist heute jedoch nur noch in Asterix-Geschichten zu lesen; der Name Jupiter ist immerhin noch geläufig und präsent, und Astrologen wissen auch um die diesem Planeten zugeschriebenen Kräfte, aber Teutates, der keltische Stammesgott, hat als wirkkräftiges Symbol vollkommen ausgedient.

**Die selbst geschaffenen Götter sind nicht unsterblich.**

Die irdischen Machtverhältnisse spiegeln sich hier wider: Im von der griechischen und römischen Antike geprägten Abendland finden sich überall Spuren der entsprechenden Mythologien. Namen wie Venus oder Aphrodite (Aphrodisiakum), Zeus, Merkur, Mars usw. haben nach wie vor Bedeutung und leben im Bewusstsein und in der Sprache weiter, wenn auch mitunter in einem ausgesprochen ungöttlichen Zusammenhang. Der römische Gott des Krieges hat sich wohl kaum jemals gedacht, als Schokoriegel zu enden… Immerhin lebt der martialische Mars auch im März und im Dienstag weiter, zumindest in den romanischen Sprachen (span. martes, franz. mardi, ital. martedì).

Die griechisch-römische Götterwelt lebt heute in vielfältiger Weise weiter.

*et*

Die germanischen Gottheiten haben es da schon weit schwerer: Der Donnerstag in Referenz auf Donar (Thor) und besonders der Freya-Tag, der bezeichnenderweise auch in den romanischen Sprachen der Liebesgöttin geweiht ist (span. viernes, franz. vendredi, ital. venerdì zu Venus), sind noch vergleichsweise geläufig, aber der Tag des germanischen Obergottes Odin oder Wodan wurde im Deutschen gestrichen. Im englischen Wednesday ist Wodan noch erkennbar, die profane Tagesbezeichnung Mittwoch ist aus kulturhistorischer Sicht nur insofern noch bemerkenswert, als dass sie auf die althergebrachte christlich-jüdische Tageszählung Bezug nimmt. Beginnt die Woche am Sonntag, markiert der Mittwoch, der vierte Tag, tatsächlich die Mitte der Woche. Im deutschen Sprachraum hat sich allerdings die deutsche Zählung durchgesetzt (DIN 1355), derzufolge die Woche am Montag beginnt.

Spuren des germanischen Pantheons sind weniger leicht zu finden.

Andere Götter sind mehr oder minder vollends aus dem Bewusstsein verschwunden; der schon erwähnte keltische Teutates lebt außer in Asterix-

*Die vorrömische, keltische Muttergottheit Noreia wurde einst im gesamten Gebiet des heutigen Österreich verehrt. Nach Ankunft der Rümer wurde sie als Isis-Noreia um Segen, Glück und Nachkommen gebeten (Isis ist die ägyptische Göttin der Fruchtbarkeit). Der hier abgebildeten Noreia-Statue in Wieting, Kärnten, wurden im 13. Jh. Kopf und Hände abgeschlagen, vermutlich um dem heidnischen „Aberglauben" zu begegnen. Auffällig ist der abgescheuerte Schoß: Er rührt von den vielen Frauen her, die in der Hoffnung auf Kindersegen daran herunterrutschten.*

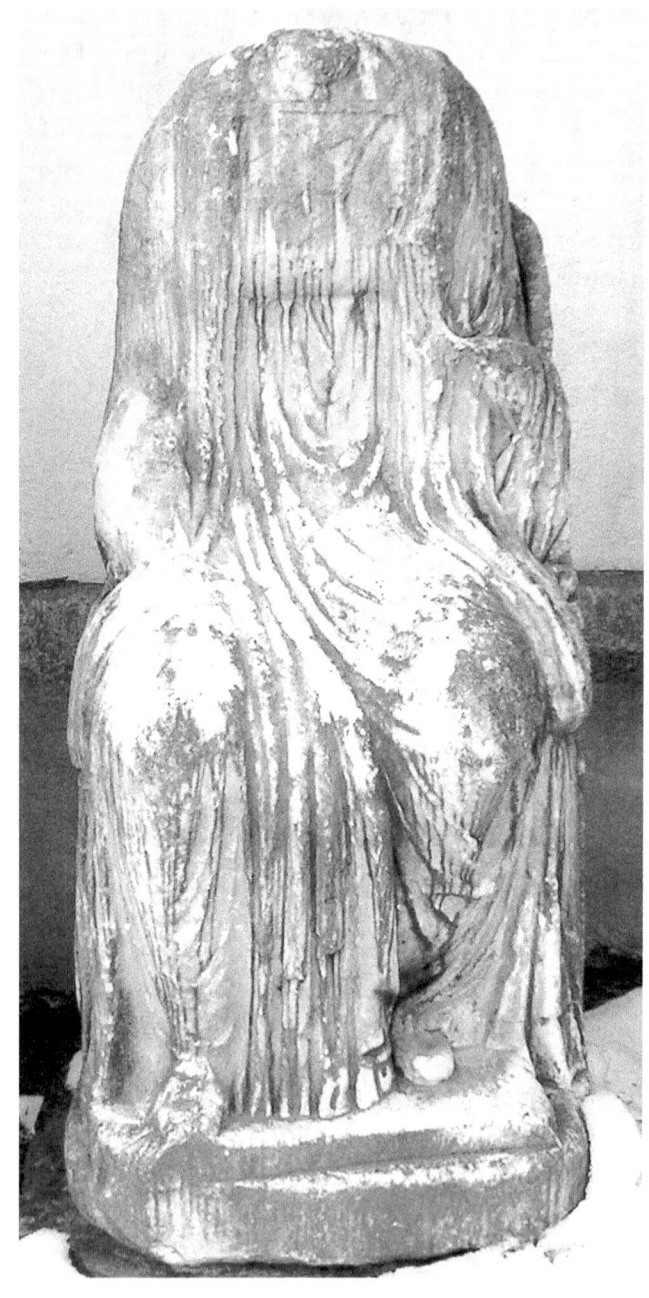

Comics nirgends mehr fort. (Laut Georg Rohr-
ecker: *Die Kelten Österreichs* leitet sich allerdings der
Name „Totes Gebirge" von diesem wichtigen keltischen Gott ab). Die anderen 71 männlichen und
50 weiblichen gallisch-britischen Gottheiten, die
auf Wikipedia gelistet sind, dürfen sich zum Groß-
teil nicht einmal dieses bescheidenen Ruhms
erfreuen. (Mit wenigen Ausnahmen wie z. B. dem
Licht- und Heilgott Belenus oder dessen weibli-
chem Gegenpart, der Feuergöttin Belisima; mitunter rufen die Asterix-Gallier schließlich nicht
„Beim Teutates!" , sondern „Beim Belenus!" oder
„Bei Belisima!". Zudem leitet sich vermutlich das
Wort „Bilsenkraut" vom keltischen „Belenuntia"
ab; das psychoaktive Kraut war einst ein viel ver-
wendetes Rausch- und Schmerzmittel. Belisima
hat sich mithilfe des Balsams sprachlich in unsere
Zeit gerettet.)

Die keltische Göt-
terwelt ist nahezu
vollständig aus dem
Bewusstsein der
Menschheit ver-
schwunden.

## Form und Inhalt

Was hier von Siegermächten, neuen Glaubens-
systemen oder einfach dem Zahn der Zeit in die
Vergessenheit befördert wird, sind jedoch nur
äußere Formen. Die zugrundeliegenden Kräfte
können trotzdem angesprochen werden; wobei es
für die alles entscheidende Festigkeit des Glaubens natürlich hilfreich ist, wenn man einen Ritus
pflegt, der nicht im Gegensatz zu allem steht, was
an Symbolen gerade am Zug ist. Das hängt aber
nicht mit den jeweiligen Symbolen zusammen,
sondern nur mit der menschlichen Angewohnheit,
sich in der Menge sicherer zu fühlen. An das, was
viele machen oder glauben, wird eher geglaubt.

Wenn es funktioniert, ist es Magie (Gottes Wille, ein erfüllter Wunsch ans Universum, eine erfolgreiche Affirmation); wenn es nicht funktioniert, ist es bloßer Aberglaube oder einfach eine Spinnerei. Die große Schwierigkeit besteht darin, dass eine Betrachtung dieser Phänomene von außen nur bedingt aussagekräftig ist. Die Grundlage jeder erfolgreich eingesetzten Gedankenkraft ist das völlige Fehlen jeglichen Zweifels am Ergebnis: Sie müssen fest im Glauben sein. Dazu ist es aber zunächst erforderlich, an das Glauben bzw. die Wirksamkeit des Glaubens („kann Berge versetzen") zweifelsfrei zu glauben. Selbstlügen sind ausgeschlossen: In der Welt des Geistes wird jedes Wanken erbarmungslos enttarnt und bemerkt.

**Magie oder Spinnerei? Die Antwort liegt in der Wirkung.**

Sind diese Grundlagen einmal vorhanden, braucht es nur noch die Methode der Wahl, und die Sache mit dem gezielten Einsatz der Gedankenkraft kann losgehen. Sind diese Grundlagen jedoch außer Reichweite – und in einer derart materialistischen und wissenschaftsgläubigen Welt ist das ausgesprochen häufig der Fall – ist die ganze Angelegenheit von vornherein zum Scheitern verurteilt. Wer *nicht* glaubt, dass Magie (Affirmationen, Gebete usw.) etwas bewirken können, wird diese Ansicht bestätigt finden. Wer *glaubt*, dass Magie (Affirmationen, Gebete usw.) etwas bewirken können, wird *diese* Ansicht bestätigt finden.

Anders gesagt: Alle haben „recht", aus ihrer jeweils ganz und gar subjektiven Sicht. Auch wenn die aggressiven Verleugner jeglicher Realität jenseits der Materie sich immer schwerer tun, ihre Blindheit aufrechtzuerhalten, wo doch auch die Naturwissenschaft, insbesondere die Quantenphy-

sik, viele spirituelle Erkenntnisse bestätigt. Dazu gehört im Übrigen auch die
umgekehrte Einsicht: Die Existenz des
Materiellen anzuerkennen. Das klingt
möglicherweise nach der unnötigsten
Aussage von überhaupt, ist aber eine
Falle, in die gar nicht so wenige tappen,
die der typischen A- und Antispiritualität
unserer Zeit etwas entgegensetzen wollen und dabei übers Ziel hinausschießen.
Mehr dazu weiter unten in diesem Kapitel, wenn es um die *Wünsche ans Universum* geht. Zuvor noch ein Exkurs zu
einem der beliebtesten Zankäpfel im
Grenzland von Geist und Materie.

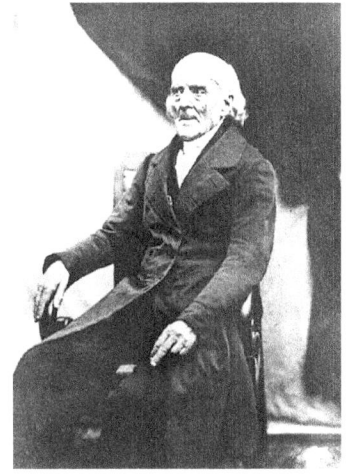

*Samuel Hahne-
mann (1755–1843),
der Begründer der
Homöopathie.
Daguerrotypie, auf-
genommen zwei
Jahre vor seinem
Tod.*

## Homöopathisches Zwischenspiel

Die Wirksamkeit von Homöopathie wird diskutiert, so lange es diese Therapieform gibt. Ohne
jetzt auf die unzähligen statistisch-wissenschaftli-
chen Belege einzugehen, die die Effektivität dieser
Methode bestätigen (selbst bei [niederen] Tieren),
ohne auf unzählige persönliche Erfahrungen zu
verweisen und ohne an die homöopathische Arz-
neimittelprüfung zu erinnern, sei hier einmal eine
gänzlich andere Fragestellung gestattet: Wie,
geschätzte Verleugner der homöopathischen Wirk-
realität, soll sich eine Therapieform über 200 Jahre
erhalten und prächtig entwickelt haben, wenn sie
so absolut wertlos ist, wie manche behaupten?

Es gibt heute genau festgelegte gesetzliche
Richtlinien, wie ein homöopathisches Arzneimittel
beschaffen sein muss, es gibt homöopathische Kli-

Homöopathie funktioniert über die Vermittlung von Information – letztlich nur ein anderes Wort für Geist.

niken (in Mexiko); in Indien kann die Homöopathie sogar als eigener medizinischer Zweig studiert werden und wird an mehr als 7.500 *governmental clinics* (staatliche Kliniken) praktiziert. (In allen anderen Ländern, in denen eine homöopathische Ausbildung möglich ist, erfolgt diese nach Abschluss des kompletten Medizinstudiums; in Indien lernen angehende Mediziner zwei Jahre lang alle dasselbe, danach müssen sich die Studierenden für einen von drei Wegen entscheiden: Schulmedizin, Ayurveda oder Homöopathie.) Ein Drittel sämtlicher französischer Hausärzte gibt an, auf die Homöopathie zurückzugreifen; in Frankreich werden die Kosten für Arzneien und Behandlungen von den Krankenkassen übernommen, da die Anerkennung durch das staatliche Gesundheitswesen bereits 1965 erfolgt ist. Auch in Großbritannien, Brasilien, den USA und vielen anderen Ländern ist die Homöopathie aus der täglichen ärztlichen Praxis nicht mehr wegzudenken.

Die Homöopathie hat es schon lange nicht mehr nötig, ihre Existenzberechtigung prüfen zu lassen. Wer heilt, hat recht. Dennoch werden regelmäßig Studien durchgeführt, die zu dem Ergebnis kommen: alles nicht wahr. Dennoch gibt es einen James Randi, der in seinem *Lexikon der übersinnlichen Phänomene* zum Stichwort Homöopathie Folgendes vermerkt:

*„Diese angebliche Heilmethode wird hier aufgeführt, weil sie ein ausgezeichnetes Beispiel für den Versuch ist, sympathetische Magie im Alltag zu nutzen. Dr. Christian Friedrich Samuel Hahnemann (1755–1843), ihr Begründer, war der Ansicht, sämtliche Krankheiten lie-*

*ßen sich auf nur drei Ursachen zurückführen: Krätze, Feig- oder Feuchtwarzen und Syphilis. (…)*

*Einziges Ziel der Homöopathie ist es, die Symptome einer Krankheit zu behandeln – nicht ihre Ursachen, die sie nicht anerkennen. Deshalb fällt die Homöopathie korrekterweise in den Bereich der Magie. Und der Quacksalberei."*

Der Mann kann einem wirklich leidtun. Als sehr erfolgreicher Illusionist und Houdini-Adept hat er es sich zur Aufgabe gemacht, die allzu Leichtgläubigen, die Löffelverbieger und Kornkreisenden, mit der unangenehmen „Wahrheit" zu konfrontieren: alles bloß Trickserei. Er ist sozusagen der berühmteste Nestbeschmutzer der Zaubererzunft. Das ist alles schön und gut, es kann und soll nicht alles kritiklos geglaubt werden, und wo nachweislich geschwindelt wird braucht es unbedingt jemanden, der den Finger drauflegt. Das Zitat zu Homöopathie zeigt aber die reine Verzweiflung: Die Aggressivität, mit der Hahnemanns Kompetenz in Frage gestellt wird, spricht Bände. (Tatsächlich veröffentlichte der Arzt ein Buch über jene chronischen Krankheiten, die er nach Jahren als mit der Homöopathie nicht therapierbar erkannt hatte; darin entwickelte er ein triadisches Ursachenkonzept. Wie z.B. in der ayurvedischen oder tibetischen Medizin ging er von drei Kräften aus, die im Gleichgewicht zu sein haben bzw. deren Verhältnis zueinander das zugrunde liegende „Ur-Übel" Miasma bilden. Seine Begriffswahl (Psora, Sykosis, Syphilis) wirkt aus heutiger Sicht befremdlich, entsprach aber dem damaligen Stand der medizinischen Erkenntnis und dem üblichen Sprachgebrauch.)

Man sieht, was man sehen will: Ergüsse des Illusionisten und Anti-Magiers James Randi.

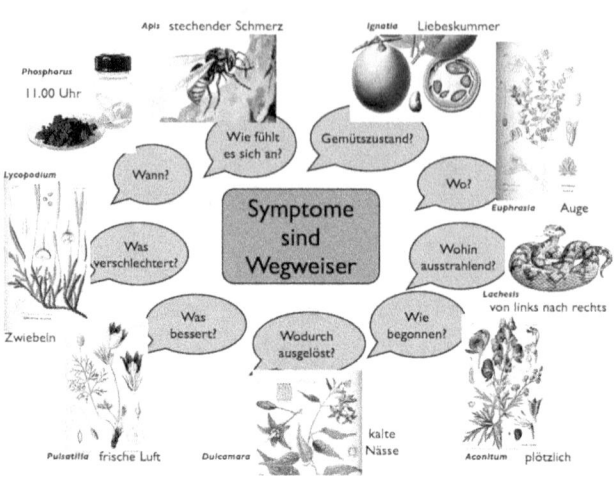

Zu behaupten, die Homöopathie erkenne keine Ursachen an und behandle nur Symptome, ist eine Verkehrung der Tatsachen, für deren Zustandekommen es eines pathologischen Maßes an Chuzpe bedarf. Liefern die Symptome doch gerade die Informationen, die notwendig sind, um eine ursächliche, ganzheitliche Antwort auf ein Krankheitsbild zu finden – in Form der passenden, „ähnlichen" homöopathischen Arznei. Die reine Symptombekämpfung ist gerade der von ganzheitlicher Seite oft kritisierte, weil zu kurz greifende schulmedizinische Weg.

Jeder Therapie wohnt auch ein gewisses Maß an „Zauber" inne; die schulmedizinische Erforschung des Placebo-Effektes ist gerade dabei, die Wirkung eines aufmunternden Arztlächelns genau zu quantifizieren. Dass es diese Wirkung gibt, wird nicht einmal von James Randi auf seinem Feldzug gegen alles Nicht-Substanzielle bezweifelt. Er spricht sogar von einem „wirkungsvollen psychologischen Effekt"; was er allerdings in seinem diesbezüglichen Eintrag zu erwähnen vergisst, ist das entscheidende Detail: Was ist ein Placebo-Effekt anderes als geistiges Heilen bzw. der schulmedizinische Fachausdruck für „Ich habe keine Ahnung warum, weil meine gewohnten Erklärungsstrategien hier einfach ins Leere greifen"? Die Substanz – das Medikament, die Materie – ist es nachweislich nicht, aber in der Denkwelt eines James Randi kann es keine anderen Effekte geben. Da das Zugeständnis der Möglichkeit geistigen Heilens aber das gesamte Fundament des Desillusionierungskonzeptes à la Randi zum Einsturz bringen würde, greift man zum letzten Strohhalm: Man findet ein Wort dafür und alles ist erklärt! Es ist kein geistiges Heilen, schon gar kein Wunder, es ist ein Placebo-Effekt! Randi schließt seinen Eintrag folgendermaßen:

> *Der Placebo-Effekt ist der naturwissenschaftliche Ausdruck für geistiges Heilen.*

*„Bei der Bewertung angeblicher ‚Wunderheilungen' ist es immer ratsam, das mögliche Auftreten dieses wirkungsvollen psychologischen Effekts in Betracht zu ziehen."*

Fast beeindruckend, wie sich Mr. Randi hier argumentativ im Kreis dreht, um nicht über den Rand seiner Scheibenwelt zu geraten. Fast. Schlimm ist indes, dass derart dreistes Lügen ganz konkrete Auswirkungen hat. Die Pharmalobby geißelt einerseits die Wirkungslosigkeit der Homöopathie, um im selben Atemzug deren angebliche Gefahren als Rechtfertigung für eine immer restriktivere Gesetzgebung heranzuziehen. Dabei wird nicht gekleckert: Es müssen schon AIDS, Maul- und Klauenseuche oder die Creutzfeld-Jakob-Krankheit als Homöopathie-Risiken herhalten. Die Offensichtlichkeit dieses Widerspruchs in sich ändert nichts an der Wirksamkeit der Kampagne: So verschwinden homöopathische Mittel zu Hunderten vom Markt, weil die Zulassung mit absurden Gebühren verbunden ist. (Sollmann)

## Spirituelle Geschmacksfragen

Bedauerlich sind die Randis dieser Welt, weil sie sich gegen eine umfassendere, reichere Sicht der Dinge sperren, gegen eine Welt der Wunder und der Spiritualität. Und gegen eine Welt, die auch auf Erfahrungen gründet, anstatt sich hündisch und ausschließlich an „beweisbare Tatsachen" zu klammern. In seinem philosophischen Hauptwerk *Kritik der reinen Vernunft* formulierte Immanuel Kant den Satz: „Der Mensch kann nur erkennen, was er überhaupt wahrnehmen kann und wofür er Begriffe hat." Vernunft ist hier zu verstehen als

*Eine Welt ohne Wunder ist eine arme Welt.*

*„Erkenntnisfähigkeit des menschlichen Denkens, ohne auf schon vorhandene (Lebens-)Erfahrung zurückgreifen zu müssen. Rein ist das Vernunftvermögen, wenn es vor und unabhängig aller Erfahrung gedacht wird. Für die reine Vernunft gibt es außer den Gesetzen der Logik keine Kontrolle. Die Gesetze der Logik aber garantieren nur logische, nicht aber inhaltliche Widerspruchsfreiheit."* (Wikipedia)

Logik allein ist eben nicht genug, um sich die Welt begreiflich zu machen. Zu dieser Erkenntnis gelangte Kant immerhin bereits 1781.

Für die Fraktion der erklärten Anti-Spiritualisten bedeutet das aber auch, dass sie schlichtweg

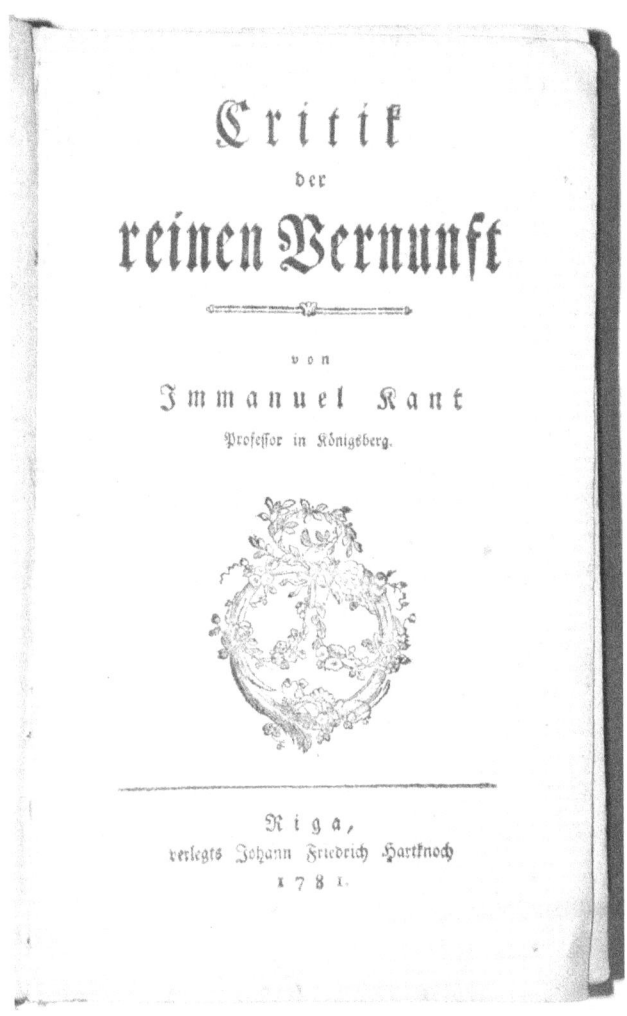

*Logik allein ist nicht in der Lage, die Welt ausreichend zu beschreiben. Keine ganz neue Erkenntnis…*
Foto des Erst-drucks: H.-P. Haack

nicht aus ihrer Haut können. Da sie sich der Wahr-nehmung des Geistigen verschließen, können sie es nicht wahrnehmen. Ergo existiert es für sie auch nicht, was automatisch alle von anderen behaupteten Folgen geistiger Ereignisse a priori zu Scharlatanerie macht. Und natürlich ihnen das

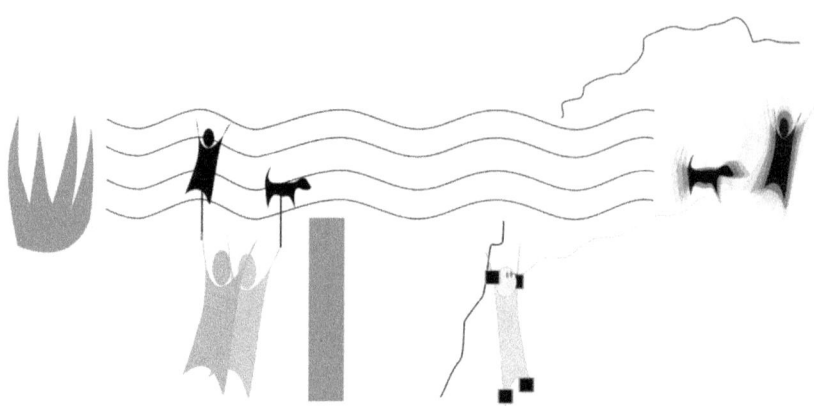

„Recht" verleiht, mit Überzeugung gegen alles Übersinnliche zu argumentieren – aus ihrer Warte ist es ja nichts als die lautere Wahrheit.

Oder, um es ganz kurz zu formulieren: Sie können nicht glauben, weil sie nicht glauben können.

Umgekehrt können Menschen, die das Universum als ein großes, beseeltes (durchgeistigtes) Ganzes erleben, oft nicht glauben, dass man nicht glauben kann… Oder wie es David Ben-Gurion, der erste Premierminister des neu gegründeten Staates Israel, gesagt haben soll: „Wer nicht an Wunder glaubt, ist kein Realist."

Dies ist freilich nur die Basis, von der aus die Reise in die Welt der Wunder und der Magie überhaupt erst angetreten werden kann. Wer den ersten Schritt setzen will, bekommt es sofort mit dem nächsten Problem zu tun: Wohin? Soll heißen, der magischen, spirituellen, geistigen und geistlichen Weltentwürfe gibt es viele; gibt es aber auch *den* Weltentwurf, den richtigen, den einzig wahren?

Die Antwort mag überraschen: Ja, es gibt den richtigen Entwurf. Es gibt sogar nichts anderes.

Einfach deshalb, weil es für jeden Suchenden, für jede Suchende einen Weg gibt, der zur jeweiligen Persönlichkeit passt. Diesen gilt es aus der unüberschaubaren Vielfalt an religiösen, spirituellen, esoterischen, geheimbündlerischen, magischen, schamanistischen, meditationstechnischen Angeboten herauszufiltern und zu beschreiten. Entscheidend sind dabei zwei Umstände: Zum einen, von wem der Impuls für die Beschreitung eines bestimmten Weges ausgegangen ist; zum anderen, ob der Weg zum Wohle des Einzelnen und der Allgemeinheit ist oder nicht.

Persönliche Entwicklung kann letztlich nur von jedem selbst bewerkstelligt werden; sich dabei der Erfahrungen anderer zu bedienen, ist aber meist hilfreich.

Es erscheint entscheidend, dass ein Mensch, der sich spirituell entwickeln will, dies aus eigenem Antrieb tut. Natürlich ist es weder sinnvoll noch notwendig, dabei millionenfach das Rad neu zu erfinden; andere haben bereits Wege beschritten, Ziele erreicht, sich als Teil des Ganzen erlebt. Es wird immer hilfreich sein, sich solcher Vorbilder zu bedienen. Gehen, vorankommen, muss indes jeder für sich.

## Mission vs. Geheimniskrämerei

In der Welt existieren wie gewöhnlich zwei Extrempositionen zu dieser Frage: Die mehr oder minder aggressive Anwerbung, die Missionierung und Indoktrinierung bis hin zur Zwangsbekehrung stellt die eine Seite dar; die paranoide, geheimniskrämerische Abschottung nach außen die andere. Die nach außen gerichtete Methode unterstützt vor allem Institutionen und sorgt für hohe Mitgliederzahlen; erfolgt die „Anwerbung" (vielmehr ungefragte Aufnahme) z. B. bereits zu einem Zeitpunkt, zu dem ein noch ganz winziges Menschlein meilenweit von jeder eigenen Entscheidungsfähigkeit entfernt ist, so erklärt das natürlich zu einem großen Teil, wie es zu Mitgliederzahlen im Bereich von hunderten Millionen kommen kann. Von „Zulauf" kann in solchen Fällen jedoch schwerlich gesprochen werden, da die neuen Mitglieder ja noch buchstäblich unfähig sind zu laufen...

Die extremistische Gegenposition führt in die Welt der verschworenen Gemeinschaften, die es potenziellen Adepten mehr oder minder schwer machen, überhaupt gefunden zu werden. Typischerweise kann man Geheimbünden, Sekten, Kulten und dergleichen nicht beitreten, sondern man wird aufgenommen – natürlich nach oft langdauernder, diskreter Beobachtung und Begutachtung vonseiten der Gruppe.

**Extreme Positionen deuten fast immer auf Sackgassen und Holzwege hin.**

Balance und Ausgewogenheit findet sich in der Regel nicht bei, sondern genau zwischen Extrempositionen: Interessiert sich jemand für einen spezifischen Weg, sollte die Gruppe ausreichend transparent sein, um diesen Weg und die damit verbundenen übergeordneten Absichten erkennen zu lassen. Wer beitreten will, wer also bereit ist, die jeweils gültigen Regeln zu akzeptieren, soll dies jederzeit tun können. Selbstverständlich muss es Menschen freistehen, ihre Meinung zu ändern und eine einmal gewählte Gruppe auch wieder zu verlassen.

Die Entscheidung für einen mehr oder minder institutionalisierten Rahmen für die individuelle spirituelle Entwicklung darf dem Einzelnen aber keinesfalls abgenommen oder gar aufgezwungen werden, sondern sollte lediglich eine von vielen möglichen persönlichen Entscheidungen entlang des Pfades sein. Unter dem Stichwort „Magische Lehrer" lässt uns Ansha wissen:

*„Für die ersten Schritte auf dem magischen Weg haben Sie den besten Ausbilder, den es gibt, bereits an der Hand: Denn es gibt nur einen unbestechlichen Lehrer, der wirklich weiß, was für Sie gut ist: Ihr Selbst!"*

Das bedeutet: Gehen Sie fürs erste Ihrer Nase nach. Wenn Sie unterwegs Hilfestellung benötigen, wird sich diese in passender Weise einstellen. Das kann eine bestehende Gruppe sein, der Sie beitreten, aber auch eine lehrreiche Erfahrung, ein bestimmtes Buch, ein besonderer Mensch… Der Gedanke, im Prinzip auf sich allein gestellt zu sein, mag unbehaglich sein, bedenken Sie aber: Jeder Weg, der sich für viele als so gangbar herausgestellt hat, dass er institutionalisiert wurde, dass daraus eine Religion, eine Schule, ein Orden, ein Bündnis, eine Kampfkunst oder was auch immer geworden ist, musste auch irgendwann zum ersten Mal beschritten werden. Er hat also (sehr) klein angefangen: mit einem einzigen Menschen.

Spirituelle Führer, geistliche Leiter, Gurus und Co. gibt es wie Sand am Meer; die Spreu vom Weizen trennen können nur Sie allein.

Die Wahl der ersten Schritte seinem Selbst zu überlassen, hat noch einen weiteren großen Vorteil: Je weiter Sie kommen, desto besser (fundierter und kritischer) können Sie bestehende Gruppierungen einschätzen, desto definierter wird die eintreffende Hilfestellung sein, desto reiflichere Überlegung wird hinter anstehenden Entscheidungen stecken.

### Gut und böse

Die zweite grundsätzliche Frage bezog sich auf die Auswirkungen der einzelnen „Produkte" auf dem spirituellen Markt. Ansha empfiehlt kurz und bündig: „Tu, was du willst, und schade niemandem!" Ein wichtiger buddhistischer Grundsatz geht noch einen Schritt ins Positive weiter und legt ans Herz, sich „zu seinem und dem Wohl aller Wesen" zu verhalten.

Die Kraft der Gedanken ist ein mächtiges Instrument, das mit großer Bedachtsamkeit einzusetzen ist – zum Wohl der eigenen, positiven Entwicklung, zum Wohl der Entwicklung aller. Clemens Kuby dazu:

*„Wenn wir das Gute wollen, dürfen wir das Schlechte nicht bekämpfen, sondern müssen das Gute tun. Tun wir dem Schlechten den Gefallen, es zu bekämpfen, geben wir ihm Energie. Verstärken wir mit unserer Energie das Gute und hungern sozusagen das Schlechte energetisch aus, haben wir viel mehr für das Gute in der Welt getan, als wenn wir uns in einen Kampf mit dem Schlechten verwickelt hätten."*

An dieser Stelle könnte jetzt eine moralisch-ethische Diskussion über Gut und Böse beginnen, aber der Theorie soll hiermit fürs erste Genüge getan sein. Winston Churchill wird folgendes Zitat zugeschrieben: „Man weiß ohnehin nicht, was dabei herauskommt, also kann man gleich das Richtige tun." Eine Speiche des buddhistischen achtfachen Pfades heißt „rechtes Streben". Nur so viel also: Zieht eine Person oder Gruppe

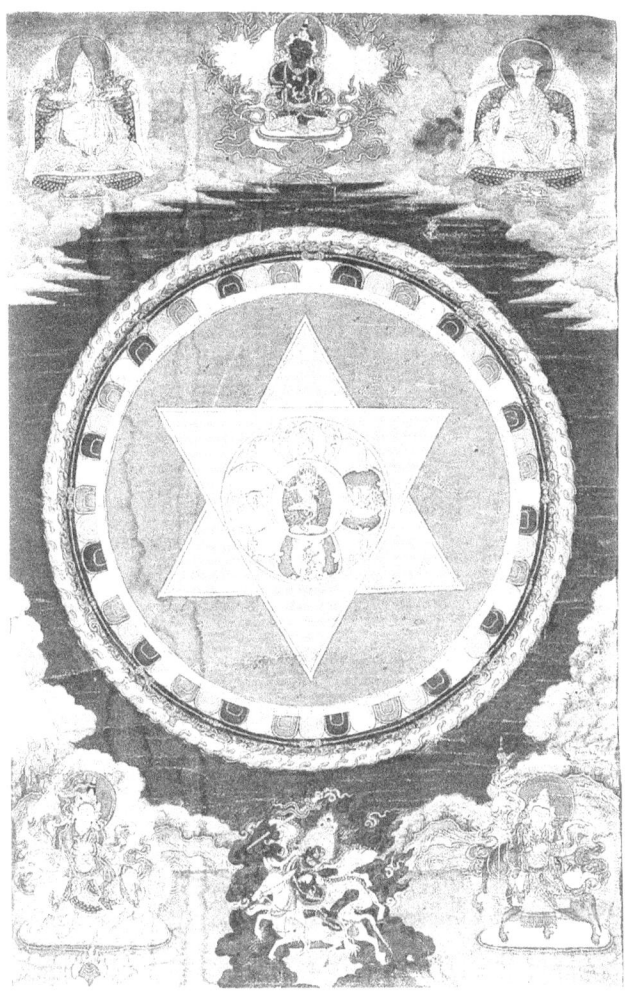

„Vajravarahi Mandala" (Tibet, 19. Jahrhundert)
*Die Göttin Vajravarahi („Schneediamant") wird häufig von Mönchen angerufen, die neu in tantrischen Meditationspraktiken unterwiesen wurden. Sie symbolisiert den Sieg über die Ignoranz.*

einen speziellen Nutzen aus einer Sache, gewinnt sie dadurch einen Vorteil, wird das im Gleichgewicht der Kräfte zumeist für eine andere Person oder Gruppe einen Nachteil bedeuten. Die geistige Haltung ist von größter Wichtigkeit: Inwieweit ist ein Vorhaben egoistisch, also dem Eigennutz dienend, inwieweit unternimmt man es mit

Luke Skywalker: „All right, I'll give it a try." Yoda: „No! Try not. Do. Or do not. There is no try." Der berühmte Dialog zwischen dem Jedi-Großmeister Yoda und seinem Schützling Luke Skywalker aus *Star Wars V: Das Imperium schlägt zurück*. Luke will „versuchen", sein im Sumpf versunkenes Raumschiff mittels Psychokinese zu heben. Yoda weist ihn scharf zurecht: „Tu es oder lass es. Es gibt kein ‚Versuchen'." Die weisen Worte des Meisters sind keine Erfindung von Hollywood-Scriptschreibern, sondern entstammen dem Vajrayana-Buddhismus, einer Form des tantrischen Buddhismus.

den besten Absichten? Die Welt ist um ein Vielfaches zu komplex, um alle Enden überschauen zu können. Selbst wenn man alles daran setzt, wie es im nordamerikanischen Stammesverbund der Irokesen üblich war: Standen wichtige Entscheidungen an, wurde intensiv beraten, welche Konsequenzen aus dieser oder jener Handlung erwachsen würden. Das Ziel der Beratungen bestand darin, ein Lösung zu finden, die auch noch in der siebenten (!) Generation danach dem Allgemeinwohl förderlich wäre. Man vergleiche damit als Zeithorizont das Ende der nächsten Legislaturperiode…

Es ist menschlich, wenn es nicht perfekt ist; mehr als ein Denken und Handeln nach bestem Wissen und Gewissen ist nicht drin. Ehrlichkeit – insbesondere sich selbst gegenüber – vorausgesetzt. Ein sehr schöner passender Satz fand sich unter den Zaubersprüchen von Hans Kruppa: „Du hast niemals eine wirkliche Wahrheit entdeckt, wenn sie nicht die Liebe vermehrt!"

### Es gibt nichts Gutes, außer man tut es

Vielleicht ist Ihnen aufgefallen, wie oft in den letzten paar Absätzen das Wörtchen „tun" vorgekommen ist. Womit wir beim letzten grundwichtigen Baustein für erfolgreiche „Magie", also wirkungsvollen Einsatz von mentaler Kraft, angelangt wären. Das Denken, Wollen und Wünschen ist die eine Sache; folgen keine Taten, wird die Wirkung beschränkt sein oder ausbleiben.

Es gibt einen alten Witz, der diese Situation trefflich umschreibt: Ein Mann betet zu Gott um einen Lotteriegewinn. Inbrünstig, aus ganzem Herzen, wochenlang, monatelang. Schließlich erhört ihn der Allmächtige und spricht zu ihm: „ICH HELFE DIR JA! SPIEL ENDLICH EIN- MAL LOTTO!"

Die Abfolge Gedanken (Wille, Wollen, Wün- sche) – Tat – Realität ist unveränderlich. Alles mag auf der Ebene des Geistes seinen Anfang nehmen – wir Menschen leben nun mal auf einer materiel- len Ebene. Das häufige Übersehen des geistigen Elements bzw. die Überbewertung der Materie bedeuten ja nicht, dass man in eine völlig vergeis- tigte Sphäre abdriften soll, sondern lediglich, dass ein Ausgleich erforderlich wäre: Die Spiritualität soll wieder den ihr zustehenden Platz einnehmen; automatisch würde die Bedeutung der in unserer westlichen Gegenwart viel zu wichtig genomme- nen Materie reduziert werden.

Damit unterscheidet sich der willentliche Ein- satz von Gedankenkraft doch deutlich von der Idee, Wünsche aller Art ans Universum abzuschi- cken. Die 2010 verstorbene Bärbel Mohr leitete z. B. ihr zweites Buch *Der kosmische Bestellservice* mit folgendem Absatz ein:

> *Guten Morgen! Hier spricht das Universum. Ich werde mich heute um all deine Probleme kümmern. Dazu werde ich deine Hilfe nicht benötigen. Also genieße den Tag!*

Das Leben ist ein Spiel, wir sind alle Kinder… Frau Mohr, deren Publikationen in die Dutzende gehen, übte sich in Toleranz: „Das Maß der Wirk- samkeit ist das Maß der Wahrheit." Asketische Praktiken, Affirmationen, Visualisierungen, positi-

Die Abfolge Gedan- ken – Tat – Realität ist unveränderlich.

99

ves Denken hätten alle ihre Berechtigung. Sie mache es sich eben einfacher und betrachte das Universum als unermesslich riesiges und erfindungsreiches Versandhaus, das dazu noch keinerlei Gegenleistung erwarte. Man könne dort sogar reklamieren und umbestellen.

Hilft's nichts, schad's nichts, könnte man meinen und die fröhlich plappernde Frau Mohr zu ihrem ausgeprägten Urvertrauen beglückwünschen. Sollte es dennoch positive Ergebnisse nach sich ziehen – umso besser. Und falls man nichts anderes aus den Büchern mitnehmen kann, als das Leben von einer heitereren Seite anzugehen, ist ja auch schon viel erreicht.

*Das Universum – ein kosmisches Versandhaus, von dem man alles und das kostenlos erhält?*

Nun ist das Leben aber nicht einfach ein Spiel, sondern auch eine Aufgabe, die es zu bewältigen gilt; mehr spielerische Leichtigkeit könnte dabei tatsächlich oft von Vorteil sein, aber zum Unterschied von einem reinen Spiel ist es im Leben keineswegs egal, wie das Ergebnis aussieht. Und wenn auch kindliche Leichtigkeit ein anstrebenswerter Geisteszustand sein mag – Kind sein bedeutet ja nicht nur Unbeschwertheit, sondern auch das Fehlen von Verantwortung.

Liest man weiter, finden sich jede Menge Hinweise, die die überaus simple Grundidee in ein komplexeres, nicht unbedingt neuartiges Gedankengebäude einflicht: Da ist von der Bedeutung der (positiven, leichten) Geisteshaltung die Rede (siehe positives Denken) bzw. davon, wie sehr das Bewusstsein das Sein bestimmt (wir schaffen uns unsere Welt). Bärbel Mohr spricht von Selbsterkenntnis („Erkenne dich selbst!" forderte schon das Orakel von Delphi) und Willen (Ansha: „Der

100

Wille ist Gedankenkraft.“), betont die Wichtigkeit korrekt formulierter Bestellungen (siehe Affirmationen) und davon, jeden Zweifel aus seinem Herzen zu verbannen (Kuby: „Dank gebührt jenen, die den Glauben an mich selbst stärken.“ Noch einmal Ansha: „Es gibt einen Teufel, und der heißt nicht Satan oder Luzifer, sondern ‚Ja, aber…‘.“).

All dies ist altbekannt und taucht in anderen Zusammenhängen und Formulierungen immer wieder auf, wenn es um Glauben, Magie und spirituelle Entwicklung geht. Das geht so weit, dass sich identische konkrete Beispiele finden: Während Ansha als magische Fingerübung die Visualisierung freier Parklücken empfiehlt, betrachtet Frau Mohr das Anfordern eines Parkplatzes als guten Weg, den Glauben an das Funktionieren des kosmischen Bestellservices zu wecken. (Auch wenn, darüber wurde schon gesprochen, die Sache nur funktionieren wird, wenn Sie vorher schon frei von Zweifel und voll des Glaubens sind…). Beim Bestellservice sei es wichtig, „nicht zu gackern, bevor das Ei gelegt ist“. Ansha formuliert ihren ersten magischen Grundsatz, der da lautet: „Wissen, wagen, wollen – schweigen.“

Selbsterkenntnis, die Welt als Illusion, positives Denken – im Mohrschen Bestelluniversum trifft man auf jede Menge alter Bekannter.

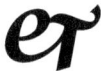

Bärbel Mohr meinte es bestimmt gut; in ihren Büchern verbreitet sie ansteckende Fröhlichkeit. Es ist ihr gelungen, einen neuen, verkaufsträchtigen Namen für „Gott“ zu finden, an dessen Stelle sie das Universum setzt, und es gibt bestimmt eine ganze Menge Menschen, die sich von ihren Anregungen inspirieren ließen und auch erfolgreich „bestellen" konnten. Das ist schön und sorgt für mehr Freude in der Welt (soferne die Bestellungen zum eigenen und dem Wohle aller Wesen erfolgten).

Der allererste Eindruck ist jedoch meist von außerordentlicher Hartnäckigkeit, und der ist nun mal, dass es sich Frau Mohr einfach *zu* leicht macht. Auch wenn es weiter im Text relativiert wird, auch wenn schlussendlich betont wird, dass das Wichtigste „ein wenig Selbsterkenntnis" sei, auch wenn Bärbel Mohr selbst dringendst davon abrät, sie und ihre Botschaft allzu ernst zu nehmen oder sie für etwas anderes als eine „vollkommen durchschnittliche Verrückte" zu halten: Das Fundament der Mohrschen „Lehre" besteht darin, jede Verantwortung abzugeben und die Hände in den Schoß zu legen. Das Universum wird´s schon richten.

*Frau Mohr meinte es gut, machte es sich aber zu leicht.*

Das Universum richtet sicherlich eine ganze Menge und es ist auf jeden Fall von Vorteil, daran und an sich selbst zu glauben. Es sollte aber nicht übersehen werden, dass ohne eigenes Zutun nicht viel geschehen wird, und dass jeder für seine Handlungen Verantwortung zu übernehmen hat. Es ist nicht weit von Leichtigkeit zu Leichtfertigkeit.

Ein abschließendes sprachliches Beispiel soll das verdeutlichen: Bärbel Mohr schreibt, dass

*„Affirmationen eine grundsätzlich andere Technik (sind), die mit Bestellungen beim Universum nichts zu tun haben. Da wiederholt man – eventuell bis zur Vergasung – immer wieder dasselbe."*

Die kosmische Bestellerin hat diese Formulierung wohl als zu ihren sonstigen locker-flockigen Aussprüchen passend empfunden. Faktum ist aber nun einmal, dass der Ausdruck „bis zur Vergasung" sich aus den Vernichtungslagern des Dritten Reichs den Weg in die Alltagssprache erschlichen hat. Es handelt sich um ein Unwort der schlimmsten Sorte, vergleichbar nur mit Kalibern wie „ausmerzen" und „durch den Rost fallen". Bärbel Mohr fehlte es offenbar an Sprachbewusstsein bzw. -wissen, um das zu erkennen. Mit anderen Worten: Sie hat sich einfach nichts dabei gedacht.

In diesem Beispiel ist auch nichts weiter geschehen, als das sprachlich empfindsameren Gemütern eine kurzfristige leichte Magenverstimmung beschert wurde. Wenn aber allüberall die Bedeutung der Geisteshaltung beschworen wird, dann sollte eine derartige Gedankenlosigkeit als Warnung dienen: Nehmen Sie Bärbel Mohr, die „vollkommen durchschnittliche Verrückte", beim Wort und also sehr leicht und ganz besonders wenig ernst. Das spricht überhaupt nicht dagegen, sich aus ihren Publikationen das zu nehmen, was gerade passt. Bestellen Sie, wie es Bärbel Mohr am Ende vorschlägt, doch einfach „das Paradies auf Erden"! Der Glaube an das Gute, an wunderbare Wendungen, ist, wie wir gesehen haben, die genau richtige Ausgangsbasis dafür, dass das Gute, die wunderbaren Wendungen, auch tatsächlich eintreffen. Wenn sie denn aber eintreffen, liegt es an uns, die Wunder auch zu erkennen und zuzugreifen, also etwas dafür zu *tun*, dass aus den Gedanken, aus dem Wünschen und Wollen, konkrete Realität wird.

Die Redewendung „bis zur Vergasung" zu verwenden zeugt von sprachlicher Acht- und Pietätlosigkeit.

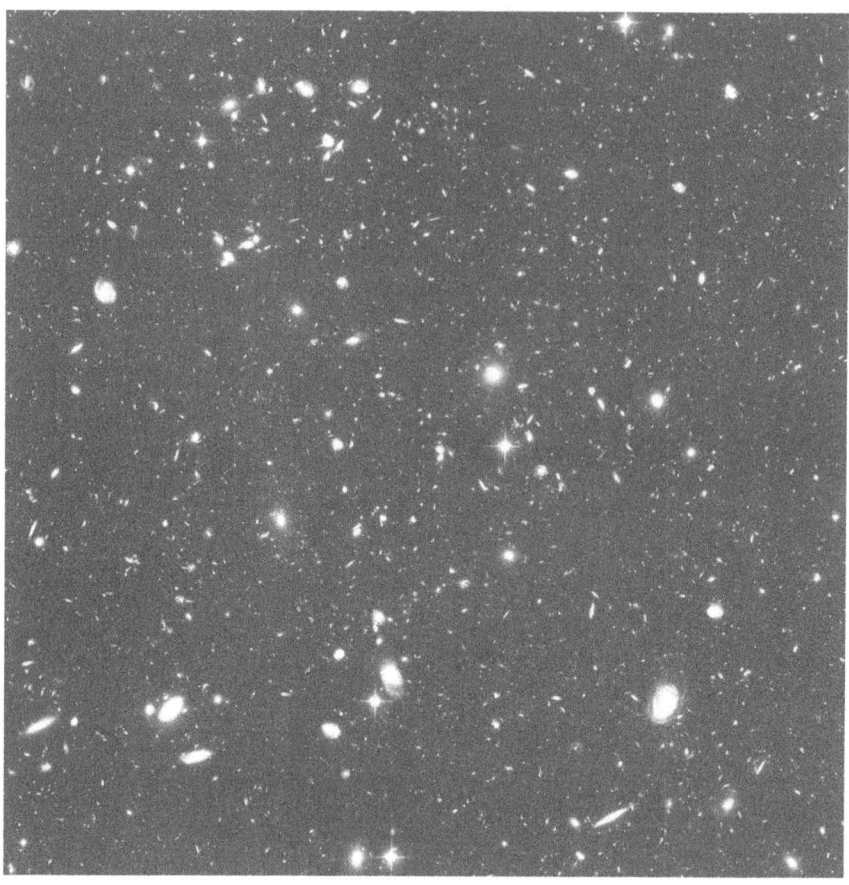

*Das Hubble Ultra Deep Field: der bislang tiefste Blick ins Universum, dem „größten Versandhaus" (?) aller Zeiten.*

Das kosmische Bestellservice ist eine von vielen Spielarten, sich möglichst effizient durch ein geistig gedachtes und erlebtes Universum zu navigieren. Seine Einfachheit und die lockere, vertrauliche Art, in der es präsentiert wird, machten es zu einer der erfolgreichsten: Die Publikationen der Bärbel Mohr haben mittlerweile eine Millionenauflage überschritten. Wer sich aber für diese Spielart entscheidet, sollte sich nicht zugleich jeglicher Verantwortung entledigen und auf den Intellekt, das logische Denkvermögen und den vielleicht mühsamen, aber über Jahrtausende gepflegten Erwerb von Wissen samt und sonders verzichten. Wie die Antwort auf ein rein materiell gedachtes Universum nicht in einem rein spirituellen Universum liegen kann, kann auch die Antwort auf „reine Vernunft" nicht in reiner Unvernunft bestehen und das gedankenlose Tun durch gedankenvolle Tatenlosigkeit ersetzt werden.

Der Glaube an Wunder ist eine notwendige Ausgangsbasis, erspart einem aber nicht, auch etwas für das Wahrwerden der Wunder zu tun. Und Garantien gibt es für gar nichts.

Nachsatz: Bärbel Mohr erlag 2010, im Alter von nur 46 Jahren, einem Krebsleiden. Wenn das Universum damit etwas zu tun hatte, wäre es eine seelenlos kalte Ironie.

# Kosmische Wunder

*„Na schön", sagte Deep Thought. „Die Antwort auf die Große Frage…"*

*„Ja…!"*

*„..nach dem Leben, dem Universum und dem ganzen Rest…"*

*„Ja…!"*

*„…lautet…", sagte Deep Thought und machte eine Pause.*

*„Ja…!!!…???"*

*„Zweiundvierzig", sagte Deep Thought mit unsagbarer Erhabenheit.*

(Douglas Adams, *Per Anhalter durch die Galaxis*)

Das wissenschaftliche Wissen der Menschheit wächst mit atemberaubender Geschwindigkeit. Der Begriff „Informationsexplosion" beschreibt dieses Phänomen, wobei mitzudenken ist, dass das Wissen nicht nur rasend schnell wächst, sondern auch schneller wächst als alles andere, etwa die Bevölkerung oder die Wirtschaft. Es gibt Schätzungen, denen zufolge sich das Wissen der Menschheit seit dem 17. Jahrhundert alle fünfzehn Jahre verdoppelt (exponentielles Wachstum). Aktuellere Angaben behaupten, bedingt durch das Aufkommen der Massenmedien und vor allem des Internets, sogar eine Verdopplungsrate von fünf bis zwölf Jahren.

Das Wissen der Menschheit explodiert: Rein mengenmäßig verdoppelt es sich alle fünf bis zwölf Jahre.

Diese wahrhaft unfassbaren Informationsmengen relativieren sich zwar erheblich, wenn man berücksichtigt, dass die Angaben sich lediglich auf die Menge, die *Quantität* an Informationen beziehen. In erster Linie beruhen die Schätzungen auf der Menge an (wissenschaftlichen) Publikationen. Über die *Qualität* der Informationen wird nichts ausgesagt. Eine weitere Relativierung rührt von dem Umstand her, dass es hauptsächlich um wissenschaftliches Wissen geht; das heißt, jede Menge „Wissen" ist nichts als der Versuch einer Erklärung aus der Zeit heraus und stellt sich nach Ablauf der Lebensdauer der Theorie als Makulatur heraus. Aber dennoch: Noch nie wusste die Menschheit so viel wie heute; und morgen wird sie schon wieder erheblich mehr wissen.

Nichtsdestotrotz lässt sich eine Frage sehr leicht stellen, an der sämtliche wissenschaftlichen Bemühungen bisher gescheitert sind: Warum existieren wir überhaupt?

Die Frage nach dem Ursprung des Lebens ist der heilige Gral der Naturwissenschaft. Die Antwort wäre nicht nur das Fundament von einfach allem, sondern würde uns Menschen in den Status von Schöpfergottheiten versetzen. Verstünden wir erst einmal, wie Leben entsteht, wäre der nächste *logische* Schritt, Leben zu erschaffen. Bei diesem Gedanken schrillen alle Alarmglocken; angesichts unserer ausgeprägten Ignoranz wären wir mit einer solchen Fähigkeit moralisch in jeder Hinsicht überfordert. Ganz wie in einem Bilderwitz, auf dem zwei Steinzeitmenschen einen vorüberfliegenden Jumbo-Jet beobachten. Woraufhin der eine fragt: „They have the know-how, but do they have

**Allem erstaunlichen (wissenschaftlichen) Wissen zum Trotz weiß niemand, warum genau es uns eigentlich gibt.**

the know-why?" („Das ‚Gewusst wie' haben sie, aber kennen sie auch das ‚Gewusst warum'?")

Im Augenblick ist es für unser aller Wohl vermutlich besser, dass die Frage nach dem Ursprung des Lebens keine wissenschaftliche Antwort kennt. Das Leben ist und bleibt ein Wunder: emotional sowieso, aber auch in punkto rationaler Erklärbarkeit. Warum das noch eine ganze Weile so bleiben wird, soll im Folgenden erklärt werden.

## Leben im Universum

Die wissenschaftliche Diskussion beginnt schon beim Leben selbst: Was ist Leben überhaupt? In dem Buch *Biogenesis* von Noam Lahav sind nicht weniger als achtundvierzig verschiedene Definitionen und Beschreibungen des Lebens angeführt, die von Wissenschaftlern und Philosophen aus den vergangenen hundertfünfzig Jahren stammen. Zwei Merkmale scheinen zu den Grundfunktionen zu gehören: Reproduktion und Stoffwechsel.

Es gibt Dutzende Definitionen von Leben – aber keine, mit der alle einverstanden sind.

Ketzerischer Einwurf: Die Vorstellung einer Maschine, die intelligent genug ist, um Kopien von sich selbst herzustellen und dafür zu sorgen, dass die Treibstoffzufuhr nicht unterbrochen wird, fällt nicht wirklich schwer. Industrieroboter, die weitere Industrieroboter zusammenschrauben, solarbetriebene Maschinen – angesichts von 3-D-Druckern, die sich selbst ausdrucken können, fällt es zunehmend schwer, Solches ins Reich der Science Fiction zu verlegen. Und: Vor wie vielen Jahren wäre Ihnen die Idee einer Gedankensteuerung von Computern als völlig abwegig erschienen? Mittler-

Fällt ein 3-D-Drucker, der sich selbst ausdrucken kann, unter reproduktionsfähig? 2014 ist das jedenfalls technisch machbar geworden.

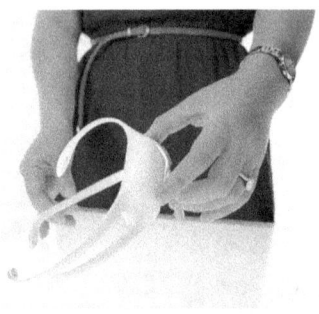

*„A wireless headset that records your brainwaves and translates them into meaningful data you can understand." Soweit die Beschreibung von Emotiv Insight, dem hier abgebildeten Vorzeigeprodukt der Firma Emotiv, einer Vorreiterin auf dem Gebiet der kommerziellen Nutzung von Brain-Computer-Interfaces. Sicherlich erst der Anfang der vielleicht nächsten, fünften industriellen Revolution. Foto: www.emotiv.co.*

weile wurde das nicht nur in besonderen Fällen, z. B. für bewegungsunfähige Menschen, bereits realisiert, sondern schickt sich offenbar an, den Markt zu erobern.

Wird die Menschheit bereit sein, den reproduktionsfähigen, weitgehend selbstversorgenden Maschinen den Status von Lebewesen zuzuerkennen? Oder steckt doch mehr dahinter? Und wenn ja, was?

Im Rückblick auf das bisher Gesagte liegt die Antwort natürlich auf der Hand: Geist, Seele, Bewusstsein. Oder zumindest etwas wie Lebenskraft. Freilich gelten alle Konzepte, die diesen Ansatz verfolgen, als unwissenschaftlich und werden dem über Bord geworfenen Vitalismus zugerechnet. Auch Rupert Sheldrakes Hypothese der Formenbildungsursache wird dem pseudowissenschaftlichen Bereich zugeordnet. Der britische Biologe hatte mit sogenannten „morphogenetischen Feldern" zu erklären versucht, wie es Zellen möglich ist, sich differenziert zu entwickeln: Am Anfang stehen Spermium und Eizelle, die *einen* neuen, gemeinsamen genetischen Code definieren. Im Zuge der Embryonalentwicklung wird aus der bloßen Zellteilung aber sehr bald eine Zelldifferenzierung, das heißt ein unbekannter Umstand leitet eine Zelle an, eine Leberzelle zu werden, während eine andere sich fügsam in die entstehende Milz integriert und eine dritte zum Wachstum des Gehirns beisteuert. Für Sheldrake war dieser unbekannte Umstand ein morphogenetisches

Feld, das man sich in etwa wie eine immaterielle Schablone für das wachsende Lebewesen vorstellen kann. Ungünstigerweise lässt sich dieses postulierte Feld mit physikalischen Methoden nicht nachweisen, auch Sheldrake selbst hat noch nie eines gesehen.

Sheldrakes Ausführungen, die sich in Esoterikkreisen immer noch einiger Beliebtheit erfreuen, behaupten noch mehr, beispielsweise sollen diese Felder ein Gedächtnis haben und untereinander in Wechselwirkung stehen. Die sogenannte „morphische Resonanz" könnte laut Sheldrake „eine natürliche Erklärung" für den „Flynn-Effekt" liefern. James Flynn hatte 1982 entdeckt, dass sich das Durchschnittsergebnis bei Intelligenztests, die nach dem Krieg in Japan durchgeführt worden waren, im Laufe von zehn Jahren um drei Prozent verbessert hatte. Hellhörig geworden registrierte der Forscher ganz ähnliche Befunde praktisch überall, wo es solche Tests in größerem Maßstab gegeben hatte. Der „Flynn-Effekt" erschien dem Entdecker selbst „rätselhaft" und konnte nie zufriedenstellend erklärt werden. (Mittlerweile gibt es diesen Effekt in immer mehr Industriestaaten nicht mehr, d. h. das Bildungs- bzw. Intelligenzniveau stagniert oder sinkt sogar wieder leicht.)

So attraktiv Sheldrakes „Hypothese der Formenbildungsursache" möglicherweise auch sein mag: In der Beantwortung der Frage nach dem Ursprung des Lebens führt sie uns keinen Schritt weiter. Denn sie befasst sich ja nur mit der Entwicklung von Lebensformen, die bereits existieren. Auch die Evolutionstheorie, die als hinreichend gesichert gelten darf, um sämtliche wieder-

Rupert Sheldrakes Theorie von den morphogenetischen Feldern stellt einen Versuch dar, Wissenschaft (Materie) und Spiritualität (Geist) miteinander zu versöhnen.

111

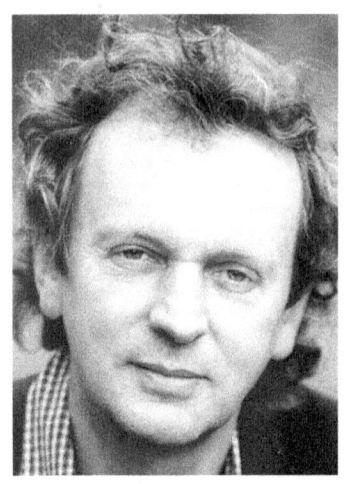

*Rupert Sheldrake wird von der Wissenschaftsgemeinde nicht anerkannt. In seinen jüngeren Publikationen versucht er, eine Brücke zwischen Naturwissenschaft und Spiritualität zu schlagen.*

erstarkenden kreationistischen Unsinnigkeiten in ihre Schranken zu weisen, liefert ein ausgezeichnetes Erklärungsmodell für die Entstehung der Arten, für die Entwicklung des Lebens in seiner ganzen Vielfalt. Was die Initialzündung betrifft, bewegt sich Darwin auf tönernen Füßen: Seine berühmt gewordenen „warmen kleinen Tümpel" enthielten Ammoniak, Phosphorsalze, Wärme und Licht. Diese Faktoren hätten miteinander reagiert und Eiweißverbindungen gebildet, die wiederum immer komplexer werdende Verbindungen eingegangen seien. Und irgendwann habe das Ganze ein bestimmtes kritisches Maß an Komplexität überschritten und sei zum Organismus geworden. Das Leben wäre demnach aus unbelebten chemischen Bausteinen lediglich durch wachsende Strukturierung und Ordnung entstanden.

Darwins Erklärungsmodell reizt zu einem „Aha. Einfach so." Tatsächlich wissen wir heute, dass die Darwinsche Ursuppe nicht funktioniert hätte. Stanley Miller wies mit seinen bahnbrechenden Experimenten in den 1950er-Jahren den Weg: Seine Ursuppe enthielt die häufigsten Substanzen im Universum, nämlich Methan, Ammoniak, Wasserstoff und Wasser. In dieses gasförmige Gemisch jagte er elektrische Funken und löste damit eine Vielzahl chemischer Reaktionen aus. Unter anderem entstand eine einfache Aminosäure, Alanin.

Aminosäuren sind die Grundbausteine von Proteinen. Es gibt mehr als 200 davon, aber nur zwanzig „kanonische", die für den Aufbau der Proteine relevant sind. In Nachfolgeexperimenten zu Miller, bei denen ein bisschen mit den Zutaten der Ursuppe gespielt wurde, konnten bis heute fast alle relevanten Aminosäuren aus dem Zusammenspiel einiger chemischer Komponenten und etwas Energie erzeugt werden. Der Haken ist ein statistischer: Von den Aminosäuren zu einem biologischen (Eiweiß)-Molekül ist es noch ein sehr, sehr weiter Weg. Um genau zu sein: Das allereinfachste Biomolekül besteht aus einer Kette von 51 Aminosäuren in einer ganz bestimmten Anordnung. Der Baukasten für die Kettenglieder besteht aus, wie gesagt, zwanzig verschiedenen Aminosäuren. „Proteine brauchen, um ihre Funktion ausüben zu können, eine Mindestgröße. Zwar können bereits Di- und Tripeptide als Hormon agieren, für eine Enzymfunktion jedoch sind mindestens 50 bis 100 Aminosäuren notwendig."* (Enzyme können biochemische Reaktionen katalysieren; Hormone sind hingegen Botenstoffe, die nur zwischen bereits funktionierenden Biomolekülen wirksam werden können.)

Der Baukasten für die Kettenglieder besteht aus, wie gesagt, zwanzig verschiedenen Aminosäuren. Bei einer Mindestanzahl von 50 Aminosäuren für ein funktionierendes Biomolekül ergibt das $20^{50}$ Möglichkeiten, wie die Aminosäuren aneinandergereiht sein können. Nehmen wir ein konkretes Beispiel, damit das Ding einen Namen hat: Insulin besteht aus einer Kette von 51 Aminosäuren in einer ganz bestimmten Anordnung. Die Wahrscheinlichkeit, dass die richtigen der 20 Aminosäuren an den genau richtigen Stellen landen, beträgt 1 (= die eine richtige Anordnung) : $20^{51}$.

Aminosäuren sind die Grundbausteine von Proteinen und damit von organischen Lebensformen.

*(http://de.wikipkdia.org/wiki/Protein#Anzahl_der_beteiligten_Aminos.C3.A4uren)

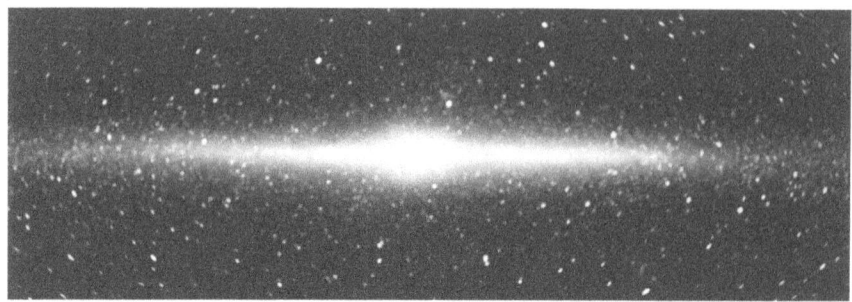

Auf die etwas anschaulicheren Zehnerpotenzen umgerechnet und auf einen schönen Zwischenwert zwischen hoch 50 und hoch 51 gerundet, gelangen wir zu folgender Zahl: $10^{66}$ (in Worten: zehn hoch sechsundsechzig).

Die einzige funktionierende, lebendige Anordnung ist eine Möglichkeit, sämtliche anderen, falschen, nicht lebendigen Anordnungen summieren sich zu $10^{66}$ Möglichkeiten.

## Zehn hoch sechsundsechzig

Wie unwahrscheinlich ist das? Es ist wirklich schwierig, einen Zahlenwert wie zehn hoch sechsundsechzig zu veranschaulichen. In diesem Buch war bereits die Rede von den Chancen auf einen Lottosechser, 1:8,5 Millionen. Runden wir auf 1:10 Millionen auf, dann wäre das in der für wirklich große Zahlen verwendeten Schreibweise $1:10^7$. Die Chancen für ein Spermium, sich gegen 500 Millionen Konkurrenten zu behaupten, liegen bei $1:5 \cdot 10^8$. Dies alles ist verglichen mit $10^{66}$ wie die Chance, dass Sie binnen der nächsten fünf Sekunden einatmen – also praktisch hundertprozentig gewiss.

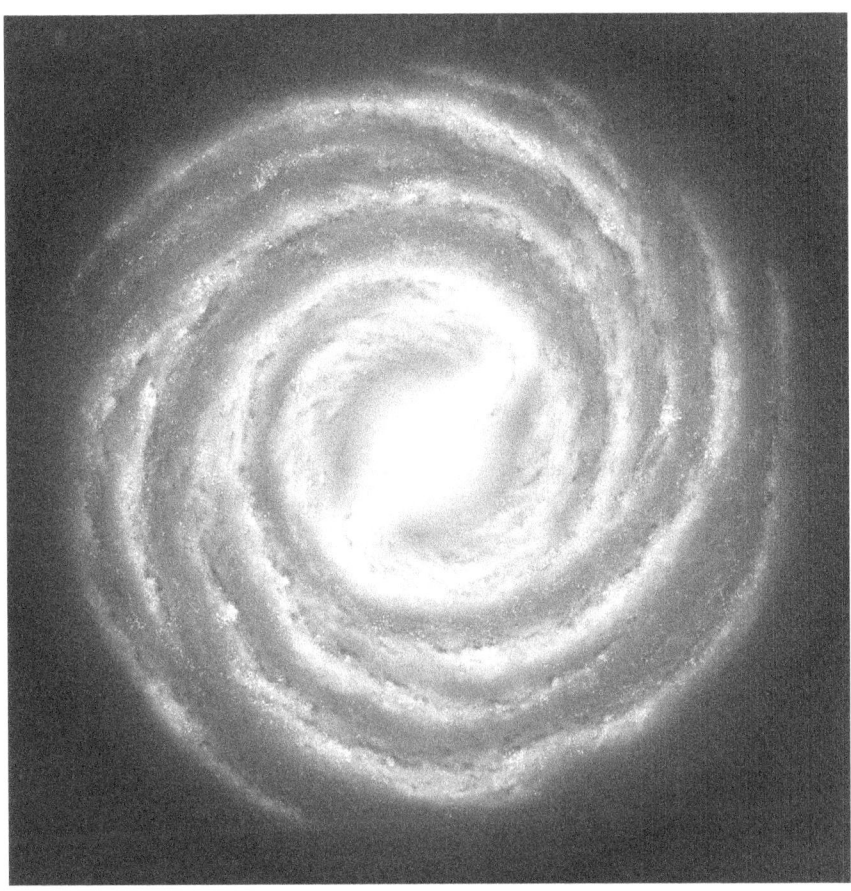

Auf die alte Frage in einem Kinderlied, „Weißt du wie viel Sternlein stehen", gibt es heute einige Antworten. Die Zahl der Sternsysteme in der Milchstraße wird auf 100 bis 200 Milliarden geschätzt ($1$–$2 \cdot 10^{11}$), für das freie Auge sichtbar sind jedoch bei idealen Verhältnissen gerade mal 6.000 ($6 \cdot 10^{3}$). Das zeigt immerhin, dass 6.000 eine beeindruckend große Zahl ist, ungeachtet der Millionen- und Milliardendimensionen, in denen wir

*Nasa-Illustration unserer Galaxie von „oben" gesehen. In den Spiralarmen sind die Kinderkrippen der Sterne zu finden – und unser Sonnensystem.*

115

uns heute tagtäglich bewegen. Andererseits ist 6.000 verglichen mit der tatsächlichen Anzahl an Sternen in unserer Galaxis so gut wie nichts, gerade mal der zehnmillionste Teil (der Einfachheit halber wurde für diese Überschlagsrechnung die Zahl der sichtbaren Sterne auf zehntausend (=$10^4$) erhöht und jene der tatsächlichen mit einhundert Milliarden (=$10^{11}$) angenommen; eins zu zehn Millionen oder $1{:}10^7$ ist dasselbe Verhältnis wie $10^4{:}10^{11}$).

Ein Versuch der Veranschaulichung soll noch unternommen werden. Gehen wir von einem Sandkorn aus, das der rechnerischen Einfachheit halber ein Würfel mit einer Kantenlänge von 1 mm ist. Sie benötigen 1.000 solcher Sandkörner, um einen Würfel mit 1 cm Kantenlänge zu erhalten ($10^3$) und für einen stattlichen Kubus mit 1 m Kantenlänge eine Million der Zentimeterwürfel oder eine Milliarde ($10^9$) der Sandkörnchen.

So weit so gut. Rechnen wir weiter: Mit einer Milliarde der Kuben, bestehend aus $10^{18}$ (= $10^9 \cdot 10^9$) Sandkörnchen, erreichen wir die Größe von einem Kubikkilometer. Nun ein Vergleich: Das Volumen der Erde beträgt etwa $5 \cdot 10^{12}$ Kubikkilometer, man benötigt also $5 \cdot 10^{12}$ Sandkörnchen-Kubikkilometer, um einen Sandhaufen in planetarer Größe aufzuschaufeln. Dieser würde $5 \cdot 10^{12} \cdot 10^{18} = 5 \cdot 10^{30}$ Sandkörner (das wären fünf Quintillionen Körnchen) enthalten.

Noch immer sind wir Milliarden mal Milliarden mal Milliarden mal Milliarden von zehn hoch sechsundsechzig entfernt, und dennoch erscheinen bereits die Aussichten, in einem planetaren Sandhaufen das eine richtige Körnchen zu entde-

Eine Nadel im Heuhaufen zu finden ist die einfachste Sache der Welt – verglichen mit den rein statistischen Chancen für die Entstehung von Leben.

cken, nicht eben Erfolg versprechend… Immerhin: Sogar dieses Zahlenungetüm hat einen Namen; es ist eine Undezillion. Damit wird es doch gleich viel leichter fassbar: Die Chancen, die richtige Anordnung von 51 Aminosäuren zu treffen, liegen bei eins zu einer Undezillion.

Fred Adams schafft es, die Implikationen für die Entstehung von Leben angesichts dieser absolut ungeheuerlich unwahrscheinlichen Unwahrscheinlichkeit (die andererseits im Vergleich zu einer *unendlichen* Unwahrscheinlichkeit annähernd vollkommener Gewissheit entspricht) in wissenschaftlich kühle Worte zu fassen:

Fred Adams „Gott" sind die unverrückbaren Gesetze der Physik.

*Angesichts dieser Wahrscheinlichkeit wurde gelegentlich die Ansicht vertreten, das Leben könne nicht ohne göttliche Intervention entstanden sein. Allerdings gibt es auch eine diesseitigere Möglichkeit: Das Leben entsteht nicht durch Zufallsanordnungen von Aminosäuren, sondern durch einen physikalischen Prozess, der die Entwicklung des Systems zu höherer Komplexität veranlasst.*

Als Beleg für die Annahme, die Naturgesetzlichkeiten hätten für sich allein genügend „Intelligenz", um dem Zufall wirkungsvoll auf die Sprünge zu helfen, führt Adams die Entstehung der Galaxie an – im Prinzip der Prozess, aus einer unglaublichen Menge beinahe vollkommen gleichmäßig verteilten Materials Orte wesentlich größerer Dichten zu erzeugen. Ein wenig beispielhafter formuliert: Eine Galaxie besteht laut Adams aus zehn hoch achtundsechzig atomaren Teilchen (man beachte: gerade mal um den Faktor 100 mehr als $10^{66}$, nicht mehr als eine Zehntel Unde-

117

zilliarde ...), die allerdings bei idealer Gleichvertei-
lung über immens viel Platz verfügen: ein Teil pro
Kubikzentimeter. Sterne benötigen natürlich
wesentlich mehr Atomarteilchen pro Kubikzentimeter, genauer gesagt zehn Milliarden mal zehn
Milliarden mal zehn Milliarden mal so viele (so
ungefähr); diese enorme Verdichtung würde, gäbe
es nichts als den bloßen Zufall, niemals stattfin-
den. Sie hat aber definitiv in mannigfacher Form
stattgefunden, der Himmel ist voll mit Sonnen,
Planeten und allerlei sonstigen Himmelskörpern.
Möglich war das, weil physikalische, naturgesetzli-
che Prozesse ins Spiel kamen, die, mit genügender
Ausdauer von ein paar Milliarden Jahren angewandt, zwingend zu diesem Ergebnis führen
mussten.

**Die Gesetze der Physik führen zwingend zur Bildung immer komplexerer Systeme. Das erklärt indes den Urimpuls nicht.**

Die genauen Erläuterungen, welcher Art diese
Prozesse sind, sind faszinierend und erstaunlich,
würden hier aber viel zu weit führen. Für uns
wichtig ist, dass Adams sich um einen heiklen
Punkt herumdrückt. Denn es kommt zwar einem
staunenswerten wissenschaftlichen Wunder gleich,
in die Kinderstube von Sternen zu blicken, aber
den wirklichen Anfang kann das alles nicht erklären.

Sicher, die Urknalltheorie gilt als weitgehend
gefestigt, und die „Astrophysiker (können) die
Entwicklung des Universums ab dem zarten Alter
von $10^{-43}$ Sekunden beschreiben" (Adams), aber
das ist eben noch immer nicht alles. Genau wie
beim entscheidenden Sprung von den Aminosäuren zu organischer Materie stellt sich automatisch
die Frage: Was hat das ausgelöst? Was brachte den
Funken zum Überspringen?

*„Astronomisch betrachtet, ist die Bildung von Galaxien, Sternen und Planeten weder Zufall noch Plan. Vielmehr ergeben sich diese Ereignisse der kosmischen Genesis direkt aus der Wirkung der Physik, deren Gesetze die Entwicklung solcher komplexen Strukturen vor dem kalten Hintergrund kosmischer Tiefen ganz natürlich fördert."*

Wie die Evolutionstheorie ein sehr gutes Modell für die Weiterentwicklung biologischen Lebens liefert, vermag Adams die galaktische Weiterentwicklung mit der Anwendung physikalischer Gesetze verständlich zu machen. Was er nicht vermag, ist hinter den Urknall zu blicken. Das hört sich jetzt vielleicht ein bisschen kindisch an – warum, warum, warum – aber wenn wir an den analogen „biologischen Urknall" denken, an das Überspringen des Lebensfunkens, sieht die Sache anders aus; diesbezüglich gesteht die Wissenschaft zähneknirschend ein, dass Zufall nicht sein kann, ein Plan oder gar ein Planer nicht sein dürfen, und nennt das Ganze ein „emergentes Phänomen". Damit hat es wenigstens einen Namen. Wie schon der Placebo-Effekt versucht aber auch die Emergenz einen Begriff für das Unbegreifliche zu finden, um der Tatsache des eigenen Unverständnisses nicht ganz so direkt ins Auge blicken zu müssen.

Bekannt ist, dass die Komplexität zunimmt, von Ammoniak, Wasser, Wasserstoff und Methan über Aminosäuren bis hin zu Eiweißmolekülen, und dass das System ab einem bestimmten Zeitpunkt „lebt". „Aber die Einzelheiten dieses Übergangs bleiben im Dunkeln", muss Adams zugestehen. Um gleich im Anschluss jeder Vorstellung eines

Emergenz, die: (Wissenschaftstheorie) das Auftreten neuer, nicht voraussagbarer Qualitäten beim Zusammenwirken mehrerer Faktoren (Duden 5, Das Fremdwörterbuch).

irgendwie „geistvollen" oder gar „beseelten" Universums eine Absage zu erteilen.

## Der Code des Lebens

Im Fall der Entstehung des Lebens kommt noch eine „Kleinigkeit" dazu, nämlich dass die biologischen Moleküle nur der eine Teil der Geschichte sind. Die Molekülketten aus 51 bis zu einigen hundert Aminosäuren mögen schon kompliziert sein, das ist aber noch gar nichts verglichen mit der Komplexität der DNA. Die DNA ist ein langes Kettenmolekül aus sogenannten Nukleotiden. An jedem dieser Nukleotide hängt eine von vier organischen Basen. Die Abfolge der Basen (die vier „Buchstaben" des genetischen Alphabets) beinhaltet den genetischen Code und bestimmt die Abfolge der Aminosäuren von Proteinen und damit den jeweils spezifischen Aufbau der lebensfähigen Substanz.

Die DNA einer menschlichen Zelle enthält die gesamte Erbinformation – rund 3.000.000.000 Buchstaben. Der Text dieses Buches kommt mit etwa einem Achttausendstel davon aus.

Die DNA enthält also die entscheidende Information, sämtliche Baupläne für den materiellen Aufbau aller Lebensformen des Planeten. Außerdem hat sie die Fähigkeit, sich selbst zu reproduzieren.

Anders als bei den Aminosäuren ist es bis heute nicht gelungen, Nukleotide im Labor herzustellen. Ganz zu schweigen von der riesigen Menge an Informationen, um die es eigentlich geht: Die DNA einer menschlichen Zelle enthält rund 3.000 Millionen „Buchstaben"; jeweils rund 1.000 Buchstaben formulieren ein Gen, über 23.000 Gene konnten bereits identifiziert werden. Materiell gesehen besteht die DNA aus unglaublich langen,

120

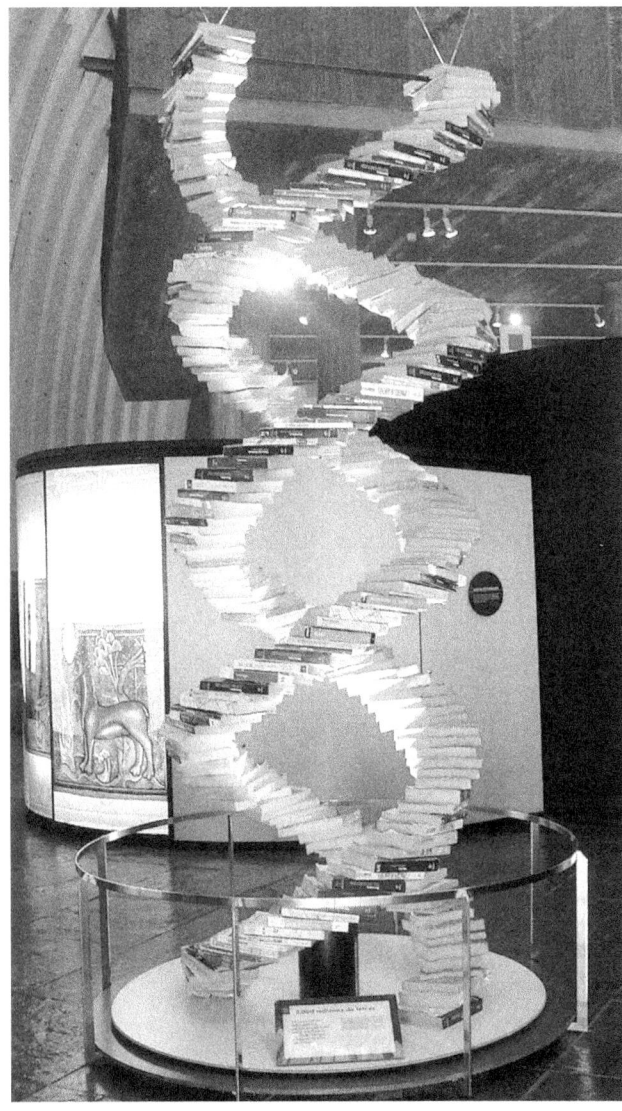

3.000 Millionen Buchstaben umfasst die Gesamtinformation des menschlichen Erbguts; es findet bequem im wenige Millionstel Meter kleinen Zellkern Platz. Im Bild ist dieselbe Informationsmenge in Form von zur Doppelhelix geschlichteten Telefonbüchern dargestellt.
Casa del Hombre, La Coruña, Spanien
Foto: Helmuth Santler

superdünnen Fäden: Ein DNA-Faden misst durchschnittlich 5 cm, die Gesamtlänge der menschlichen DNA (aufgeteilt auf 46 Chromosomen) beträgt ungefähr 2 m! Alles aufgewickelt,

*Würde man sämtliche DNA-Fäden* eines *Menschen aneinander knüpfen, könnte man das genetische Garn 500 Millionen Mal um den Äquator wickeln.*

finden diese 2 m jedoch problemlos im Zellkern Platz, der bei Säugern typischerweise einen Durchmesser zwischen fünf und sechzehn Millionstel Metern aufweist. Da sich die DNA in ihrer Gesamtheit (das Genom) in jeder menschlichen Zelle wiederfindet, lässt sich die Gesamtlänge aller DNA-Fäden im menschlichen Körper errechnen: Sie beträgt zwanzig Trillionen Meter, was ungefähr siebzig Mal der Entfernung von der Erde zur Sonne und zurück entspricht.

Vielleicht gelingt es der Wissenschaft eines Tages, den entscheidenden Moment festzuhalten, in dem der Funke des Lebens die bis zu diesem Zeitpunkt geistlose Materie erfüllte; vielleicht auch nicht. Auf astronomischer Ebene werden gehörige Anstrengungen unternommen: Das „James Webb Space Telescope" soll einen sechsmal so tiefen Einblick ins Universum wie das Hubble Space Telescope erlauben. Zu den dezidierten Aufgaben gehört die Suche nach dem Ursprung des Lebens. Die enormen Kosten (die sich, wie üblich bei derartigen Unterfangen, auf mysteriöse Weise während der Bauzeit vervielfacht haben), haben allerdings zu einer Startverschiebung gleich um mehrere Jahre geführt. Statt 2014 wurde 2018 als frühestmöglicher Zeitpunkt festgelegt.

Auf der biologischen Ebene gestaltet sich die Suche indes noch um einiges schwieriger: Der Beginn des Lebens auf der Erde wird vor rund vier Milliarden Jahren angenommen, plus minus

200 Millionen. Denn der Lebensfunke muss irgendwann zwischen den ältesten nachweisbaren Gesteinsschichten vor 4,2 Milliarden Jahren und den ältesten Fossilien vor 3,8 Milliarden Jahren übergesprungen sein. Damit kann man den Zeitpunkt mit geringerer Genauigkeit als jenen des Urknalls bestimmen. Überhaupt ist über das Werden und Vergehen von Sternen, Planeten und ganzen Galaxien mehr bekannt als über die Ereignisse vor unserer Haustür (bzw. mitten in unserem Haus). Was auch damit zusammenhängt, dass niemand weiß, wo „genau" es passiert ist (wiederum im Gegensatz zum kosmischen Urknall); die Aufgabe, ohne Anhaltspunkt den Ort eines (aller Wahrscheinlichkeit nach einzigartigen) Geschehens auf atomarer Ebene irgendwo auf der Erde zu finden, ist vergleichbar mit der zuvor geschilderten Suche nach dem richtigen Körnchen im planetaren Sandhaufen, bloß dass ein millimetergroßes Körnchen ein gewaltiges Gebirge im Vergleich zu einem Molekül ist...

Die Antwort ist irgendwo da draußen...

Es scheint klar zu sein, dass die Antwort nicht in der Materie allein zu finden ist, ebensowenig wie im Geist (der Information) allein. Es spricht alles dafür, dass es kein bloßer Zufall gewesen ist, es spricht viel dafür, dass gewisse kosmische Regeln (Gesetze der Physik?) eine große Rolle gespielt haben und, im Zusammenwirken mit dem darwinschen Selektionsverfahren „Überleben der Tauglichsten", auch weiterhin spielen – die Entwicklung der Lebensformen ist ein unendlicher *work in progress* oder wie es der Wissenschaftsjournalist Hoimar von Ditfurth einst so schön formulierte: „Wir sind die Neandertaler von morgen."

Ungeachtet dessen benötigt der Mensch, will er sich nicht in der ganz normalen Unfassbarkeit des Universums vollends verlieren, so etwas wie eine Leitlinie, die wenigstens den Anschein eines festen Fundaments zu erwecken vermag. Die theologische Grundmauer ist natürlich der schöpferische, letztlich hinter allem stehende Gott (Wer steht dann hinter Gott? Ist Gott so etwas wie das Urgesetz des Lebens, des Universums und des ganzen Rests? Die seit Jahrhunderten gesuchte Weltformel, die alles erklärt? Reiner Geist, reine Intelligenz, reine Seelenenergie?). Dieser Abschnitt soll aber mit einem anderen, tröstlichen Gedanken beschlossen werden, eingedenk der Tatsache, dass alle Lebensformen auf diesem Planeten nach demselben grundsätzlichen Bauplan (der genetischen Struktur, der DNA) entworfen und mit demselben Baumaterial (den Aminosäuren) hergestellt worden sind. Albert Einstein sagte einmal:

*Einsteins Vorschlag: „Ausdehnung des Mitgefühls auf alle lebenden Kreaturen und der ganzen Natur in ihrer Schönheit."*

*„Ein menschliches Wesen ist Teil des Ganzen, genannt ‚Universum', begrenzt in Raum und Zeit. Es erfährt sich selbst, seine Gedanken und Gefühle als etwas, das von dem Rest getrennt ist, eine Art von optischer Täuschung seines Bewusstseins. Diese Täuschung ist eine Art von Gefängnis für uns, das uns auf unsere persönlichen Wünsche und Einwirkungen einiger weniger Personen in unserer näheren Umgebung beschränkt. Unsere Aufgabe muss es sein, uns aus diesem Gefängnis zu befreien durch Ausdehnung unseres Mitgefühls auf alle lebenden Kreaturen und der ganzen Natur in ihrer Schönheit."*

## Sind wir allein im Universum?

Das Wunder Leben in all seiner unfassbaren Vielfalt und Pracht – ist es ein Phänomen, dass sich auf die Erde beschränkt? Sind wir allein im Universum oder ist das Universum buchstäblich belebt?

*Die europäische Raumsonde Giotto gehörte 1986 zu den ersten, die den Kern eines Kome-*

Die Voraussetzungen für Leben nach irdischem Muster sind bekannt: Energie, flüssiges Wasser und ein geeignetes Konstruktionsmaterial, auf unserem Planeten die schon mehrfach erwähnten Aminosäuren.

Das universelle Vorhandensein von Wasser und Energie steht außer Zweifel. Wie sieht es mit den Aminosäuren aus? Bereits seit den 1950er-Jahren wurden die Eiweißbausteine in Kometenbrocken gefunden, aber

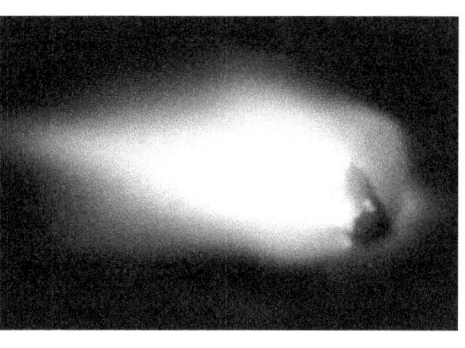

zunächst für irdische Kontaminationen gehalten. Die Belege rissen aber nicht ab, und als schließlich der Halleysche Komet unserem Sonnensystem 1986 seinen fälligen Besuch abstattete, konnten die Astronomen einen Blick aus nächster Nähe darauf werfen. Die verblüffende Erkenntnis: Kometenkerne bestehen zwar überwiegend aus Eis, sind aber dennoch schwarz wie Kohle. Der Grund dafür liegt im Vorhandensein von organischem Material, Methan, Ammoniak, Kohlenwasserstoffe – und Aminosäuren.

Noch weit darüber hinaus gingen der singhalesische Astronom Chandra Wickramasinghe und

*ten ablichtete. Das verblüffende Ergebnis: Der Kern – hier der etwa 15 km messende des Halleyschen Kometen – ist schwarz wie Kohle und nicht der dunkle Eisberg, den man erwartet hatte.*
© Halley Multicolor Camera Team, Giotto Project, ESA

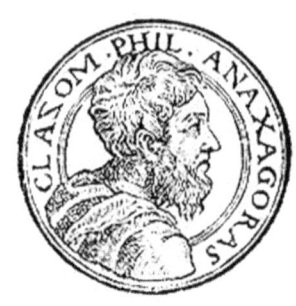

*Der griechische Philosoph Anaxagoras sprach vor 2.500 Jahren vom „Samen des Lebens" und kann damit als Urvater der Panspermien-Theorie gelten.*

sein englischer Kollege Fred Hoyle, die Ende der 1970er-Jahre untersuchten, auf welche Weise interstellarer Staub das Licht beeinflusste. Ihr verblüffendes Ergebnis lautete: Der Staub ist gar kein Staub, vielmehr handelt es sich um – Mikroorganismen. Um tote Bakterien, die von Anfang an Teil der galaktischen Wolke gewesen seien, aus denen sich im Laufe von Jahrmilliarden die Sterne, Planeten und Kometen gebildet hätten. In Letzteren hätten diese kosmischen Ur-Bakterien sogar im Kälteschlaf die Äonen überdauert; immerhin gibt es selbst auf der Erde Mikroorganismen, die sich bei Temperaturen bis zu 170° C wohl fühlen, in Wasser, dass durch sehr hohen Druck selbst bei der fast doppelten Siedetemperatur noch flüssig ist. Bakterien wurden mit harter kosmischer Strahlung und ultraviolettem Licht in galaktischen Dosierungen bombardiert; Bakterien können völlig ausgetrocknet, auf 200° C unter Null eingefroren und von jeglicher Sauerstoffzufuhr abgeschnitten werden – all das bringt „extremophile" Vertreter ihrer Art nicht um. Sie warten lediglich auf bessere Zeiten.

Nach der Panspermien-Theorie brechen diese Zeiten in genau dem Moment an, in dem ein Bakterien tragendes Stück eines Kometen auf fruchtbaren Boden fällt – oder vielmehr in flüssiges Wasser. Auf der Erde war die Oberfläche vor etwa 3,85 Milliarden Jahren so weit abgekühlt, dass nicht jeder Wassertropfen sofort verdampfte, und „das war der Augenblick – der frühestmögliche Augenblick –, in dem zum ersten Mal Leben auf der Erde aufgetaucht zu sein scheint." (Chown 1)

Nach der Theorie von den Panspermien war das Leben eben immer schon da, es prasselte förmlich auf alles ein und nützte jeweils die erstbeste Gelegenheit, um sich immer wieder von Neuem zu regen und mit dem zu beginnen, was Leben ausmacht: Entwicklung und Veränderung.

Der erste, der von einem „Samen des Lebens" sprach, war übrigens der griechische Philosoph Anaxagoras im fünften vorchristlichen Jahrhundert; die Idee ist in ihren Grundzügen also alles andere als neu. Das wichtigste Argument der Panspermie-Anhänger findet sich in der außerordentlich kurzen Zeit, in der das außerordentlich komplexe System „Leben" entstanden ist. Das wichtigste Gegenargument ist die Tatsache, dass zwar organische Substanz überall vorhanden ist, Leben aber bislang nur auf der Erde nachgewiesen werden konnte.

*Die Panspermie-Hypothese: Ist das Leben in Form von Mikroorganismen aus dem Weltall gekommen?*

Bedenkenswert scheint ferner der Umstand, dass die kosmischen Aminosäuren sowohl links- als auch rechtsdrehend vorkommen. Lebensformen auf der Erde haben jedoch ausschließlich linksdrehende Aminosäuren; man möchte meinen, dass die Lebenssamen, wenn sie denn auf die Erde herabregnen, dies in beiderlei Version tun. Natürlich könnte die Linksdrehung auch eine bislang völlig unerklärliche Bedingung für Leben darstellen.

Das eigentlich Interessante an der Panspermie-Hypothese: Wenn es „immer schon", also wenigstens seit kurzer Zeit nach dem Urknall, Leben gab, deutet das darauf hin, dass Biologen auf der Suche nach dem Ursprung des Lebens und Physiker beim Versuch, die Geburt von Universen bis ins letzte Detail zu begreifen, nach dem gleichen suchen. Oder wenigstens die Ereignisse einander unmittelbar bedingen; ein Argument für die Auffassung Fred Adams, derzufolge über und hinter allem die Gesetze der Physik stehen.

## Lebensfreundliche Bedingungen

Gegner der Vorstellung, es könne außer auf der Erde auch noch anderswo Leben geben, bedienen sich gerne einer Rechnung, die zeigen soll wie statistisch unwahrscheinlich dies sei, selbst angesichts des praktisch unendlich großen Raums, der zur Verfügung steht. Ausgehend von zweihundert Milliarden Sternen in unserer Galaxis, was zweihundert Milliarden potenziell Leben ermöglichenden Sternensystemen entspricht, wird runtergerechnet. Sterne brauchen eine bestimmte Größe, weil zu kleine zu wenig Energie erzeugen und zu große sich zu rasch verbrauchen; Doppelsternsysteme, die weitaus häufigste Form, seien ebenfalls ungeeignet, weil sie sich verheerend auf die Bahnruhe der Planeten auswirken. Aufgrund dieser Kriterien fallen 99 Prozent der Sternsysteme als Kandidaten aus und es bleiben nur noch zwei Milliarden übrig.

Die nächste Bedingung verringere erneut um den Faktor Hundert: Leben sei nur möglich auf erdähnlichen Himmelskörpern. Das besondere an unserem blauen Planeten ist das Oberflächenwasser; flüssiges Wasser ist ja eines der unabänderlichen Kriterien für eine Biosphäre. Planeten, die zu nah an der jeweiligen Sonne sind, haben kein

Wissenschaftlicher versuchen, die Chance auf außerirdisches Leben zu kalkulieren.

Oberflächenwasser, weil es verdampft; bei Planeten, die zu weit entfernt sind, ist es wiederum nur als Eis zu finden. Nur bei einem von hundert Sternsystemen sei damit zu rechnen, dass ein Planet genau den passenden Abstand erwischt hat; bleiben also „nur" mehr zwanzig Millionen.

Ab hier geraten die Skeptiker ein wenig in Argumentationsnotstand – so sei ein einzelner, großer Trabant wie unser Mond unerlässlich für die Klimabeständigkeit, einer anderen Hypothese zufolge die Plattentektonik. Vollends an den Haaren herbeigezogen wirkt die Behauptung, ohne vorgelagerte Gasriesen wie der Jupiter sei der lebensfreundliche Planet hilflos einem unendlichen Bombardement kosmischer Trümmer ausgesetzt. Hält man sich die Größenverhältnisse im Sonnensystem vor Augen, ist die mechanische Schutzwirkung selbst eines Planeten wie Jupiter wohl zu vernachlässigen. Wie auch immer, nach dieser extrem „lebensfeindlichen" Kalkulation bleiben in der gesamten Milchstraße gerade mal 20.000 Planeten übrig, die für das Entstehen von Leben geeignet wären.

Je nach Grundhaltung ergeben sich dabei sehr unterschiedliche Wahrscheinlichkeiten – das unwahrscheinlichste Ergebnis wäre aber, wenn es außer dem Menschen kein Leben im Universum gäbe. Für Fred Adams liegt die Chance auf Leben sogar bei unendlich...

## Leben ist mehr

Abgesehen davon, dass dies für das Universum mit seinen wenigstens hundert Milliarden Galaxien auch schon eine gewaltige Anzahl an Möglichkeiten bedeuten würde (nämlich 20.000 × 100

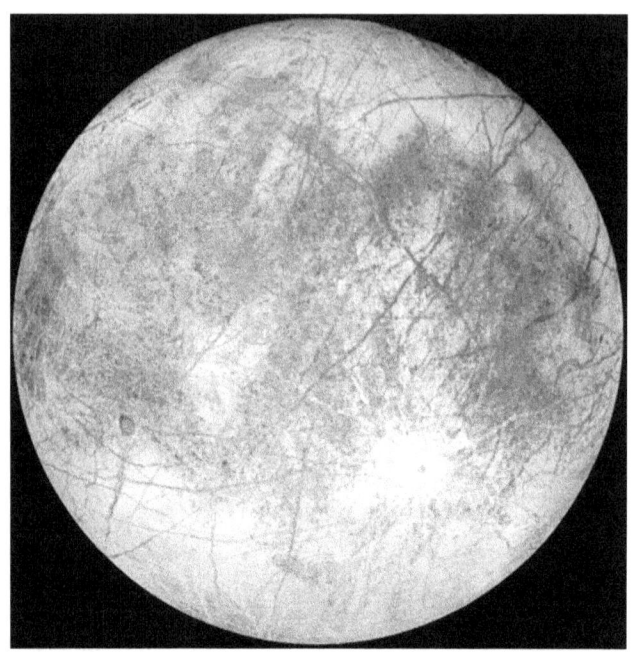

*Der Jupitermond Europa, aufgenommen von der Raumsonde Galileo während ihres achtjährigen Jupiter-Orbits. 2003 wurde die altgediente Sonde kontrolliert in den Jupiter gestürzt und verglühte; unter anderem sollte verhindert werden, dass sie auf Europa stürzt und den potenziell Leben tragenden Mond mit „extraeuropiden" (irdischen) Mikroorganismen kontaminiert. Gewissermaßen der erste Fall interstellarer Quarantänemaßnahmen.*
*Foto: NASA*

Milliarden davon), fasst diese Rechnung alle Kriterien so eng wie möglich und geht von einem ganz und gar irdisch gedachten Lebensbegriff aus.

Fred Adams führt eine ähnliche Kalkulation durch und kommt auf hundert Millionen potenziell bewohnbarer, erdähnlicher Planeten; unter anderem deshalb, weil seiner Meinung nach keineswegs alle Doppelsternsysteme die Planetenbahnen empfindlich stören, sondern nicht einmal die Hälfte von ihnen. Die zuletzt genannten Bedingungen für Klimastabilität erscheinen ihm zu spekulativ, um sie in ein Rechenmodell einzugliedern. Er fasst zusammen:

*Gehen wir von unseren hundert Millionen potenziell bewohnbaren Planeten aus, landen wir, wenn wir den Opti-*

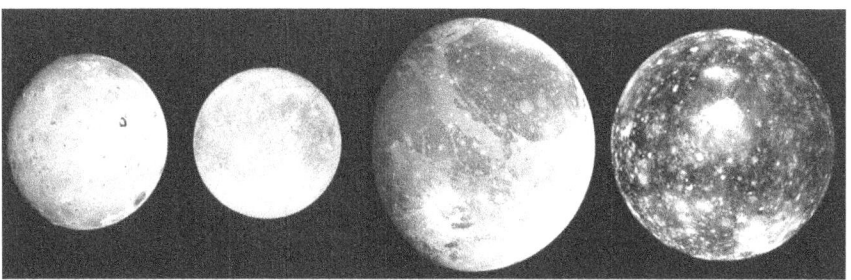

*misten folgen, bei fast hundert Millionen lebensfähigen Bio-sphären in unserer Galaxie – und bei einer einzigen, wenn wir auf die Vertreter anderer Ansichten hören.*

Die Skeptiker berücksichtigen allerdings nicht, dass Leben keinesfalls nur bei Vorhandensein von Oberflächenwasser möglich ist. Auch auf der Erde leben Bakterien tief im Erdmantel vergraben unter den eigenartigsten Bedingungen, im Erdöl, im Schwefel, in Extrem-Druckkochtöpfen oder völlig ohne Sauerstoff. Diese Situation hält die Suche nach Spuren von Leben auf unserem Nachbarplaneten Mars seit Generationen aufrecht.

Der heißeste Kandidat für einen Nachweis außerirdischen Lebens in unserem Sonnensystem ist jedoch ein anderer Himmelskörper: Europa, einer der vier großen, galiläischen Jupitermonde.

Europa ist etwa so groß wie der irdische Mond und zur Gänze von einer enormen, zehn bis fünfzehn Kilometer starken Wassereiskruste umschlossen. Darunter, so die Vermutung, könnte sich jedoch ein (salzhaltiger?) Ozean mit Tiefen bis zu neunzig Kilometer befinden, der durch Gezeitenkräfte auf „Betriebstemperatur" gehalten wird. Die Oberflächentemperatur des sonnenfernen Mondes steigt nämlich nicht über -160° C.

*Von links nach rechts: Io, Europa, Ganymed und Callisto, die vier galiläischen Jupitermonde, geordnet nach ihrem Abstand zum Zentralplaneten. Außer auf Io, dem Himmelskörper mit der heftigsten vulkanischen Aktivität im ganzen Sonnensystem, wurde auf allen großen Monden flüssiges Salzwasser nachgewiesen, womit die Grundvoraussetzung für Leben im Universum erfüllt ist.*

Die NASA plant eine Europa-Orbiter-Sonde, um weitere Daten zu sammeln; außerdem wird über einen Kryobot nachgedacht, der sich durch die Eiskruste schmelzen und im vermuteten Ozean ein Daten sammelndes Mini-U-Boot aussetzen soll.

Was auch immer der nächste Besuch beim Jupiter oder auch die weitere Untersuchung des Mars (hier vor allem nach fossilen Spuren von ehemaligem Leben) erbringen mögen – Leben, zumindest in seinen einfachsten Formen, scheint den Kosmos buchstäblich zu durchtränken. Weshalb Fred Adams die „Zahl möglicher außerirdischer Lebensformen" auch schlicht mit „unendlich" angibt.

Der Nachweis für Leben außerhalb der Erde wurde noch nicht erbracht; ein solcher Fund würde das gesamte Weltbild der Menschheit fundamental verändern.

Der Nachweis von Leben wäre weit mehr als eine wissenschaftliche Sensation: Es würde fundamentale Ansichten der Menschen in ihren Grundfesten erschüttern, vergleichbar möglicherweise nur mit der „Kopernikanischen Wende", durch die wir gezwungen waren, die Sonne als Zentralgestirn unseres Systems anzuerkennen und uns von der Rolle als Mittelpunkt des ganzen Universums zu verabschieden. Eine illusionäre Perspektive, die man nur als die Anmaßung schlechthin bezeichnen kann.

Zwar ist es vom Nachweis einfacher Lebensformen zum Nachweis komplexerer oder gar intelligenter Spezies – geschweige denn einer Kontaktaufnahme – noch ein derzeit durch nichts einschätzbarer, auf jeden Fall aber sehr, sehr weiter Weg, aber selbst die winzigste extraterrestrische Bakterie erbrächte den eindeutigen und unwiderlegbaren Beweis: Leben ist universell, selbst wenn wir nur die eine Form betrachten, die uns bekannt ist.

Eine elitäre Philosophie à la „Krone der Schöpfung" würde deshalb nicht schlagartig verschwinden, aber die Waagschale neigte sich doch merklich in Richtung einer anderen Perspektive. Denn wenn selbst ein so unbegreiflich wunderbares Phänomen wie Leben allgegenwärtig ist und auf immer gleichen Grundlagen beruht, wer könnte dann immer noch daran zweifeln, dass wir Teil eines viel größeren Ganzen sind?

Wie hatte es Einstein ausgedrückt: Der Mensch, der sich von Raum und Zeit (und Leben) getrennt erfährt, ist Opfer einer „optischen Täuschung des Bewusstseins" und existiert in einem „Gefängnis". Die Aufgabe des Menschen müsse sein, sich aus dem Gefängnis zu befreien und die Natur (das Leben) in aller Schönheit, Wahrheit und Einzigartigkeit erleben zu lernen – und sich selbst als Teil davon zu begreifen.

Es mag inspirierend für eine solche Sicht sein, aus der sich Urvertrauen (Glauben) ziehen lässt und die zugleich niemanden aus der Verantwortung entlässt, einige Wunder der Natur ein wenig ins Rampenlicht zu stellen.

Wer könnte dann immer noch daran zweifeln, dass wir Teil eines viel größeren Ganzen sind?

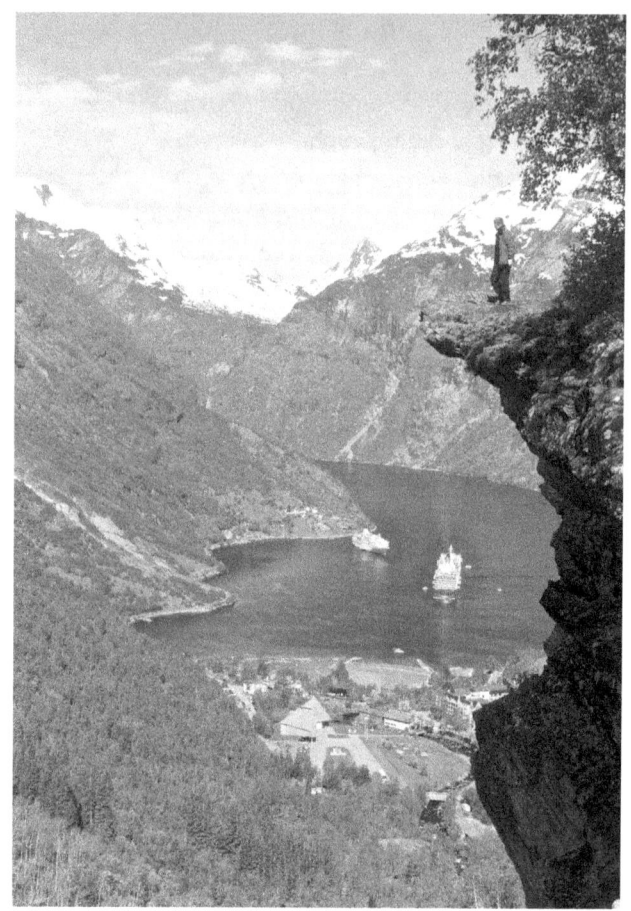

*Norwegens Fjorde gehören zum Eindrucksvollsten, was die Natur hervorgebracht hat. Einer der bekanntesten von ihnen und seit 2005 Teil des UNESCO-Weltnaturerbes ist der Geirangerfjord. CC-BY-SA 2.0 Jörg Hempel*

## Wunderwelt Erde

Der oberste Hüter der irdischen Wunder, ob mit oder ohne menschliches Zutun entstanden, ist die United Nations Educational, Scientific and Cultural Organization (Organisation der Vereinten

134

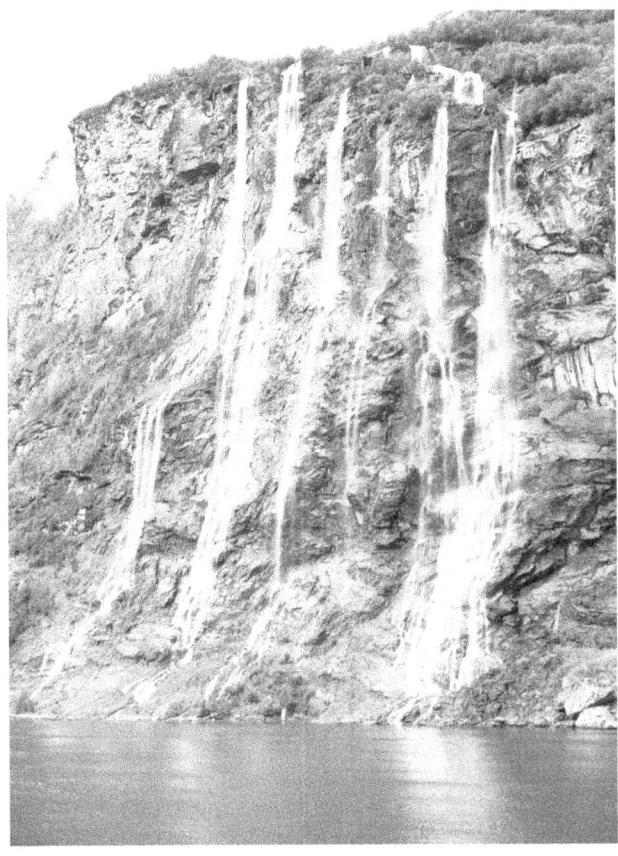

*Die „Sieben Schwestern" sind einer der Gründe für den wachsen-den Besucherstrom zum Geirangerfjord.*
Foto:
Markus Walser

Nationen für Erziehung, Wissenschaft und Kul-tur) oder kurz UNESCO. Sie ist eine der sech-zehn selbständigen Sonderorganisationen der Vereinten Nationen, hat ihren Sitz in Paris und zählt 195 Nationen zu ihren Mitgliedern, um zwei mehr als die UNO selbst, sowie acht assoziierte Mitglieder.

Zu ihrer Agenda gehört seit der Gründung 1945 neben den in ihrem Namen angeführten Berei-chen noch Information und Kommunikation. Im

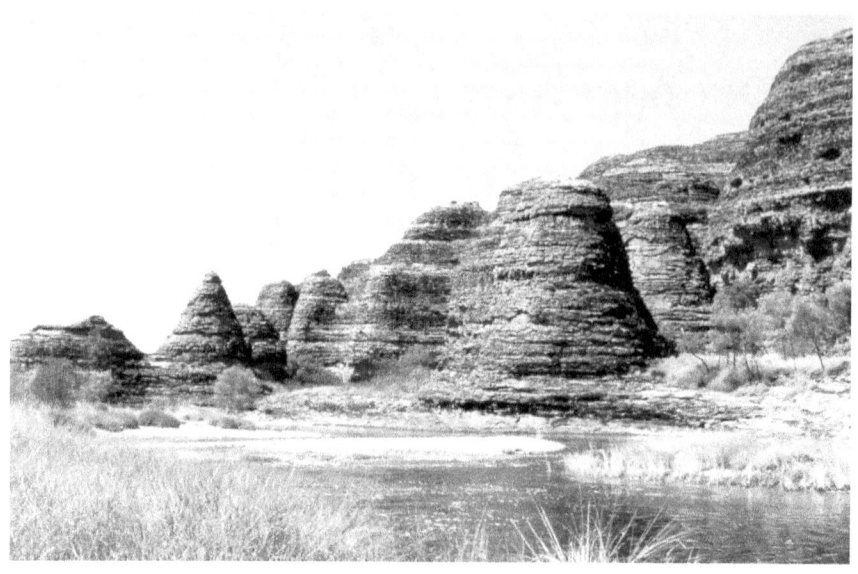

Gründungsdokument der Vereinten Nationen heißt es:

*„Ein ausschließlich auf politischen und wirtschaftlichen Abmachungen von Regierungen beruhender Friede kann die einmütige, dauernde und aufrichtige Zustimmung der Völker der Welt nicht finden. Friede muss – wenn er nicht scheitern soll – in der geistigen und moralischen Solidarität der Menschheit verankert werden."*

Die Präambel der UNESCO-Verfassung fügt ergänzend hinzu: „Da Kriege im Geist der Menschen entstehen, muss auch der Frieden im Geist der Menschen verankert werden."

Sicher, Papier ist geduldig und die Herabwürdigung der gesamten UNO zum zahnlosen Bürokratie-Tiger gehört heutzutage zur selbstverständlichen Polemik der Machtpolitik, aber dennoch las-

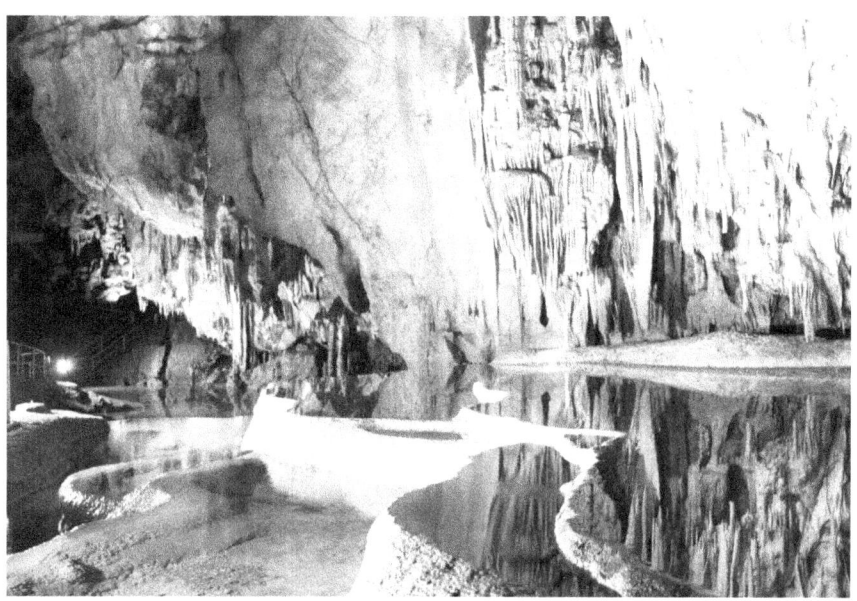

sen diese Worte Hoffnung aufkommen. Sie nähren den Glauben daran, dass die Menschheit sich ihrer Verantwortung bewusst ist (bzw. eines schönen fernen Tages bewusst werden wird), und dass es wenigstens ein paar gibt, die über den vollen Fleischtopf-Horizont und die Meiner-ist-länger-Mentalität hinausgewachsen sind und erkannt haben, wo die Ursprünge von einfach allem liegen: eben im Geist. Und dass, ohne Offensichtliches zu vernachlässigen, genau dort der Hebel zu finden ist, mit dem die Oberfläche des Planeten in eine stabile Seitenlage gebracht werden kann.

Passend dazu wurde von 2005 bis 2014 die Weltdekade der *Bildung für nachhaltige Entwicklung* beschlossen. Zu den konkreten Maßnahmen in diesem Zusammenhang gehört EOLSS, die *Encyclopaedia of Life Support Systems* (Enzyklopädie der

*Faszination Höhlen: Die bizarren Tropfsteingebilde erwecken Mythen zum Leben und erinnern daran, dass der ganze Planet einem der unabänderlichen Gesetze des Lebens unterliegt: der Veränderung. Im Bild Jaskyňa Domica in der Slowakei, Welterbe seit 1995.*

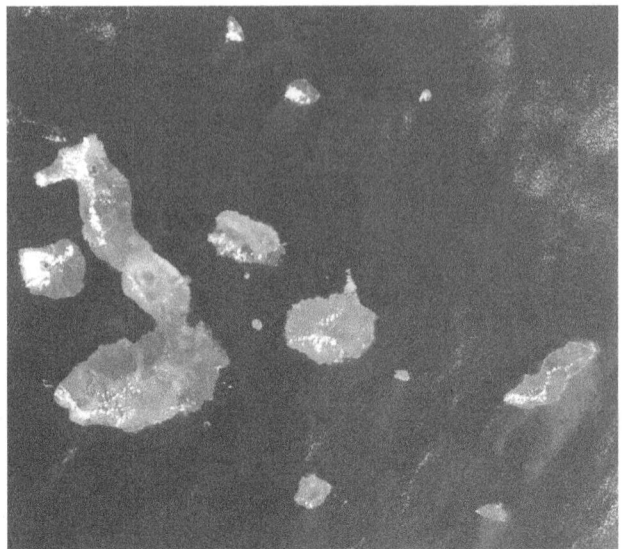

*Satellitenbild der Galapagos-Inseln. Die einzigartige, erd- und evolutionsgeschichtlich immens bedeutende Fauna und Flora der Inselgruppe entsprechen jedem UNESCO-Kriterium für ein Weltnaturerbe. Es nimmt deshalb nicht Wunder, dass der Archipel bereits 1978 als eines der allerersten „Güter" des Planeten das Prädikat „Welterbe" erhielt.
Foto: NASA*

Leben erhaltenden Systeme), eine wissenschaftliche Online-Bibliothek mit rund 70 Millionen Wörtern in 4.500 Kapiteln, die sich sämtlich um das zentrale Thema „Nachhaltigkeit" bewegen.

Der UNESCO-Generaldirektor Koïchiro Matsuura gibt folgendes dazu zu Protokoll:

*„Die EOLSS ist anders als traditionelle Enzyklopädien. Sie ist das Ergebnis eines einzigartigen, weltweiten Bemühens um interdisziplinäre Zusammenarbeit mit dem Ziel, Lösungen für die Probleme der Gegenwart zu finden."*

Das Kompendium aus sechzehn Enzyklopädien gilt als die größte Online-Quelle für „Knowledge for our Times" (Wissen für unsere Zeit) weltweit; umso bedauerlicher (und schwerlich mit dem Geist der hehren UNESCO-Worte zu vereinbaren), dass diese gewaltige Menge an relevanter Information der Welt nicht kosten- und bedingungslos zur Verfügung gestellt wird. Immerhin hat man die Jahresbenützungsgebühr aus Anlass der Dekade für nachhaltige Entwicklung von € 148,– auf € 30,– drastisch reduziert. Diverse weitere Ermäßigungen sind vorhanden.

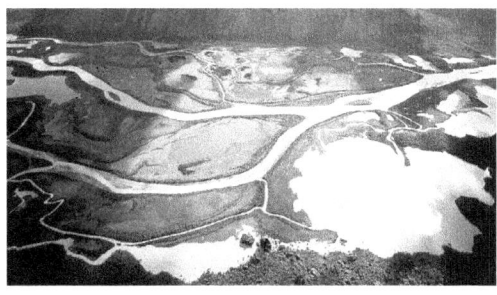

*Das Rapadelta ist Teil des nordschwedischen Welterbes Laponia.*

## Das Welterbe

Die Grundlage für die Welterbe-Liste ist die 1972 in Stockholm verabschiedete UNESCO-Konvention zum Schutz des Kultur- und Naturerbes der Welt. Sie ist 1975 in Kraft getreten. Seit dieser Zeit trifft sich einmal im Jahr das World Heritage Committee, um Anträge von Mitgliedsstaaten auf Aufnahme herausragender Stätten zu prüfen. Derzeit (Stand Juni 2013) umfasst die Liste 981 Eintragungen in 160 Ländern. In der Mehrzahl (759) handelt es sich um Kulturdenkmäler; selbstverständlich zählen alle im Kapitel Weltwunder alt und neu angeführten Beispiele auch zum UNESCO-Weltkulturerbe.

An dieser Stelle sollen aber die natürlichen Wunder der Welt gewürdigt werden; die UNESCO listet deren 193 auf, weitere 29 konnten nicht eindeutig einem Bereich zugeordnet werden und werden daher sowohl als Teil des Weltkultur- als auch des Weltnaturerbes gesehen. Ein Beispiel für diese Kategorie ist Machu Picchu (siehe Bild Seite 58).

*Es repräsentiert den Lebensraum von Ureinwohnern, hier jenen der Samen, und ist daher sowohl Kultur- also auch Naturerbe. Laponia ist Europas größte, weitgehend unberührte Naturlandschaft, der geschützte Kernbereich umfasst 9.400 km². Das entspricht ca. der Größe des österreichischen Bundeslandes Kärnten.*
CC-BY-SA 3.0 Mg-k

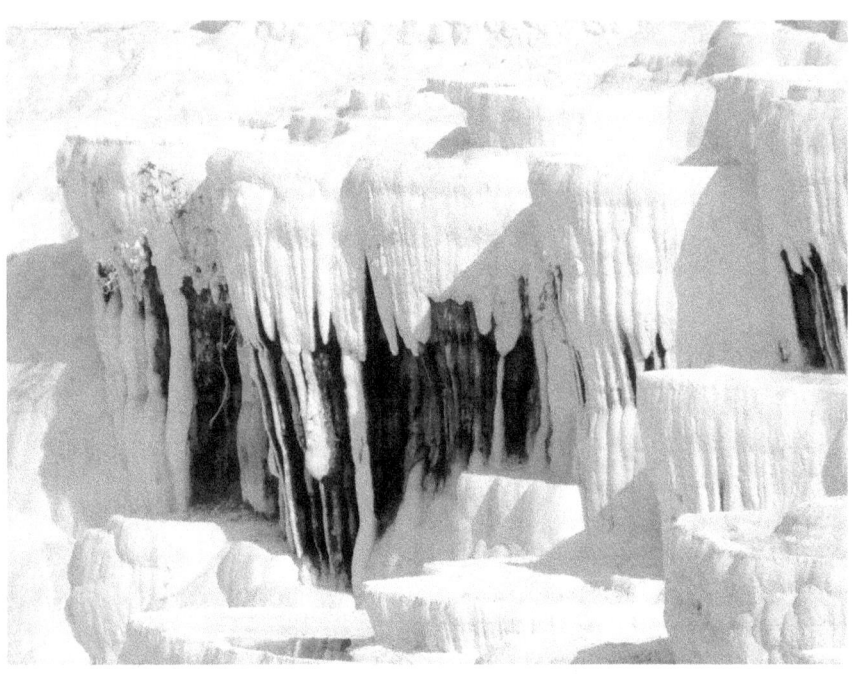

Für die Aufnahme wurden zehn Kriterien erstellt; vier davon beziehen sich auf das natürliche Erbe der Menschheit. Es sind dies:

*7. Die Güter weisen überragende Naturerscheinungen oder Gebiete von außergewöhnlicher Naturschönheit und ästhetischer Bedeutung auf.*

*8. Die Güter stellen außergewöhnliche Beispiele der Hauptstufen der Erdgeschichte dar, darunter der Entwicklung des Leben, wesentlicher im Gang befindlicher geologischer Prozesse bei der Entwicklung von Landschaftsformen oder wesentlicher geomorphologischer oder physiogeografischer Merkmale.*

*9. Die Güter stellen außergewöhnliche Beispiele bedeutender in Gang befindlicher ökologischer und biologischer Prozesse in der Evolution und Entwicklung von Land-, Süß-*

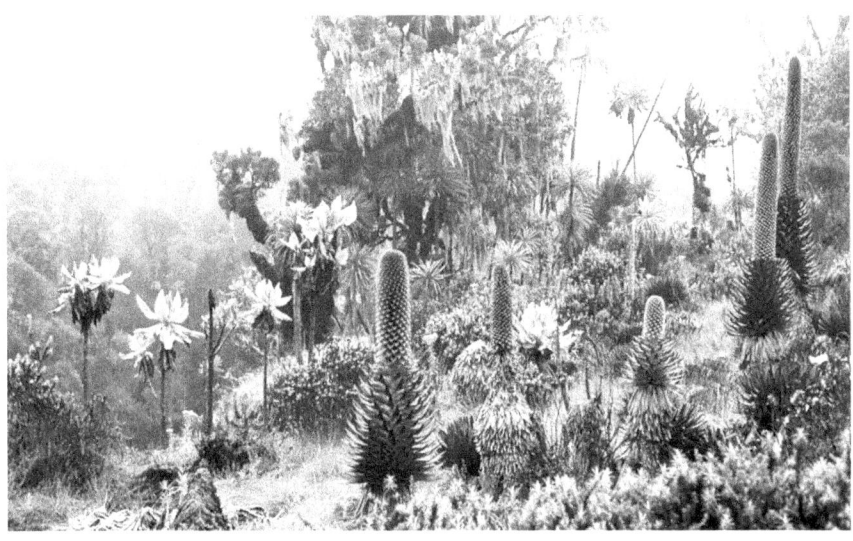

*wasser-, Küsten- und Meeres-Ökosystemen sowie Pflanzen- und Tiergemeinschaften dar.*

*10. Die Güter enthalten die für die In-situ-Erhaltung der biologischen Vielfalt auf der Erde bedeutendsten und typischsten Lebensräume, einschließlich solcher, die bedrohte Arten enthalten, welche aus wissenschaftlichen Gründen oder ihrer Erhaltung wegen von außergewöhnlichem universellem Wert sind.*

In diesen Kriterien kommt sehr deutlich zum Ausdruck, was außer der Tourismusförderung (ganz im Sinne der antiken Weltwunder) für die UNESCO im Vordergrund steht: die Erhaltung von Dingen von wirklichem Wert, das heißt von geistigem Wert.

Dass dies weit mehr als nur ein Lippenbekenntnis ist, zeigt die „Rote Liste" der UNESCO: Darin werden die gefährdeten Teile des Welterbes angeführt. Auf die Rote Liste können auch Stätten

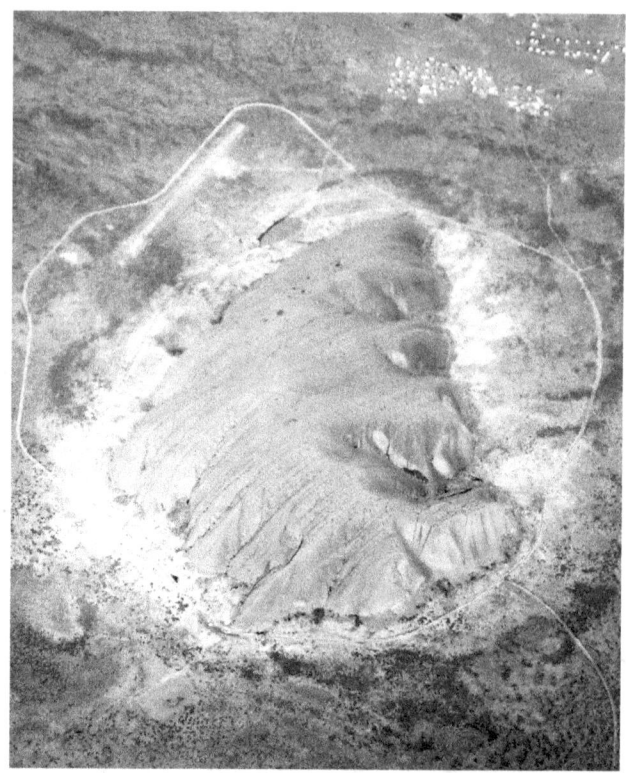

*Der „Ayers Rock" in Zentralaustralien heißt seit ewigen Zeiten (und offiziell wieder seit 1995)* Uluru *und ist eine der heiligsten Stätten der Aborigines. 1985 gab die weiße australische Regierung das gesamte Gebiet des* Uluru-Kata-Tjuta National Park *an die Urbevölkerung zurück, die seither für Verwaltung, Pflege und Erhaltung allein zuständig ist. Der Uluru („Sitz der Ahnen") ist der Ort der Legenden aus der Traumzeit.*

gelangen, für die der Unterzeichnerstaat gar keinen Antrag gestellt hatte. Mittels der Roten Liste mischt sich die UNESCO über politisch-diplomatischen Druck in örtliche Belange ein: Das Prädikat Welterbe ist nicht nur eine Auszeichnung, es birgt auch eine Verpflichtung. Mit der Verleihung geht eine Prüfung auf Unversehrtheit und/oder Echtheit einher, zudem wird ein zufrieden stellender, das heißt nach menschlichem Ermessen ausreichend funktionierender Schutz- und Erhaltungsplan verlangt.

Wie das in der Praxis aussehen kann zeigt das Beispiel des Kölner Doms: Nachdem die Stadtregierung beschlossen hatte, dem umliegenden Hochhausbau nichts in den Weg zu stellen, kam das Weltkulturerbe 2004 auf die Rote Liste. Das gefiel den Stadtvätern nicht wirklich, es wurde verhandelt und letztlich ein Kompromiss ausgearbeitet: Der Dom bleibt unverbaut durch eine Pufferzone an beiden Rheinufern und die Begrenzung der Bauhöhe nahe gelegener Projekte auf 60 m. Die UNESCO wars zufrieden und strich den Kölner Dom 2006 wieder von der Liste der gefährdeten Güter.

*Der Dia de los Muertos (Tag der Toten) wird vom indigenen Mexiko als farbenprächtiges Volksfest begangen. Seit 2003 genießt der Brauch UNESCO-Schutz.*

Die UNESCO nimmt im Rahmen ihrer Möglichkeiten ihren Auftrag ernst. Ein Auftrag, bei dem es wirklich ums Ganze geht: Was wäre die Menschheit ohne die Schönheit der Natur, die Vielfalt der Arten? Was würde uns ohne kulturelle Leistungen von den Primaten groß unterscheiden? Worauf sollten wir unsere Hoffnungen auf eine lebenswerte Zukunft gründen, wenn wir uns nicht die Beispiele vor Augen führen, die uns wirklich bereichern können?

Um die geistige Dimension des UNESCO-Anliegens noch deutlicher herauszustreichen wurden weitere Erhaltungsprojekte in Angriff genommen, so das Weltdokumentenerbe zur Erhaltung wertvoller Druck- und Schriftwerke und das Programm *Meisterwerke des mündlichen und immateriellen Erbes der Menschheit*, für das alle zwei Jahre eine Jury über die Aufnahme von Sprachen, mündlichen Literaturformen wie

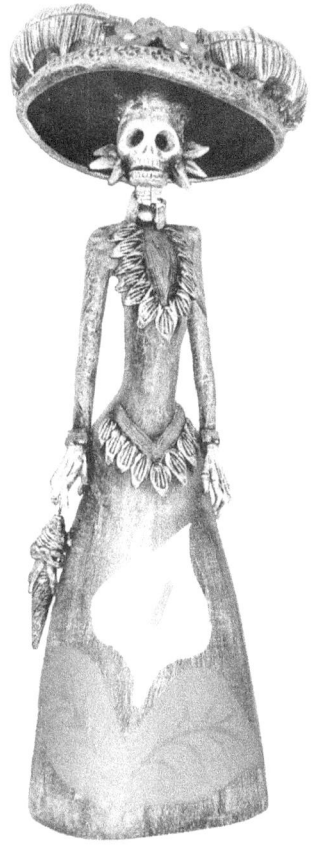

143

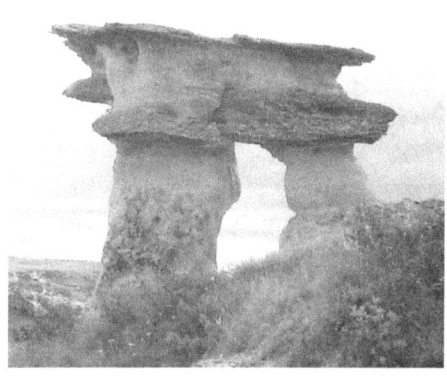

Àísínai'pi („es steht geschrieben") ist ein heiliger Ort, an dem geologische Formationen Geistwesen beherbergen. Er liegt im traditionellen Gebiet der Niitsítapi (Blackfoot-Indianer im Süden Kanadas), die hier seit mindestens 4.000 Jahren die Aussagen der Geistwesen in Form von Felsritzzeichnungen festhielten. Seit 2004 ist Àísínai'pi Teil des UNESCO-Weltkulturerbes.

Mythen, Epen und Erzählungen, auch Musik, Tanz, Spielen, Bräuchen, handwerklichen Fähigkeiten und anderen Künsten entscheidet.

Doch auch im World Heritage Programm, dem Welterbe-Programm also, spielt die geistige Dimension eine große Rolle; und das beschränkt sich keinesfalls auf das Weltkulturerbe, sondern findet auch in etlichen Naturwundern seinen Niederschlag.

### Natur und Spiritualität

Ein Beispiel für das nahtlose Zusammenfließen von Natur- und Kulturraum wurde bereits angeführt: Laponia im nördlichen Schweden (Bild S. 139). Den dort seit Jahrtausenden lebenden nomadisierenden Samen (im deutschen Sprachraum auch als Lappen bekannt, was jedoch ein abwertender, von den Samen selbst abgelehnter Begriff ist) ist gelungen, was heute mit dem Begriff „Nachhaltigkeit" etwas dürftig umschrieben wird: Sie lebten und leben im Einklang mit der Natur. Sie verlangten ihrer Welt nie mehr ab, als sie zu geben im Stande war, und erreichten so eine Balance, die seit vorgeschichtlicher Zeit andauert.

Für Samen, die Urbevölkerung des nordskandinavischen Raums, und andere „Ersten Nationen" weltweit (Indianer Nordamerikas, Aborigines, Adivasi in Indien, Inuit…) wurde ein politischer Sammelbegriff eingeführt, der sich vom spanischen

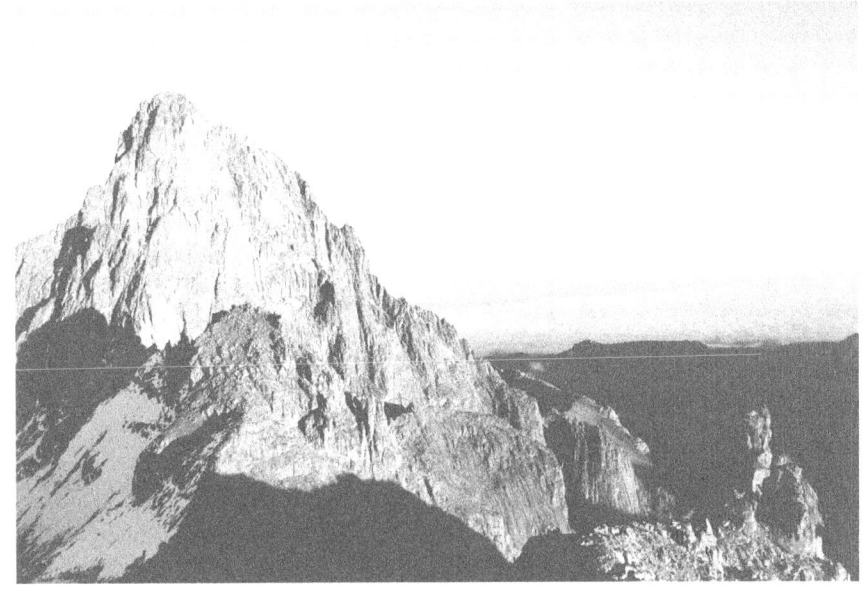

*pueblos indígenas* (einheimische oder eingeborene Völker) ableitet: indigene Völker (bzw. indigene Bevölkerungen, wie die offizielle staatliche Sprachregelung lautet; der kleine – im Englischen mit *people* bzw. *people*s noch kleinere – Unterschied ist von großer völkerrechtlicher Relevanz).

Weltweit wird den indigenen Völkern stückweise mehr Aufmerksamkeit geschenkt, wächst das Verständnis für deren uralte Kulturtechniken und Traditionen, die sich von der jeweiligen Mehrheitsbevölkerung bzw. kulturell dominierenden Bevölkerung deutlich unterscheidet. Wie schon weiter oben erwähnt, befinden wir uns derzeit in der UN-Dekade der *Bildung für nachhaltige Entwicklung*; sie löste die Dekade der indigenen Völker ab, die 2004 zu Ende ging. Die Betroffenen, die weltweit etwa 350 Millionen Angehörigen einer Viel-

*Kinyaa („leuchtender Berg"; Mount Kenya) gilt den Einheimischen nach wie vor als Thron des Gottes Kirinyaga. Der Mount-Kenya-Nationalpark, Welterbe seit 1997, umschließt das zentrale Bergmassiv ab etwa 3.200 m Höhe.*

145

zahl indigener Völker, waren von den spärlichen Wirkungen dieser Dekade mehrheitlich enttäuscht, aber immerhin ist eine gewisse Bewusstwerdung erfolgt. Und die aktuelle Dekade befasst sich mit einem brennend aktuellen Problem, für das indigene Völker seit Urzeiten ausgewiesene Experten sind: Nachhaltigkeit.

Das Lebensmodell indigener Völker lässt sich aus einer Vielzahl von Gründen nicht einfach nachahmen oder auf beliebige Menschen der westlich kapitalistischen Welt umlegen; ihre unglaubliche Leistung, teilweise Jahrzehntausende in einem Lebensraum zu verbringen, ohne selbstzerstörerischen Raubbau zu betreiben und sich der eigenen Grundlagen zu berauben, könnte und sollte jedoch zumindest Anlass genug sein, sich die Wertegrundlagen dieser Kulturen anzusehen und was immer möglich daraus zu lernen.

*Ökologie und Ökonomie führen zum selben Ergebnis: Die Gier Einzelner ist eine Untergangsphilosophie.*

Eine dieser Grundlagen betrifft die in diesem Buch schon mehrfach angesprochene geistige Dimension der Welt. In den Traditionen indigener Völker stellt sie zumeist eine Selbstverständlichkeit dar. Spiritualität gehört einfach zu einem Leben, dass sich um die Befriedigung sämtlicher menschlicher Bedürfnisse kümmert. Die schlichte und doch so bedeutsame Tatsache, dass alles mit allem verbunden ist, bildet eine Grundlage des Denkens. Daraus erwächst ein tief sitzender Respekt für das Leben und seine Grundlage – die Erde.

Ist von „Mutter Erde" die Rede, bekommen Sprecher oder Sprecherin schnell ein alternatives (oder „alternaives") Mäntelchen umgehängt, und hippieartige, blumenumrankte Assoziationen tauchen auf. Es geht jedoch um nichts anderes als um

146

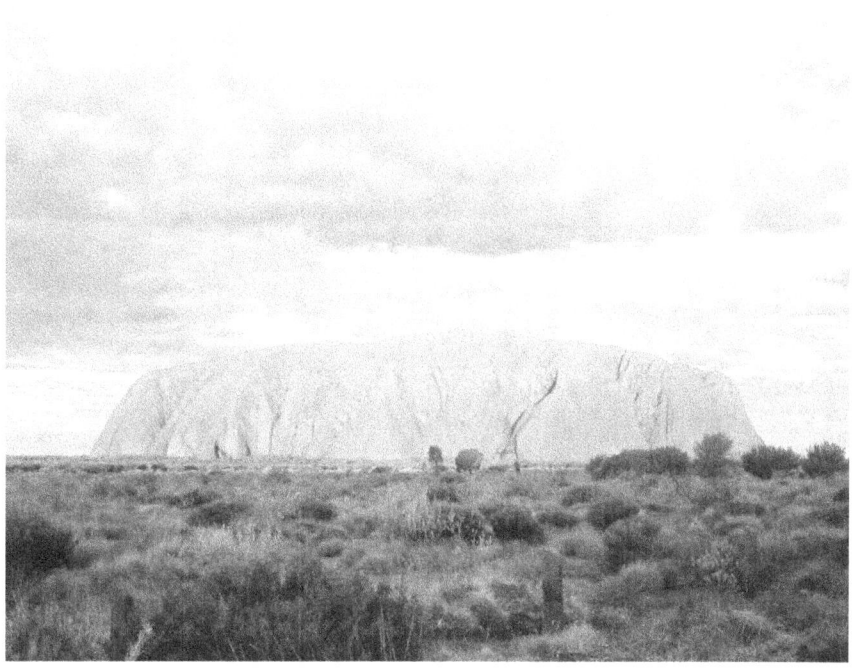

Achtung vor dem Leben und den Lebensgrundla-
gen. Eine Frage der Haltung: So soll ja der alttes-
tamentarische Gott (1. Mose 1,28) den Auftrag
gegeben haben, sich „die Erde untertan" zu
machen und über alles Getier zu herrschen; man
würde meinen, dass wenigstens Kooperation angemessener wäre, anstatt sich über das zu erheben,
was einen hervorgebracht hat. Wenn es der „Krone der Schöpfung" schon nicht möglich sein sollte, ihren angesichts des so viel Größeren um sie
herum angemessenen, gelinde gesagt bescheidenen Platz einzunehmen.

Auch harte ökonomische Fakten führen zum
selben Ergebnis: Solange man eine „globale Perspektive" bewahrt, die diese Bezeichnung auch

*Sonnenuntergang am Uluru. Für kurze Zeit (kaum mehr als 100 Jahre) war die heilige Stätte als „Ayers Rock" bekannt.*

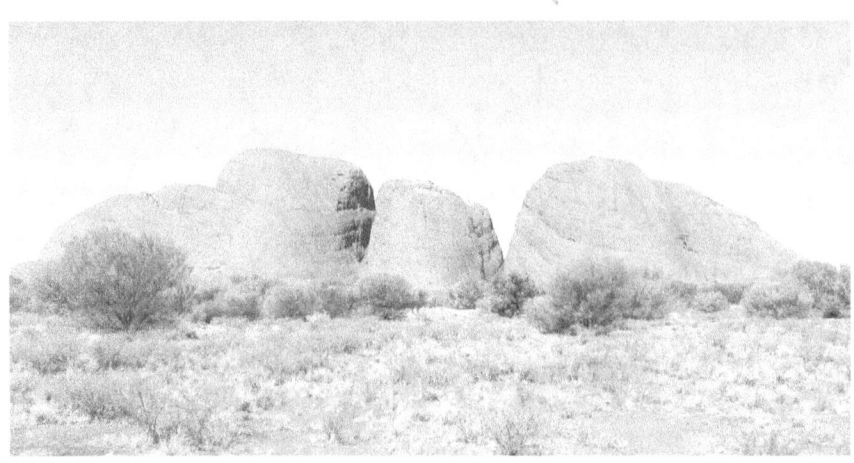

rechtfertigt, macht es schlichtweg keinen Sinn, gegen die eigenen Grundlagen – den Globus – zu wirtschaften. Erst der sich isoliert erlebende, spirituell verkümmerte Mensch kann aus Eigennutz mehr und immer mehr für sich wollen – wohl in dem Versuch, die gähnende Leere in sich selbst zu füllen. Ein „Preis" ist aber immer zu zahlen; wer sich selbst weigert, wälzt die „Kosten" lediglich auf andere ab, existiert mithin zulasten anderer. Soll heißen: Geben und nehmen müssen sich die Waage halten, will man die von den indigenen Völkern traditionell so vorbildlich vorgelebte Balance für alle und alles verwirklichen.

Wer sich als Teil des Ganzen erlebt wird die Achtung vor dem Leben in all seinen Facetten als natürlichen Teil der Existenz betrachten – bedeutet sie doch nichts anderes als Achtung vor sich selbst. Anders gesagt: Ein geistlos (aspirituell) wahrgenommenes Universum bietet jede Gelegenheit zur Achtlosigkeit. Diese entbehrt nicht einmal einer inneren Logik: Wenn ich die ganze Welt bin, da es außer mir ja nichts gibt, das direkt mit mir zu tun hätte, ist es folgerichtig, sich mit ganzem Einsatz um diese Welt zu kümmern. Um mich also.

## Kultig, heilig, stark

Heilige Plätze, Kraftorte, Kultstätten sind offensichtlich kein Monopol der indigenen Völker; allerdings gibt es entscheidende Unterschiede in der äußeren Wahrnehmung, die jeweils ein Spiegelbild der kulturellen und religiösen Machtverhältnisse sind.

Was nicht dem Glaubenssystem der Machthaber entsprach, wurde erbarmungslos unterdrückt.

Nehmen wir als Beispiel den Uluru: diese „große Felsformation aus Sandstein in der zentralaustralischen Wüste" existiert seit 800 Millionen Jahren. Seit grob geschätzt 40.000 Jahren ist er den dort ansässigen Bewohnern heilig; Legenden aus der Traumzeit ranken sich um ihn, er ist der Sitz der Ahnen. Hier finden sich Wasserbecken, die gesonderte Verehrung genießen (kein Wunder in einer der trockensten Regionen des ganzen Planeten), eigens gekennzeichnete heilige Stätten mit Jahrtausende alten Felsmalereien und Höhlen, die rituellen Zwecken dienen. Den Aborigines würde es nicht einfallen, den Berg zu besteigen, und es wird auch den Touristen nicht empfohlen, jedoch entlang eines markierten Pfades gestattet. (Zur Erklärung: Der Uluru ist kein Monolith, wie meist behauptet wird, sondern gehört zu einer unterirdi-

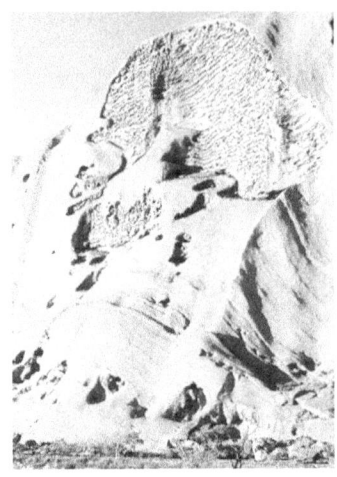

*„Der Schädel", eine der besonderen Stellen des Uluru.*

schen Felsformation, die im wesentlichen zwei oberirdische Teile hat, eben den Uluru und die nahe gelegenen Kata Tjuta (früher die Olgas), die ebenfalls zum Nationalpark und damit zum Welterbe zählen.)

1873 begann ein ausgesprochen unheiliges Intermezzo in der Geschichte des Uluru: Er wurde „entdeckt". Unaussprechliche Arroganz tritt hier zutage: Nicht nur, dass man mit der Behauptung, man habe etwas schon immer Dagewesenes „entdeckt", der längst ansässigen Bevölkerung schlichtweg den Status des Mensch-Seins abspricht und sie also zu Untermenschen herabwürdigt, bedeutet „entdecken" aus dieser herrschaftlich-übermenschlichen Perspektive auch zugleich „besitzen". Folgerichtig erhielt das bisher „unentdeckte" (nicht existente, namenlose) „Ding" eine Bezeichnung: *Ayers Rock*, nach dem damaligen südaustralischen Premierminister. Die Machthaber drückten der Gegend ihren Stempel auf.

Was die dort lebenden Aborigines (Selbstbezeichnung Anangu) darüber dachten, kümmerte die weißen Herrschenden keinen Deut. Insoferne spirituelle Überlegungen überhaupt eine Rolle spielten – sie taten es nicht – wurde der Urbevölkerung lediglich auch auf dieser Ebene ihr Kellerplatz zugewiesen. Als „Religion" galt nur das, was die Machthaber als Religion gelten ließen; alles andere wird zum Kult, zur Sekte, zur esoterischen, primitiven, irrigen Spinnerei.

Diese zutiefst rassistische Haltung gehört glücklicherweise offiziell der Vergangenheit an; die

Ansichten der Aborigines werden heute ansatzweise wieder respektiert. Ein äußeres Zeichen für die geänderten Rahmenbedingungen bestand in der Übergabe der „Kultplätze", also des Geländes

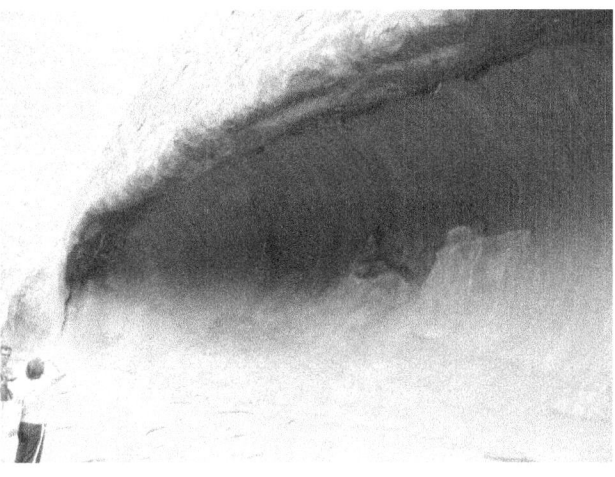

des *Ayers Rock-Mount Olga National Park*, in die Selbstverwaltung durch die Anangu. Zehn Jahre später, 1995, erhielten die heiligen Stätten und mit ihnen der Nationalpark offiziell ihre richtigen Namen zurück: *Uluru-Kata Tjuta National Park*.

An beiden Stätten gibt es Beschränkungen für den Zugang durch Ungläubige. Zu den Kata Tjuta führt überhaupt nur ein einzelner Wanderweg; am Uluru gibt es einzelne gekennzeichnete Stellen, die von Touristen weder betreten noch fotografiert werden dürfen. Auf das Zuwiderhandeln stehen empfindliche Geldbußen. Mitunter kommt es sogar vor, dass der gesamte Nationalpark wegen religiöser Feste für Besucher geschlossen wird.

## Glaube, aber glaube

Der Unterschied zwischen Glaube und Aberglaube (Irrglaube) liegt im Auge des Betrachters; zumindest, wenn man den Glauben an sich (eine positiv motivierende Kraft) mit dem Glauben an

Ein Kraftplatz entsteht, wenn er geeignet ist, Glaubenskraft zu konzentrieren.

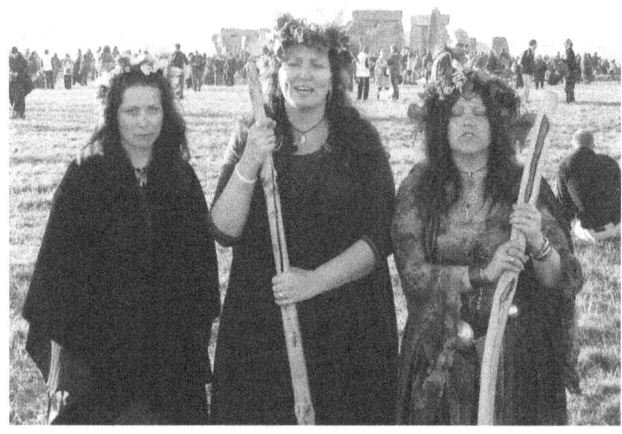

eine bestimmte Religion oder Konfession verwechselt. Schnell können sich in diesem Fall Dogmatismus und Fanatismus ausbreiten, mit allen gefährlichen Folgen bis hin zum „Heiligen Krieg". Es genügt aber schon eine gehörige Portion Herablassung, wie sie aus dem folgenden Zitat spricht, um Bekenntnisse zu Toleranz, Respekt und Öffnung hin zu einem interreligiösen Dialog unglaubwürdig wirken zu lassen:

*Wenn es auch wahr ist, dass die Nichtchristen die göttliche Gnade empfangen können, so ist doch gewiss, dass sie sich* objektiv *in einer schwer defizitären Situation befinden im Vergleich zu jenen, die in der Kirche die Fülle der Heilsmittel besitzen.**

*Kongregation für die Glaubenslehre; Erklärung „DOMINUS IESUS" über die Einzigkeit und die Heilsuniversalität Jesu Christi und der Kirche, zit. n.: http://www.vatican.va/ roman _curia/congregations/cfaith/ documents/rc_con _cfaith_doc_20000806 _dominus- iesus_ge.html, Hervorhebung im Originaltext

Glaube, Irrglaube oder Aberglaube, Heiliger Ort oder bloße Kultstätte – wer will sich anmaßen, darüber zu befinden? Gemeinsam ist all diesen Plätzen, dass sie etwas Besonderes sind oder waren. Orte, an denen sich die Menschen einer

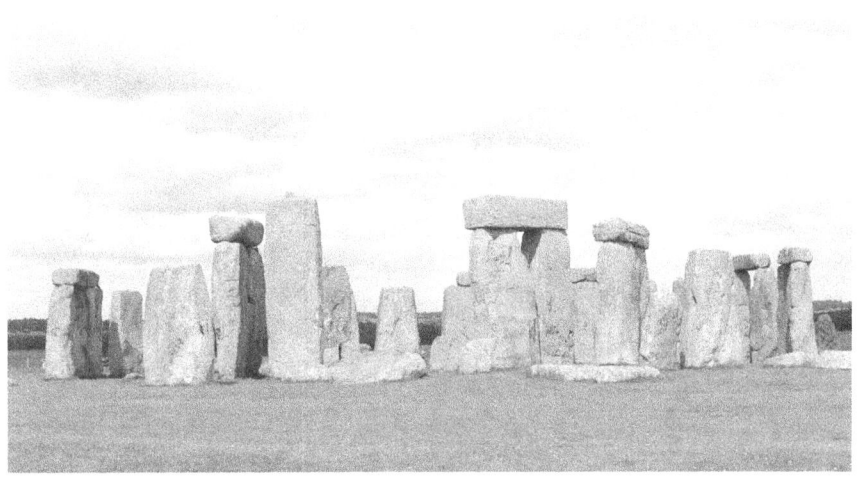

anderen, jenseitigen, göttlichen Welt näher fühlten;
Orte, an denen Heilung geschah; Orte, die Kraft
spendeten und die Gemeinschaft stärkten.

Wie schon im Abschnitt über die Macht der
Dinge (ab S. 49) angesprochen wurde, erfolgt die
Entstehung eines solchen besonderen Kraft- oder
Heilplatzes als wechselseitiger Prozess zwischen
dem *genius loci*, dem Geist des Ortes, und den Menschen, die an dieser Stelle ein besonderes, vielleicht
sogar wundersames Erlebnis haben und diese
Erfahrung weitertragen und so auch anderen die
Möglichkeit zuteil werden lassen, daran teilzuha-
ben. Ein „Kult" entsteht, aus der vielleicht auch
eine Religion erwachsen mag – wesentlich an dieser Stelle ist nur, dass der Ort geeignet ist, Glaubenskraft zu konzentrieren, weil die Menschen mit
oft sehr konkreten Hoffnungen und Wünschen
heranpilgern und ihre gesamte, oft vieltausendfa-
che Zuversicht und Sehnsucht in eine gelenkte
geistige Energie umwandeln. Diese Kraft kann
dann vieles bewirken – bis hin zu Wundern.

*Weltkulturerbe Stonehenge: Das Monument kann nicht mehr Bedeu-tung haben, als ihm beigemessen wird.* Foto: Stefan Kühn, Lizenz: GFDL

Bevor wir einen kleinen Streifzug zu verschiedenen Kultplätzen der näheren und weiteren Umgebung unternehmen, sei hier aber noch ein prominentes Beispiel für einen Kultplatz angeführt, der seiner ursprünglichen Funktion beraubt wurde und daher zu einer inhaltsleeren Jahrmarktsattraktion verkommen ist: Stonehenge.

## Verödung eines Kultplatzes

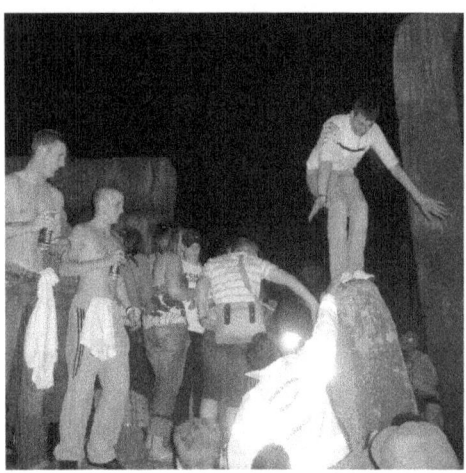

*Ein Steward der English Heritage Foundation versucht, einen betrunkenen Stonehenge-Partyjungen von der Entweihung des Ortes abzubringen – zum sichtlichen Amüsement seiner Saufkumpane. Vergebliche Liebesmüh': Spirituell gesehen ist Stonehenge wohl ein „lost cause".*
CC-BY-SA 2.0
Andrew Dunn

Die Geschichte des wohl berühmtesten Steinkreises der Welt reicht bis in das späte vierte Jahrtausend vor Christus zurück. Über 1.500 Jahre wurde das Monument ausgebaut, umgebaut und erhalten, um seiner Bestimmung gemäß verwendet werden zu können. Die historischen Belege sprechen dafür, dass es um 1.600 v. Chr. relativ plötzlich aufgegeben wurde. Annähernd 3.000 Jahre lang kümmerte sich nun niemand ernsthaft darum, erst im 18. Jahrhundert begannen erste archäologische Untersuchungen. Spätestens im 19. Jahrhundert begann Stonehenge, Touristenströme anzuziehen; in dieser Zeit soll es üblich gewesen sein, an die Besucher kleine Hämmer zu verleihen, damit sie sich ihr ganz persönliches Stück Stonehenge abschlagen und mit nach Hause nehmen konnten. Durch diese fragwürdige Praxis sollen die meisten der heute sichtbaren Beschädigungen entstanden sein.

Rund um Stonehenge ent-
standen bald diverse Kulte, die
sich in New Age-Manier der
eigenen, verschütteten esoterischen Wurzeln zu besinnen
versuchten. Namentlich Neo-
Druiden erkoren sich die Anlage zu ihrem wichtigsten Wallfahrtsort und veranstalteten
hier von 1972 bis 1984 ein
Musikfestival. Als es 1985 verboten wurde, kam es zwischen
den neokeltischen Adepten
und der britischen Polizei zu
handfesten Auseinandersetzungen. Im Jahr darauf wurde
die bronzezeitliche Anlage dem
UNESCO-Weltkulturerbe hinzugerechnet.

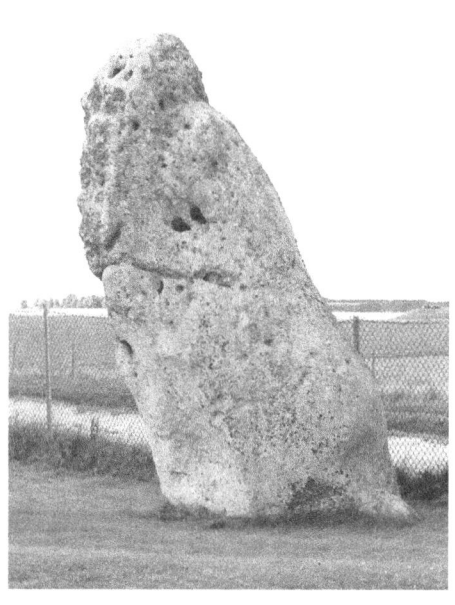

Der Heel-Stone
(Fersenstein) ist
nach dem lokalen
Sonnenaufgang zur
Sommersonnen-
wende ausgerichtet.
Foto: Stefan Kühn,
Lizenz: GFDL

Weiterhin zog der Steinkreis Schaulustige und
New-Age-Pilger in Scharen an; es kam zu zahlreichen Fällen von Vandalismus, weshalb man sich
schlussendlich genötigt sah, den Zugang strikt ein-
zuschränken. Das Gelände wurde umzäunt und
unter ständige Bewachung gestellt; insbesondere
an den keltischen Feiertagen und zu den Tagund-
nachtgleichen herrscht unter den Wachhabenden
Alarmstufe Rot. Kein normaler Besucher kann
seither die Anlage selbst betreten, es ist lediglich
gestattet, in gehörigem Sicherheitsabstand Besich-
tigungskreise zu ziehen. Die einzige Ausnahme
bildet die britische *Druids Society*, die Stonehenge
an zwei Tagen im Jahr, den Sonnenwenden, für
ihre Rituale benützen darf.

155

Dem Touristenstrom tat dies keinen Abbruch. Im Gegenteil: Ein groß angelegtes Besucherzentrum platzt mittlerweile schon wieder aus allen Nähten und soll von einem noch gigantischer dimensionierten Projekt ersetzt werden. Der Hauptgrund dafür, dass ein britisches Regierungskomitee dem prähistorischen Weltwunder das Attribut „nationale Schande" umhängte, ist aber die A303, eine viel befahrene Schnellstraße, die in beispielloser Unsensibilität unmittelbar neben das Monument gebaut wurde; wer vom Parkplatz bzw. dem Besucherzentrum zum Steinkreis will, kann sich entweder mit Tausenden anderen über eine Fußgängerbrücke wälzen oder versuchen, die vierspurige A303 todesmutig zu überqueren.

Weder das eine noch das andere rentiert sich: Auf jeder besseren Fotografie bekommen Sie mehr von Stonehenge zu sehen als direkt vor Ort. Aus der Entfernung, inmitten einer unübersehbaren Schar von Schnappschussjägern, lässt sich von der ganz speziellen Ausstrahlung des Ortes nichts erspüren.

Es gibt Pläne, die A303 zu verlegen und Stonehenge zu untertunneln; das wäre sicherlich der Stimmung zuträglich. Es ist aber zweifelhaft, dass sich dadurch Entscheidendes ändert. Stonehenge hatte einst enorme Bedeutung, doch diese Zeit liegt mehr als 3.000 Jahre zurück. Die kurzfristig angesetzten Versuche von Neodruiden und Co., das Monument erneut mit einem *genius loci* zu erfüllen, nehmen sich dagegen eher kläglich aus. Die schiere Masse an Menschen ist bei all dem weniger das Problem als die Geisteshaltung der Mehrzahl der Besucher: Solange fast alle Stonehenge als Fotohintergrund ohne tiefere Bedeutung betrachten, wird Stonehenge genau das sein – ein Fotohintergrund ohne tiefere Bedeutung.

Faktisch noch die geringste Rolle spielt dabei der Umstand, dass im Zuge von Restaurierungsarbeiten in den 1950ern und '60ern einige umgestürzte Steine wiederaufgerichtet und bei der Gelegenheit betoniert wurden – was manche zu der Behauptung veranlasste, Stonehenge habe mit dem Kultplatz von einst so gut wie nichts mehr zu tun und sei eine Art Disneyland für Prähistoriker. Dabei wird übersehen, dass Umbauten, Umsetzungen und Reparaturen im Laufe von vier Jahrtausenden andauernd vorkamen: Jede x-te Generation definierte das megalithische Monument für sich neu und nährte damit kräftig das Mana des Platzes. Sicherlich hat man sich dabei auch der jeweils modernsten Bautechniken bedient.

Eine Restaurierung, in der rechten Absicht durchgeführt, ist also tatsächlich eine Revitalisierung, wie das im Fachjargon des ökologischen Bauwesens gerne genannt wird, und keine Entwertung – selbst wenn Steinzeitliches mit Beton fixiert wird. Wird sie allerdings von vielen negativ gesehen, nützt die beste ursprüngliche Absicht nichts: Der Prozess, im Zuge dessen ein Kultplatz, ein heiliger Ort, entsteht, ist ein wechselseitiger, bedingt durch den Ort selbst und die dort konzentrierte Geisteskraft der Gläubigen. Wie so ein Ort entstehen kann, kann er jedoch auch wieder vergehen. Geht der Glaube an die Authentizität verloren, ergeht es dem Kultplatz nicht anders als den ausgestorbenen Göttern. Die Ironie dabei ist, dass ausgerechnet jene, die sich empört über

Stonehenge wurde im Laufe von Jahrtausenden immer wieder umgebaut; in der rechten Absicht gemacht nährt eine „Revitalisierung" das Mana.

157

Geschichtsfälschungen äußern und vorgeblich das echte, wahre Stonehenge bewahrt wissen wollen, am meisten zur Verödung des Kultplatzes beitragen.

## Kultige Plätze

UFO-Landeplatz, Warzenbründl und Herrgottsstein: Kautzener Legenden

Sagenhafte Orte und Führer dorthin sind mittlerweile Legion; in Österreich hat sich zum Beispiel das Waldviertel den Ruf, ein Hort der mystischen Geschehnisse und archaischen Kulte zu sein, erarbeitet und macht damit mittlerweile erfolgreich Fremdenverkehrswerbung. Die Landschaft eignet sich jedenfalls hervorragend dafür, geheimnisvoll zu wirken: Riesige Felsen, in deren Formen man je nach Fantasiebegabung so allerlei hineinlesen kann, standen über Jahrhunderte im Zentrum der Sagenbildung. Namentlich die Gemeinde Kautzen machte ihren kauzigen Namen zum Programm: Sie war wohl der einzige Ort auf der Welt, der sich zumindest halboffiziell zu einem UFO-Landeplatz bekannte. Sogar ganz offiziell war einst der *Platz des Skorpions*, zu dem die Gemeindewebsite mit folgenden Worten einlud:

*„Hochfrequenter Kraftplatz und spirituelle Begegnungsstätte für Menschen auf dem Weg zu einem ganzheitlichen Bewußtsein, Führungen sind möglich – Voranmeldungen erforderlich.“*

Wenn die Blackfoot-Indianer (S. 144) die Materialisierung von Geistwesen in bizarren Steingebilden erkennen können, warum dann nicht auch die Waldviertler?

158

Unterschiede gibt es natürlich schon. Der Grund dafür ist das katholische Christentum, das in der Region die bestimmende Religion ist. So heidnisch, archaisch und esoterisch der Platz des Skorpions auch sein mag, in dessen Zentrum haben die Waldviertler den christlichen Gott angesiedelt:

*Der HERRGOTTSSTEIN ist der Hauptstein der ganzen Gruppe; seine Schale ist mit nie austrocknendem Wasser gefüllt, welchem Heilwirkung bei Augenleiden nachgesagt wird. Auch dieser Stein befindet sich auf einer Sakralen Kreuzung.*

Jedoch: Das war einmal. Ein Online-Besuch in Kautzen im April 2014 ergab die völlige Entspiritualisierung der Gemeindeseiten. Ganz verschämt war gerade noch der Platz des Skorpions selbst zu entdecken: als eine Landmarke auf einer der angepriesenen Wanderrouten.

Auf das Thema Kraftlinien, Meridiansystem der Erde, Ley-Lines, Gitternetze usw. soll im Übrigen hier nicht eingegangen werden, aber selbstverständlich haben die Alten besondere (spirituelle, heilsame, wundertätige) Orte durch das vor Urzeiten noch allgegenwärtige *Gespür für die Erde* (so die wörtliche Bedeutung von Geomantie) ausfindig und für ihre jeweiligen Religionen, Glaubenssysteme und Kulte nutzbar gemacht. Das Christentum hat sich vielerorts über bestehende Riten gestülpt, nicht selten in einem buchstäblichen Sinn: Genau an den Stellen, an denen seit undenklichen Zeiten Andachten gehalten wurden und die geistige Dimension zu ihrem Recht kam, wurden die Kir-

Franz Jantsch: „Alle alten Kirchen sind an besonders strahlenden Plätzen erbaut."

159

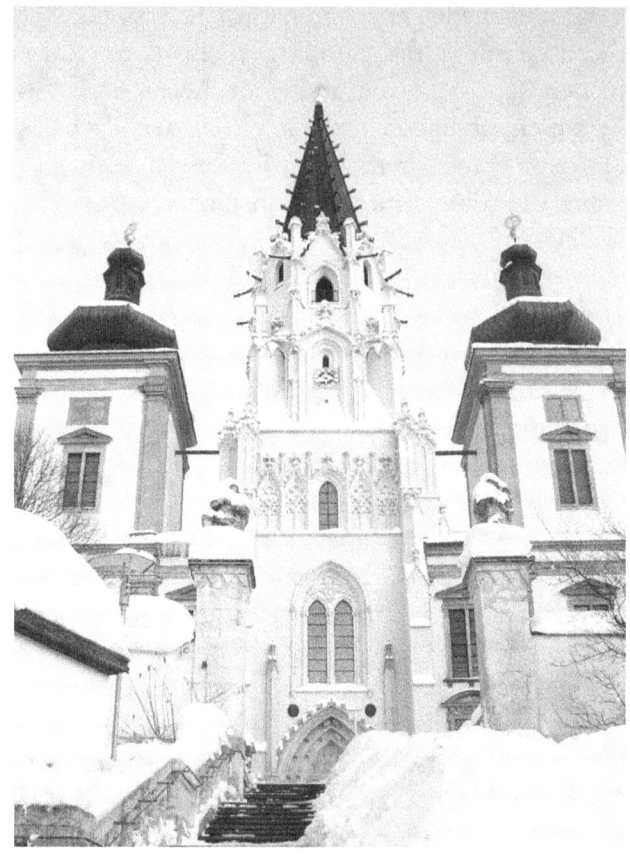

*Die Basilika von Mariazell, seit 850 Jahren das Ziel unzähliger hoffnungsvoller Pilger.*
Foto: Martin Ortner
Lizenz: GFDL

chen errichtet. Dr. Franz Jantsch, Pfarrer in Hinterbrühl und Autor etlicher Bücher über Kultplätze und Wallfahrtsorte, meint sogar: „Man kann ruhig sagen: Alle alten Kirchen sind an besonders strahlenden Plätzen erbaut."

Derselbe gibt ein Beispiel für eine Christianisierung ohne Kirchenbau: Er besuchte die Marienhöhe bei Ybbs an der Donau und entdeckte einen großen Menhir: „Von der Seite hat er zur Spitze hin eine ziemlich glatte eindeutige Spalte." Ein

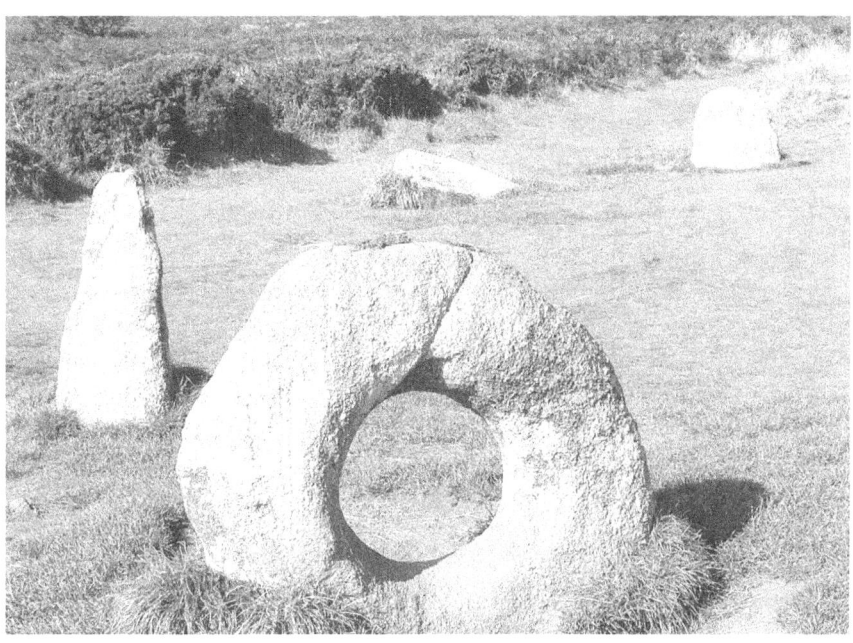

Bauer der Umgebung wurde befragt und erklärte, reichlich verlegen wirkend, der frühere Name der Gegend laute „Fotzenstein". Der Sage nach hätten dort zwei Brüder gestritten und der eine dem anderen eine „Fotze" (bayrisch und österreichisch umgangssprachlich für Ohrfeige) verpasst. Die eher matte Geschichte lenkte Franz Jantsch freilich nicht von der zweiten Bedeutung des Wortes „Fotze" ab: ein sehr derber Ausdruck für Vagina. Seine Schlussfolgerung:

*„Es handelt sich also um einen weiblichen Kultstein, und die christliche Umbenennung in Marienhöhe ist sinnvoll."*

Einem anderen weiblichen Stein verdankt der Wallfahrtsort Mariazell seine Entstehung. Etwa zwei

*Mên-an-Tol (Lochstein) in Cornwall. Den megalithischen Monumenten werden magische Kräfte nachgesagt: Dieser hier sollte von einer Frau bei Vollmond siebenmal rückwärts durchkrochen werden, um schwanger zu werden. Außerdem lindert er Rückenbeschwerden. CC-BY-SA 3.0 Bkroll*

Die Mariazeller
Ursprungslegende:
Durch göttlichen
Beistand öffnete
sich ein Spalt im
Felsen.

Kilometer unterhalb des Ortes befindet sich der „Ursprungsfelsen". Vor 850 Jahren soll ein Mönch namens Magnus ausgesandt worden sein, um den Prä-Mariazeller Heiden das Evangelium näher zu bringen. Laut Überlieferung exakt am 21. Dezember 1157 (man beachte: Wintersonnenwende, Wiedergeburt des Lichts) kam der Zug der Klosterbrüder jedoch vor einem gewaltigen Felsen zum Stillstand. Da nichts mehr weiterging, flehte Magnus um göttlichen Beistand und reckte dabei die mitgebrachte Marienstatue in die Höhe. Und das Wunder geschah: Unter Ohren betäubendem Getöse und begleitet von einem wunderbaren Lichtschein spaltete sich der Fels und ließ eine Öffnung frei, gerade breit genug um hindurchzukriechen.

Dahinter öffnete sich das Land zu einem weiten, von bewaldeten Berghängen umfriedeten Tal. Magnus stellte seine Madonna aus Lindenholz auf einen Baumstrunk und begann, das Wort Gottes zu verkünden; mit sofortigem Erfolg, denn die Maria entwickelte sich alsbald zum geistigen Mittelpunkt der ganzen Gegend. Man schützte die kleine Statue indem man eine hölzerne Zelle um sie errichtete: Maria in der Zelle – Mariazell war geboren.

Eine nette Ursprungslegende, die allerdings gehörig an Glaubwürdigkeit verliert, wenn man sich den „Ursprungsfelsen" anschaut. Der ist nämlich nicht halb so gewaltig, wie man nach Magnus vermuten würde, und vor allem: Man kann jederzeit drum herum gehen; ein himmlisches Wunder hätte es dazu wirklich nicht gebraucht. Die besondere Bedeutung dieses Steins muss also anders zu erklären sein.

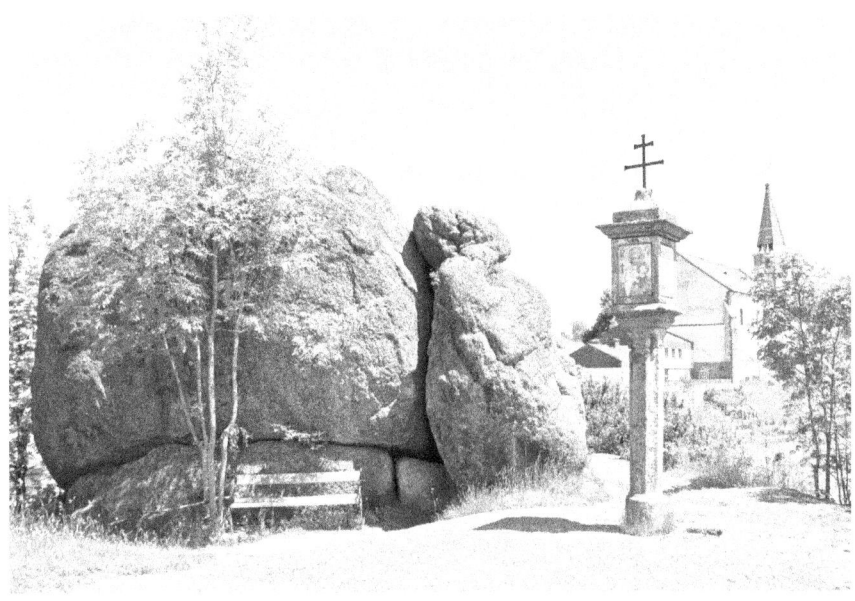

## Durch den Stein

Die Antwort ist in prähistorischen Zeiten zu suchen: sogenannte „Durchschlupfsteine" galten seit jeher als magisch, versprachen Heilung, Glück und Erfolg. Natürlich wurden sie weiblich gedacht, und laut Jantsch waren sie „ung´schrien und ung´schaut" zu bewältigen, das heißt also schweigend und ohne sich umzublicken, um die Magie wirksam zu machen. Ein bekanntes Beispiel ist die „Bucklwehluck´n" in St. Thomas am Blasenstein, einem kleineren Wallfahrtsort im östlichen Mühlviertel in Oberösterreich. Dort lehnen zwei Granitblöcke so aneinander, dass ein schmaler Durchschlupf entsteht. Das Durchzwängen soll sich für manche schon fatal ausgewirkt haben: Der Spalt verengt sich und hat bereits den einen oder anderen allzu intimen Freund der Schweinsbraten-und-

*Durchschlupf- oder Lochsteine werden seit alters her als symbolische Geburtskanäle betrachtet.*
*„Bucklwehluck'n" in St. Thomas am Blasenstein.*

Knödel-Küche wie einen Hummer in der Reuse festgehalten. Ein Fall für die Freiwillige Feuerwehr...

Nichtsdestotrotz wird es immer wieder versucht: Die Berührung des Steins gilt als heilig und heilsam, wie der Name schon sagt. Ins Hochdeutsche übertragen würde das steinerne Wahrzeichen „Rückenschmerzlücke" heißen, und genau deshalb wird gerne „durchg´schlupft". Jantsch hat beobachtet, dass dies, warum auch immer, alle von Osten aus tun. Wem es gelingt, der kann sich frei von Schuld, Rheuma und Rückenleiden wie neugeboren fühlen.

### Mariazeller Energien

Seit 1350 wird über Mariazeller Wunder(heilungen) Buch geführt.

Jantsch untersuchte natürlich auch die Mariazeller Gegend energetisch und stellte fest, dass es zum unteren Durchkriechstein, dem „Ursprungsfelsen", ein Gegenstück gibt, nämlich das oberhalb der Wallfahrtskirche sprudelnde „heilige Bründl", heute der Ort der Brunnenkirche. Genau in der Mitte zwischen den beiden uralten Kultstätten und exakt auf einer Strahlungslinie, hat der legendäre Mönch Magnus seine Lindenholz-Madonna abgestellt. Dort ist heute das Zentrum der Mariazeller Marienverehrung.

Die früheren Baumeister wussten eben, was sie taten; die Kunst, die Energie von Kraftplätzen zu erspüren und Gebäude so zu errichten und auszurichten, dass sie diese Energie womöglich noch kanalisierten und verstärkten, war in Europa bis ins Barock lebendig. Der letzte, der nach geomantischen Prinzipien baute, war Antoni Gaudí (siehe

Bild der Sagrada Familia S. 61). Heute erlebt die Geomantie wieder einen Aufschwung, nicht zuletzt dank des exotischen Umwegs über die chinesische Variante, das Feng Shui.

In Mariazell wurde jedenfalls ganze Arbeit geleistet: Die Häufigkeit, mit der dort Wunder(heilungen) geschahen, war so groß, dass seit 1350 ein eigenes Mirakelbuch geführt wird, um nicht die Übersicht zu verlieren. Bildgewaltige Zeugnisse der wundersamen Ereignisse liefern der Große und der Kleine Mariazeller Wunderaltar, die in der *Alten Galerie* des *Landesmuseums Joanneum* in Graz untergebracht sind. Wenn auch Reinhard Habeck es für das eigentliche Wunder von Mariazell hält, dass die Magna Mater Austriae (die Große Mutter Österreichs), zu der die kleine hölzerne Marienstatue des legendären Mönchs Magnus geworden ist, tatsächlich die Jahrhunderte unbeschadet überstanden hat und die Pilger in Scharen anzieht.

Die Strahlkraft des Marienheiligtums ist so groß wie noch nie: Mariazell ist im Rahmen der Kooperation *Shrines of Europe* mit der Crème de la Crème der kontinentalen Marienwallfahrtsorte verbunden, mit Lourdes in Frankreich, Fatima in Portugal, Tschenstochau in Polen, Loreto in Italien und Altötting in Deutschland.

Im Jubiläumsjahr 2007 (850 Jahre zuvor fand Magnus der Legende nach den Weg ins Tal) überschritt die Zahl der Pilger nach Mariazell die Millionengrenze. Beim Besuch von Papst Benedikt XVI. am 8. September erhielt der Wallfahrtsort eine der höchsten kirchlichen Auszeichnungen für besondere Verdienste um den katholischen Glauben, die Goldene Rose (auch Tugend- oder Papst-

*Laut Reinhard Habeck das eigentliche Wunder von Mariazell: die Anziehungskraft. 2007 überschritt die Pilgerzahl die Millionengrenze.*

rose). Sie wird seit fast 1.000 Jahren einmal im Jahr angefertigt und an Herrscher und Herrscherinnen, Städte, Kirchen oder eben Wallfahrtsorte verliehen. (Altötting kam im Jahr darauf an die Reihe.)

### Notre-Dame de Chartres

In mancherlei Hinsicht außergewöhnlich ist die Kathedrale von Chartres. Sie wurde an einer Stelle errichtet, an der bereits in vorchristlicher Zeit die *Virgo Partitura* (Jungfrau, die gebären wird) verehrt worden war und ist dementsprechend der Maria geweiht. Auch aus christlicher Sicht hat sie eine sehr lange Geschichte: Der Ort Chartres ist seit dem 4. Jahrhundert Bischofssitz.

1194 verwüstete ein Brand die damalige Kirche so gründlich, dass man sich sofort zu einem kompletten Neubau entschloss. Nur 26 Jahre später war das Bauwerk vollendet; eine für damalige Verhältnisse überaus kurze Bauzeit. Vergleichbare Kirchenbauten benötigten sonst kaum weniger als ein Jahrhundert, um gegen statische, technische und finanzielle Probleme in den Himmel zu wachsen. Als einzige Marienkathedrale wurde Chartres ohne jede Unterbrechung errichtet: Monarchen aus ganz Europa beteiligten sich daran. Warum gerade dieses Bauwerk in einem 2.000-Seelen-Städtchen erwählt wurde, gibt bis heute Rätsel auf. Sehr zur Motivation vor Ort beigetragen hatte jedenfalls ein Wunder im streng christlichen Sinne: ein unerwartetes, unglaubliches, Kraft und Hoffnung gebendes Ereignis, das als Zeichen von Gott verstanden wurde. Es bestand darin, dass die heilige Reliquie von Chartres den verheerenden Brand

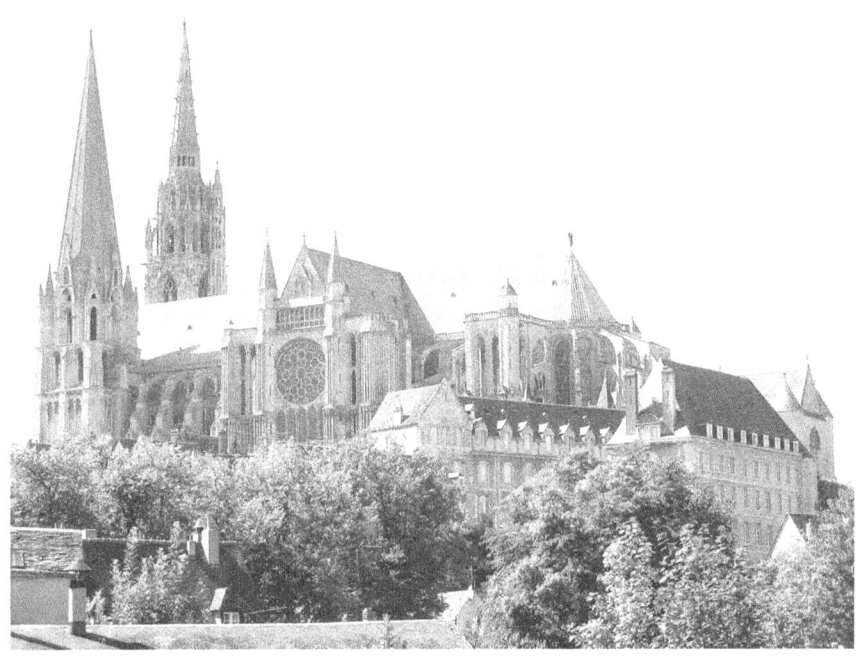

unbeschadet überstanden hatte. Da es sich dabei um ein Seidentuch aus der Zeit um Christi Geburt handelt, wahrlich erstaunlich. Maria soll es getragen haben, als ihr vom Erzengel Gabriel die Geburt des Herrn angekündigt wurde.

Nach der Errichtung des Bauwerks wurde an der endgültigen Fertigstellung der Glasfenster und Skulpturen noch rund vierzig Jahre, bis 1260, weitergearbeitet. Dafür darf der heutige Besucher sich über das Wunder freuen, dass sich beinahe alle der 176 Fenster seit 750 Jahren in bestem Zustand befinden. Das Bauwerk selbst und die Statuen und Portale sind ebenfalls in unverfälschter, gotischer Reinkultur zu erleben.

Die Atmosphäre der Kathedrale zieht sofort in ihren Bann: Durch beinahe 2.000 m² bunte Fens-

*Urbild der hochgotischen Kathedrale: Notre-Dame de Chartres (Welterbe seit 1979). Obwohl dem im Verhältnis zur Größe des Bauwerks viel zu kleinen Ort bald das Geld ausging, wurde die Kathedrale ohne Unterbrechung in Rekordzeit errichtet.* CC-BY-SA 3.0 Honge

terfläche strömt Licht herein, je nach Tageszeit zwischen violett und einem tiefen ultramarinblau, dem berühmten Chartres-Blau, changierend. Ein spezieller Lichteinfall ist es auch, der Notre-Dame de Chartres mit weitaus älteren Glaubensinhalten in Verbindung bringt: Zur Sommersonnenwende fällt zu Mittag ein Lichtstrahl durch ein Loch im Südfenster auf eine Steinplatte im Inneren, die durch einen Metallzapfen gekennzeichnet ist.

Die Gesamtausrichtung des Bauwerks fällt ebenso aus dem Rahmen: Die Kirche ist nicht wie sonst üblich entlang einer Ost-West-Achse orientiert, sondern nahezu exakt entlang einer Nordost-Südwest-Achse. Was unter anderem den praktischen Effekt hatte, dass sich die wenigen Bauteile, die den Brand von 1194 überstanden hatten, nun nahtlos in die gesamte Anlage einfügten.

Wie sich seinerseits die Notre-Dame de Chartres in eine weit größere Struktur einfügt. Dr. Sonja Ulrike Klug zitiert in ihrem Buch „Kathedrale des Kosmos" einen Kollegen:

War der Bauort entscheidend, um mit anderen Notre-Dame-Kathedralen das Sternbild der Jungfrau auf Erden abzubilden?

*Die „Notre-Dame"-Kathedralen von Bayeux, Rouen, Amiens, Laon, Reims, Paris, Chartres und Evreux bilden, wie Louis Charpentier festgestellt hat, das Sternbild der Jungfrau auf der Erde ab."*

Sofort fühlt man sich an den Platz des Skorpions im Waldviertel erinnert; auch dort ist ja die Lage der Findlinge ein Ebenbild des himmlischen Sternbildes. In Sachen Chartres könnte diese Annahme erklären, wieso dieser überdimensionierte Prachtbau dort entstand, wo er entstand: Er war Teil eines weit größeren Plans. Die Templer

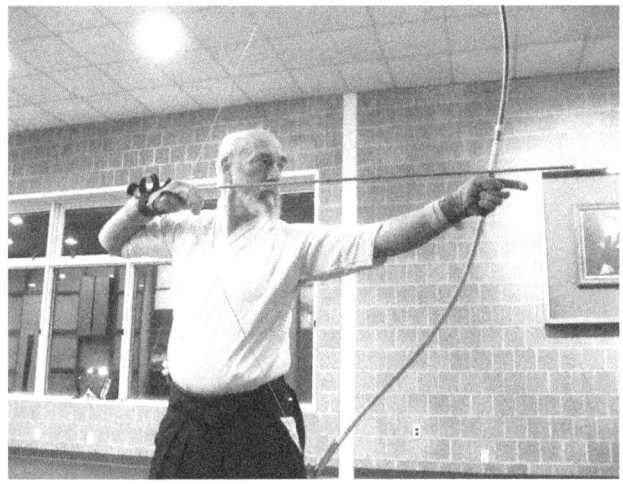

*Kyudo, der Weg des Bogens. Spirituelle Entwicklung gleicht dem Beschreiten eines Weges. Das kann buchstäblich oder im übertragenen Sinn zu verstehen sein.*

sollen ihre reichen Hände im Spiel gehabt haben… Aber zurück zur Kathedrale.

Weithin bekannt und nichts, was gemeinhin mit dem Christentum in Verbindung gebracht wird, ist das Labyrinth am Boden inmitten des Kirchenschiffs. Zahlenmystiker werden hier noch fündiger als im übrigen Gebäude, das in seinen Maßen ebenfalls voller geheimnisvoller Bezüge auf noch geheimnisvolleres Wissen steckt. Im Mittelalter wurde es auch als „Straße nach Jerusalem" bezeichnet und auf Knien abgerutscht, womit die grundlegende Funktion des verschlungenen Pfades schon deutlicher wird. Seit prähistorischen Zeiten symbolisieren Labyrinthe den Lebensweg, der verwinkelt ist und verworren scheint, in Wahrheit jedoch stetig auf einen Mittelpunkt zusteuert. Das Zentrum, die Selbsterkenntnis, so die tröstliche Botschaft, wird von jedem erreicht – nötig dafür ist lediglich, lange genug den Weg zu beschreiten. Die Kathedrale versinnbildlicht nicht

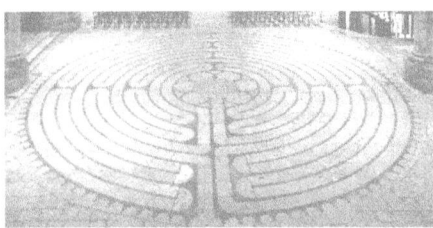

*Das Labyrinth der Kathedrale von Chartres besteht aus 365 weißen und 273 schwarzen Steinen. 365 bezieht sich auf den Sonnenkalender, 273 auf den Mondzyklus: 10 Mondmonate oder 39 Wochen mal 7 Tage=273 Tage dauert eine Schwangerschaft. Die Kathedrale versinnbildlicht nicht nur den Weg zum Göttlichen, sondern stellt selbst einen Einweihungsweg dar: Labyrinthe sind zwar verschlungen, führen aber auf einem einzigen Weg zum Ziel.*

nur den Weg zum Göttlichen, sondern stellt selbst einen Einweihungsweg dar.

Spirituelle Traditionen werden gerne mit dem Beschreiten eines langen Weges verglichen; im asiatischen Raum bezeichnet „Do", die gemeinsame Silbe von allerlei Disziplinen wie Ju-Do, Ken-Do oder Kyu-Do, nichts anderes als „Wege" in unterschiedlicher Gestalt.

Das buchstäbliche Beschreiten eines Weges (das wäre auf japanisch dann – Achtung, Kalauer! – der Do-Do...) dient ebenfalls der spirituellen Entwicklung. „Willst du mehr über die Mysterien erfahren, beginne zu gehen!", lautet z. B. eine Empfehlung nordamerikanischer Indianer. Aborigines sprechen von einem Walkabout. Muslimen ist die Hedschra, der Gang zur Kaaba in Mekka, als religiöse Pflicht auferlegt. Christen pilgern.

## Am Weg nach Santiago

Eine der traditionellsten Pilgerreisen der Christenheit führt ins nordwestspanische Santiago de Compostela, wo der Apostel Jakobus der Ältere seine letzte Ruhestätte gefunden haben soll. Nachdem es einige Zeit eher ruhig zugegangen ist, erfreut sich das Pilgern im Allgemeinen und im Speziellen nach Santiago wieder stark wachsender Beliebtheit. Die Versprechungen sind gewagt: Im Stift Zwettl wird im Rahmen der Dauerausstellung „Wers glaubt, wird selig?" das Pilgern als ehrsame Angelegenheit mit hohem Wunderpotenzial präsentiert. Per Audio-Guide bekommt man auch ein

Referenzwunder erzählt, das es mit den haarsträubendsten Heiligenlegenden des tiefsten Mittelalters locker aufnehmen kann.

### Das Hühnerwunder

*Einst pilgerte ein deutsches Ehepaar in Begleitung seines Sohnes nach Santiago de Compostela. Im Ort Santo Domingo kehrten sie in einen Gasthof ein, um sich zu stärken und dort die Nacht zu verbringen. Die Wirtstochter aber, ein verführerisches junges Weibsbild, machte sich an den noch reinen Jüngling heran und versuchte ihn zu sich ins Bett zu bekommen.*

*Der junge Mann blieb indes standhaft und verweigerte der Tochter des Hauses jeden sündhaften Dienst. Daraufhin schwor das Mädchen bittere Rache; in der Nacht stahl es sich klammheimlich in die Kammer des Jünglings und versteckte einen goldenen Becher in dessen Sachen.*

*Am nächsten Morgen, die drei Pilgerer waren gerade im Begriff, ihren Weg wieder in Angriff zu nehmen, stellte sich ihnen der Wirt in den Weg und beschuldigte sie des Diebstahls, wie es ihm seine Tochter versichert hatte. Das Gepäck wurde durchsucht, der Becher gefunden und der unschuldige Junge kurzerhand an den Galgen gehängt. Die Eltern waren dem Vernehmen nach recht geschockt (was verständlich wäre), allerdings hatten sie sich nicht nennenswert zur Wehr gesetzt. Da ihnen nichts anderes einfiel, setzten sie ihre Pilgerreise fort.*

*Endlich in Santiago angekommen, gingen sie sofort zum Reliquienschrein des Jakobus und flehten dessen Gebeine um Beistand an: Das Leben ihres Sohnes solle ihnen zurückgegeben werden.*

*Voller Hoffnung machten sie sich wieder auf den Heimweg, und tatsächlich hatte Jakobus sein Bestes getan und bei*

Der keusche Junge wird vom wollüstigen Weib hintergangen. Nichts ist gefährlicher als eine verschmähte Frau...

**36 Tage lebendig am Galgen! Wers glaubt, wird selig?**

*Gott ein Wunder erwirkt (oder nach anderer Überlieferung das Wunder selbst vollbracht). Wie auch immer: Ihr Sohn hing zwar noch immer am Galgen, aber er lebte! Nach 36 Tagen!*

*Nun, Ordnung muss sein und Vorschrift ist Vorschrift, jedenfalls schnitten die beiden ihren vermutlich recht schwer atmenden Sprössling nicht einfach vom Galgen, sondern gingen zum Richter, um ihm von dem Wunder zu berichten und ganz offiziell dessen Freilassung zu erwirken. Der Richter saß gerade beim Mittagstisch, es gab gebratenes Huhn, und war über die Störung nicht sonderlich erfreut. Außerdem glaubte er den beiden kein Wort: „Ha!", sagte er. „Da erwacht ja eher mein Brathuhn zu neuem Leben als euer Sohn!"*

*Wer bis hierher gelesen hat sei gewarnt: Es gibt kein Erbarmen. Ja, das Wunder ist tatsächlich geschehen, das Huhn ist vom Teller aufgesprungen und davongeflogen und endlich durften die frommen Eltern ihren verloren geglaubten Sohn wieder in die Arme schließen.*

**Das Endziel jeder geistigen Suche ist die Erleuchtung – die Rückkehr in den paradiesischen Zustand vollkommener Verbundheit.**

Ob der Glaube an einen solchen Schmonz wirklich zum Erreichen der Seligkeit beitragen kann, darf bezweifelt werden. Aber über Geschmack lässt sich bekanntlich nicht streiten und außerdem ist es der Erleuchtung egal, wie man sie erlangt. Glücklicherweise scheint ja für jeden Gusto etwas dabei zu sein: Heidnische Kultstätten mit christlichem Zuckerguss, christliche Wallfahrtsorte mit tief verborgenen prähistorischen Wurzeln, Kathedralen, die selbst einen Entwicklungsweg darstellen, sagenhafte Bräuche …

Irgendwie suchen doch alle die Erlösung bzw. Erleuchtung (oder wollen gerettet werden oder sich selbst retten), und heilige Plätze und Jahrtau-

172

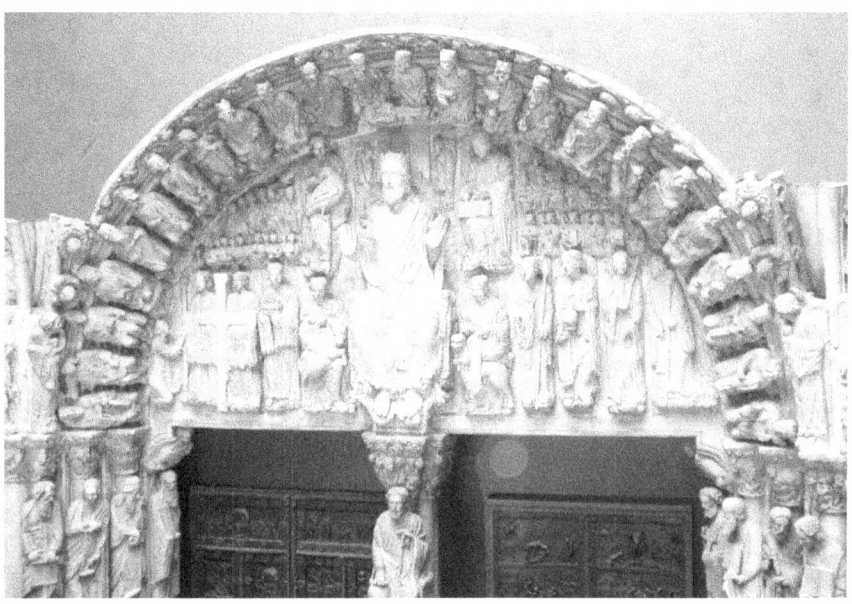

sende alte Kultstätten sind bestens geeignet, den Mysterien des geistigen Lebens näher zu kommen. Sich als Teil des Ganzen zu erfahren, ist die eigentliche Bedeutung von Religion: *religio* bedeutet Rückbesinnung, an einen paradiesischen Zustand nämlich, in dem nichts und niemand voneinander getrennt existierte.

Wem dies gelingt, der vollbringt wahrlich ein Wunder.

*Ein ganz und gar irdisches Wunder: Teil des Pórtico de la Gloria der Kathedrale von Santiago de Compostela, vor 1188 von Meister Mateo in Granit gemeißelt. Ein Meisterwerk für die Ewigkeit, zumindest nach menschlichen Maßstäben.*

173

# Teil 2

## Wunderwesen

## Heiligkeit und Heilige

„Heile, heile Gänschen, wird alles wieder gut…" –
etwas heil machen ist zwar ein wenig aus der
Sprachmode gekommen (heutzutage wird lieber
saniert), bezogen auf lebendige Wesen ist „heilen"
aber unbestritten Wort Nummer eins. „Heil" zu
sein bedeutet „unbeschädigt, unverletzt, gesund"
zu sein; die Wortgeschichte fügt noch hinzu: ganz.
Man denke an die Frage: „Was fehlt dir?" „Heilung" wird so wortwörtlich zu einer „Ganzma-
chung" eines Menschen. Der Gesundheitsbegriff
der Altvorderen scheint sogar über jenen der Welt-
gesundheitsorganisation noch hinausgegangen zu
sein:

Heil machen
bedeutet wörtlich
ganz machen;
sanieren, das „Hei-
len" toter Dinge, ist
eine Ableitung vom
lateinischen Wort
für heilen.

*„Gesundheit ist ein Zustand vollkommenen körperlichen,
geistigen und sozialen Wohlbefindens und nicht allein das
Fehlen von Krankheit und Gebrechen."* (WHO, 1946)

Das „geistige Wohlbefinden" schließt explizit eine
ganz und gar unschulmedizinische, rein subjektive
Dimension mit ein; wahre „Heilung" umfasst(e)
indes noch mehr: Das Wort „Heil" hatte immer
auch kultische, religiöse Bedeutung, und jemanden
zu heilen meinte deshalb auch immer, ihn an die
universale Ganzheit im ursprünglich religiösen
Sinn heranzuführen, der Rückbesinnung auf den

177

paradiesischen Zustand der Vollkommenheit im „Ein und Alles". Diese Zusammenhänge finden sich keineswegs nur im Deutschen: die englischen Begriffe *whole* (ganz) und *holy* (heilig) haben ebenfalls dieselben Wurzeln. Das spanische *sano* bedeutet in völliger Übereinstimmung mit der deutschen Wortbedeutung „gesund, heil, ganz, unbeschädigt".

**Heilung wurde einst fast immer mit einem Wunder gleichgesetzt.**

Ein solcher Zustand ist natürlich ein großes Glück, das man sich trotz des Hitlergrußes noch immer auf diese Weise wünscht: „Petri Heil!" oder „Berg Heil!". Dieses Heil umfasst auch den Wunsch nach Rettung, so sie erforderlich sein sollte. Früher wurde das ganz selbstverständlich als etwas Wunderhaftes verstanden: Der inhaltliche Ausgangspunkt des Heils kann „mit ‚magisch bedingtes Glück, Segen' definiert werden." (Pfeifer).

Ein Heiler ist demnach in der ursprünglichen Wortbedeutung jemand, der Wunder wirkt, hat er doch die Macht, „magisch bedingtes Glück" zu schenken. Hier sind jedenfalls auch die Wurzeln des Ärztekults zu finden und der noch nicht gänzlich ausgestorbenen ärztlichen Selbsterhebung zu „Göttern in Weiß".

„Heilige" ragen sogar noch darüber hinaus, sie sind „erhaben über alles Irdische, unantastbar, von Gottes Geist erfüllt, gottgeweiht" (Pfeifer). Sie werden verstanden als Menschen, die sich „im permanenten Zustand der Gnade" befinden, „erleuchtet" sind oder auch „ganz nah bei Gott". Der Skeptizismus konnte natürlich nicht umhin, auch das Unantastbare zu hinterfragen und zu bemäkeln, weshalb sich z. B. die „heile Welt" ausgesprochen naiv anhört und *santo* im Spanischen nicht nur einen Heiligen, sondern umgangssprachlich auch einen Einfaltspinsel bezeichnet.

In den romanischen Sprachen ist es offensichtlich, aber auch die germanischen heiligen Wortwurzeln sind Übersetzungen aus dem Lateinischen. Hier zeigt sich, dass dem Wort eine gewisse Doppelmoral in die Wiege gelegt ist:

*Sanctus*, der mit Abstand häufigste heilige Begriff, hat viele positive Bedeutungen: unverletzlich, geweiht, ehrwürdig. Außerdem kann es als „keusch" oder „fromm" verstanden werden sowie als „unsträflich". Letzteres führt zum Verb *sancio*, von dem *sanctus* abgeleitet ist, und das dem Ganzen einen weltlichen, vertraglichen Touch im Sinne von „unverbrüchlich machen" gibt. Oder es meint – Gesetzbuch gezückt – strafen bzw. (bei Strafe) verbieten. Im Hintergrund der Gott (dem Universum, dem All-Eins, der kosmischen Lebensintelligenz) gefälligen Heiligkeit lauert hier die ganz und gar irdische Ordnungsmacht. Daran erinnern auch die Redewendung „den Sanktus geben" sowie natürlich die Sanktionen, die seit den Friedensverhandlungen nach dem Ersten Weltkrieg als „Strafandrohungen" zu verstehen sind. (Im Kirchenlatein meint eine Sanktion übrigens

In den lateinischen-Begriffen für Heiligkeit schwingen auch Sanktionen sowie Recht und Ordnung mit.

179

eine dogmatische Verordnung, die in der Form eines Ediktes herausgebracht wird.)

Das zweite wichtige lateinische Wort in diesem Zusammenhang ist ebenso aufschlussreich. *Sacer* bezeichnete das, was der göttlichen Macht gehört oder von ihr erfüllt ist. *Sacerdos* war ein(e) Priester(in). Wer mit einem herzhaften „sakrisch" oder „sakra" seinem Ärger Luft macht, begeht jedoch keine Blasphemie, sondern befindet sich sprachhistorisch gesehen auf Linie: *sacer* konnte genausogut verfluchen bedeuten wie weihen oder opfern. Hier wird das unverfälscht gute und gänzlich vollkommene Heilige plötzlich mit einem ethischen Makel behaftet. Kann das Heilige auch böse sein? Oder wird hier darauf angespielt, das gute, weiße Magie nach denselben Prinzipien funktioniert wie böse, schwarze Magie?

*Heiligkeit beinhaltet meist auch eine große Machtfülle – die auch zum Bösen missbraucht werden kann.*

Es ist wohl eher so, dass hier die Macht des Heiligen besonders deutlich wird – eine Macht, die der geheiligte Mensch, der aller Gottesnähe zum Trotz immer noch Mensch ist, eben so oder so ausüben kann. Vor Missbrauch sind selbst überirdische Wesen nicht gefeit: Die gefallenen Engel unter dem Oberbösewicht Luzifer personifizieren aus der Sicht der katholischen Kirche das Böse schlechthin.

Das Schlusswort dieses kleinen sprachhistorischen Rundgangs sollen die Sakramente bilden. *Der kleine Stowasser*, das in Österreich seit 1894 (!) gebräuchliche lateinisch-deutsche Schulwörterbuch, übersetzt das von *sacer* abgeleitete *sacramentum* wie folgt:

*I. 1. Strafsumme, Haftgeld [von den Parteien im Zivilprozeß als Kaution erlegt] 2. Prozeß, Prozeßführung II. 1. Diensteid, Treueeid 2. Eid 3. Kriegsdienst* (Wien 1979)

Das soll hier und jetzt nicht weiter kommentiert werden; ein global und über Jahrhunderte sagenhaft erfolgreiches Unternehmen wie die römisch-katholische Kirche kann ohne straffe Strukturen sicherlich nicht entstehen und sich schon gar nicht so lange behaupten. Etwas weniger „eingeschworene Gemeinschaft" und etwas mehr mitfühlende Geistlichkeit in Bezug auf die Fundamente des täglich gelebten Christentums, den Heiligen Sakramenten, wäre aber vielleicht doch wünschenswert gewesen... Hinzuzufügen ist noch, dass die obige Übersetzung sich auf den antiken römischen Gebrauch bezieht; später schränkte sich die Bedeutung im Wesentlichen auf die Weihe zum Kriegsdienst ein (Stichwort „Heiliger Krieg"). Im kirchenlateinischen wurde mit dem Ausdruck *sacramentum* in erster Linie ein religiöses Geheimnis umschrieben.

Strafsumme, Prozess, Dienst- und Treueeid, Kriegsdienst: die Bedeutungen von *sacramentum* im antiken Rom.

## Heilige sind überall

Gott nahe stehende, vorbildhafte Menschen finden sich in jeder geistlichen oder spirituellen Tradition des Planeten. Und sie werden auch überall verehrt, sogar im Islam, dessen orthodoxe Theologie das streng genommen verbieten würde. Weil

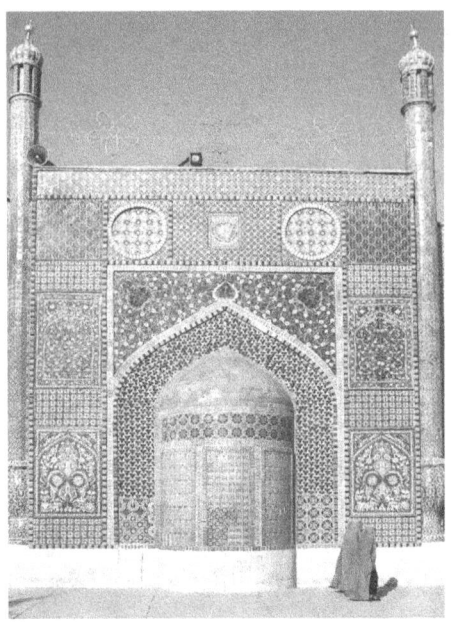

*Im Islam ist die Ver-
ehrung von Heiligen
ein umstrittenes
Thema – es gibt sie
aber dennoch.*

das so ist sorgt das Thema Heilige unter Muslimen seit Mohammed auch immer wieder für heftige Auseinandersetzungen.

Als erster genoss Ali ibn Abi Talib Heiligenverehrung: er war ein Schwiegersohn des Propheten, einer der ersten Konvertierten und der letzte der *Rechtgeleiteten Kalifen*. Mit ihm begannen auch die Streitereien: Seine Anhänger wollten eine Szene miterlebt haben, in der Mohammed öffentlich Ali als seinen designierten Nachfolger bestimmt hatte; aus dieser Gruppe entwickelten sich die Shiiten. Eine etwa gleich große Gruppe bestritt rundheraus, dass dieses Ereignis je stattgefunden habe, und machte sich – erfolgreich – für einen anderen Gefährten des Propheten stark. In dieser Tradition stehen die Sunniten, die sich zur größten muslimischen Konfession entwickeln sollten.

Ali wird von den Schiiten für seine Weisheit und seine außerordentliche literarische Begabung gerühmt. Der Überlieferung nach soll der Prophet Mohammed gesagt haben: „Ich bin die Stadt der Weisheit, Ali aber ist ihr Tor." In der Anerkennung solcher Aussagen ist sich die Mehrheit aller Muslime einig, umso gespaltener ist man bezüglich ihrer Bedeutung. Alis Kritiker werfen ihm vor, ein schlechter, weil allzu entschlussschwacher Politiker gewesen zu sein. Dies ungeachtet der unbewiese-

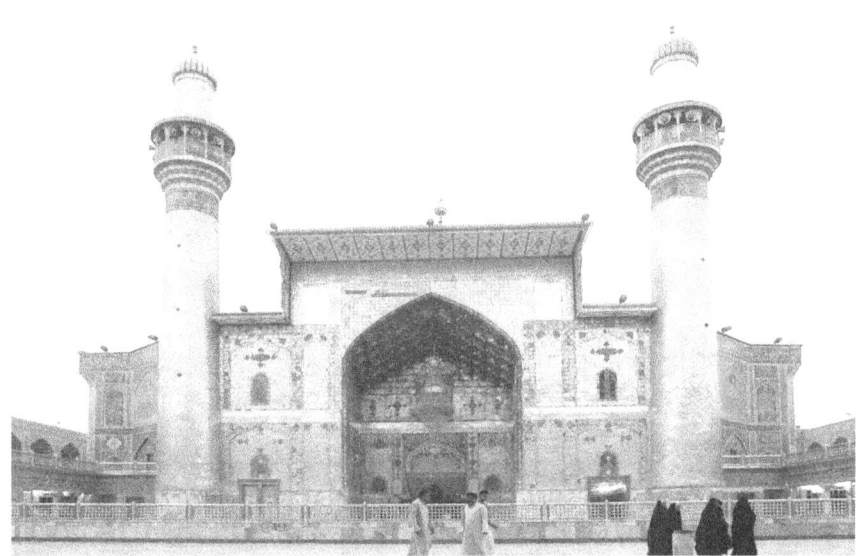

nen Behauptung, er habe etwas mit der Ermordung des dritten Kalifen zu tun gehabt, nach dessen Tod er dieses Amt übernahm. Historisch gesichert ist, dass Ali einige Schwierigkeiten hatte, seine Herrschaft zu sichern, und im Jahr 661 seinerseits einem Attentat zum Opfer fiel.

Folgerichtig waren für die Shiiten auch Alis Söhne der Heiligenverehrung würdig, während orthodoxe sunnitische Gruppen jede Art der Heiligenverehrung ablehnen; weniger strikte Sunniten kennen hingegen z. B. al-Chadir („der grüne Mann"), eine als heilig angesehene Sagengestalt.

Abseits dieser dogmatischen Auseinandersetzungen entwickelte sich unter den Gläubigen ein Heiligenbild, das jenem des Christentums sehr ähnlich ist: Es ist davon geprägt, dass Heilige („Freunde Allahs") Fürsprecher und Mittler zwi-

*In der Imam-Ali-Moschee im irakischen Nadschaf wird mehrheitlich das Grabmal Alis vermutet. Sie ist eines der wichtigsten Heiligtümer des shiitischen Islam und bildet das theologische Zentrum dieser Richtung des Islam.*
U.S. Navy photo by Photographer's Mate 1st Class Arlo K. Abrahamson, public domain.

*Auch das orthodoxe Judentum ist kein großer Fan von Heiligenverehrung, worum sich die Volksfrömmigkeit aber keinen Deut schert. So wird etwa David, der archetypisch ideale König (der dennoch in der Bibel auf einzigartig differenzierte und menschliche Weise charakterisiert wird), wie ein Heiliger verehrt. Allerdings nicht Michelangelos David in Florenz, sondern der am Königsgrab in Jerusalem bestattete.*
Foto: Rico Heil, Lizenz: GFDL

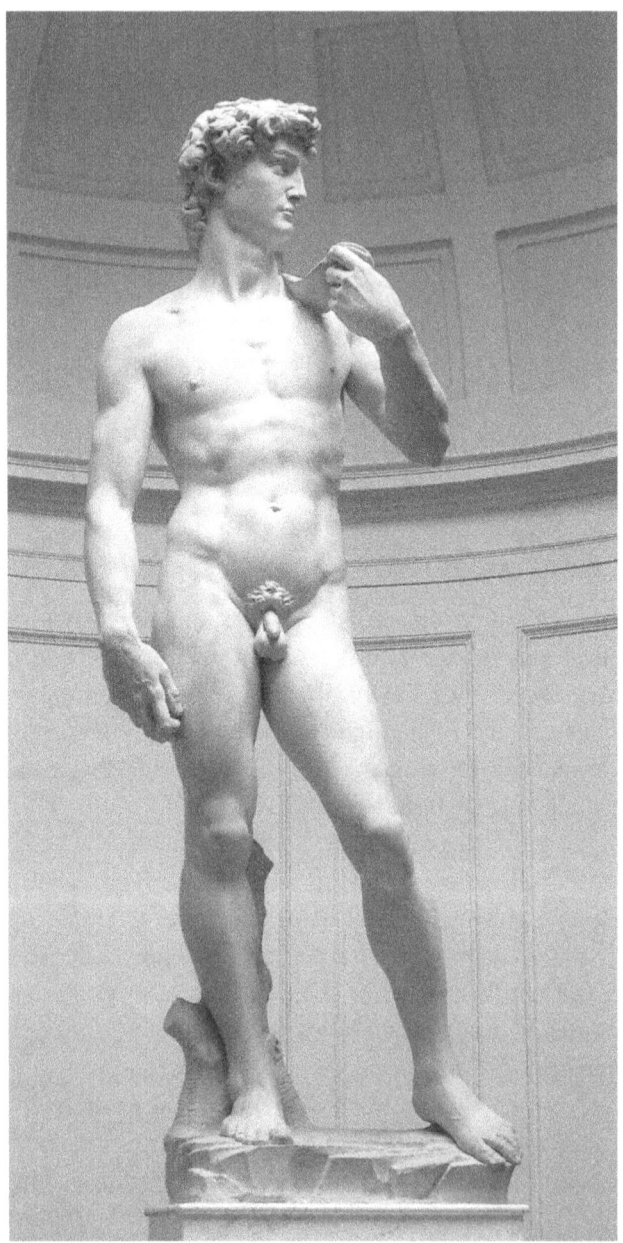

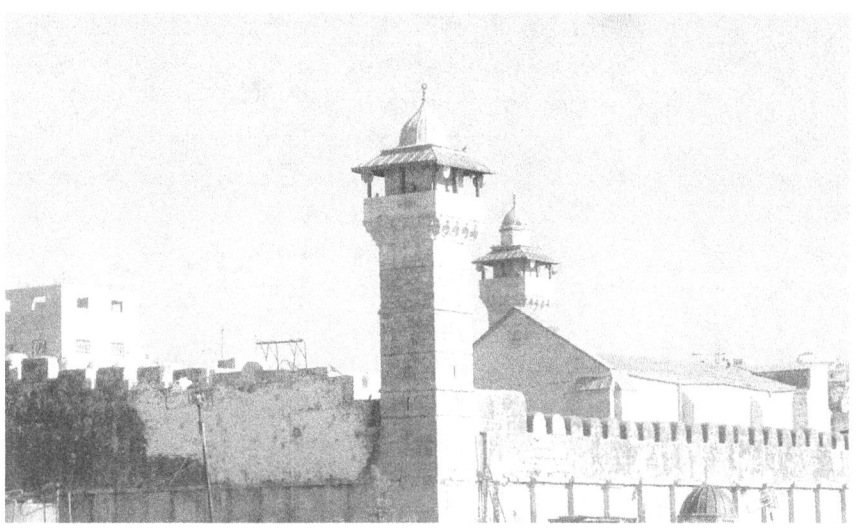

schen den Gläubigen und dem verborgenen Allah sind, Wunder erwirken können und als Wächter des Glaubens gelten. Ihre Grabstätten sind Wallfahrtsorte, die von den Pilgern als Kraftquelle gesehen werden, aus der die spirituelle Energie (*baraka*) des Heiligen fließt.

## Heiligkeit im Judentum

Auch das orthodoxe Judentum steht der Heiligenverehrung zurückhaltend gegenüber: Gott gilt ja als die alleinige Quelle der Heiligkeit. Aber wie im Islam entwickelte sich die Verehrung von Heiligen aus der religiösen Praxis von selbst, namentlich durch Gläubige, die zu den Gräbern von für heilig gehaltenen Vorvätern pilgerten.

Speziell die Verehrung der Propheten wurde auch von offizieller Seite geduldet; spätestens seit den makkabäischen Aufständen wuchs auch das

*Das Grab der israelitischen Erzväter Abraham, Isaak und Jakob sowie deren Frauen in Hebron ist für Juden und Muslime eine gleichermaßen heilige Stätte. Dennoch ist Hebron alles andere als ein Ort religiösen Friedens, vielmehr seit Jahrhunderten von Juden, Christen und Muslimen blutig umkämpft.*
Hwilde, public domain.

185

Verständnis für das Konzept des Martyriums. Seit der Spätantike entwickelte sich in der Volksfrömmigkeit ein regelrechter Gräberkult um Grabstätten besonders frommer Juden, oft wurden sogar Synagogen über oder in der Nähe eines Grabes erbaut. Besonders im osteuropäischen Judentum, dem Chassidismus, genoss der „Zaddik" allergrößte Wertschätzung. Der Zaddik war im Alten Testament ein rechtschaffener Mann, in späteren Schriften wie dem Talmud wurde daraus eine Person, die in Fragen der Gerechtigkeit sogar über die Befolgung der Gesetze Gottes hinausging. Im Mittelalter bürgerte sich schließlich Zaddik als Bezeichnung für sehr fromme Anhänger des jüdischen Glaubens es, denen eine außergewöhnliche Nähe zu Gott nachgesagt wurde. Der Chassidismus fügte dem noch die Mittlerrolle zu Gott hinzu; Zaddik waren lebende Heilige voller Wunderkräfte, aber auch geschätzte Ratgeber und ganz einfach der geistliche Mittelpunkt der Gesellschaft. Im Lauf der Zeit wurde daraus ein erbliches Amt.

*Wallfahren zu Heiligengräbern ist ein wichtiges Element gelebter Religiosität im modernen Judentum.*

Im modernen Judentum hat sich das Wallfahren zu Heiligengräbern als wichtiges Element gelebter Religiosität erhalten. Prominente Beispiele für jüdische Wallfahrtsziele sind die Grabhöhle der Erzeltern in Hebron, das Grab des in Hebron gesalbten Königs David und das Grab des kabbalistischen Rabbiners Schimon ben Jochai in Meron.

## Heiligkeit in Indien

Im Zentrum des Heiligenverständnisses auf dem indischen Subkontinent steht das persönliche Beispiel: Menschen, die sich durch unermüdliche Disziplin, Askese oder Meditationspraktiken zu einem höheren Bewusstseinszustand entwickelt haben, dienen anderen als Vorbild an Heiligkeit. Dies gilt besonders für den Hinduismus, der beinahe so vielgestaltig wie sein Pantheon ist. Eine genauere Definition ist deshalb schwierig, aber bedeutende religiöse Persönlichkeiten wie Shankara (ein hinduistischer Lehrer des 8. Jahrhunderts) oder Ramakrishna (Hindu-Mystiker des 19. Jahrhunderts) genießen volksfromme Verehrung. In ebenso hohem und durchaus ähnlich religiösem Ansehen steht aber auch die große Seele, Indiens Befreier von der britischen Herrschaft, Mahatma Gandhi.

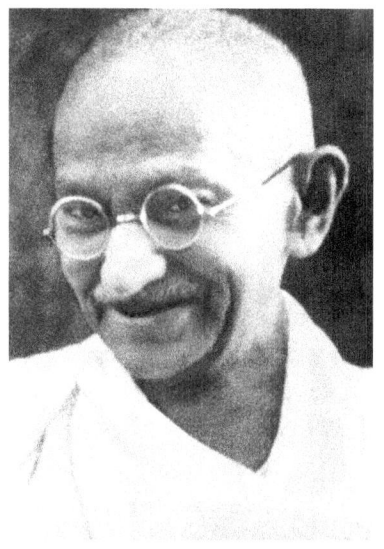

*Mahatma Gandhi ist ein leuchtendes Vorbild für die unbezwingliche Kraft des Willens, der Gewalt nicht nötig hat, und wird in Indien wie ein Heiliger verehrt. Das Porträt stammt aus den 1930er-Jahren.*

Auch der Titel „Heiliger Vater" ist in Indien nicht unbekannt: „Baba" ist ein geläufiges Hindu-Wort für „Vater", „Sai" bedeutet auf persisch „heilig". Der erste Sai Baba war ein Sufi-Heiliger, Fakir und Guru aus Shirdi, der vor allem in Mumbai die Überwindung der Kluft zwischen Hinduismus und Islam anstrebte: „Ich schaue auf alle mit dem gleichen Auge", soll er gesagt haben. Shirdi Sai Baba heilte mit heiliger Asche und soll zahllose Wunder vollbracht haben. Sein größter Verdienst ist sein unermüdliches, wenn auch vorerst erfolgloses Bestreben, die Anhänger verschiedener Religionen zu versöhnen; damit begründete er eine Tradition, in der heute etliche Sais stehen. Das prominenteste Beispiel ist sicherlich Sathya Sai

187

Sai Baba bedeutet wörtlich „Heiliger Vater".

Sai Baba sagt: Wenn Du ein Christ bist, sei ein guter Christ. Wenn Du ein Moslem bist, sei ein guter Moslem. Wenn Du ein Jude bist, sei ein guter Jude. Wenn Du ein Hindu bist, sei ein guter Hindu. Wenn Du ein Buddhist bist, sei ein guter Buddhist. Religionen bekämpfen sich nicht gegenseitig, sondern unterstützen einander, wenn man sie gut lebt.

Baba, der angab, die Reinkarnation von Sai Baba selbst zu sein. (Es gibt allerdings auch einen spirituellen Führer namens Bala Sai Baba, der sich dieselbe Ehre zugesteht).

Sathya Sai Baba behauptete, er könne Vibhuti (heilige Asche) und kleine Objekte wie goldene Ringe oder Früchte „materialisieren". Er gab an, er erschaffe diese Dinge aus dem Nichts und lehnte es ab, dies näher untersuchen zu lassen. Seine Anhänger berichten von spektakulären Wundern, die sie auf Sai Baba zurückführen, von Krankenheilungen, Bilokation oder Hellsehen. Augenzeugen berichten, Sathya Sai Baba habe sich in eine Frau umwandeln können. Sai Baba selbst bezeichnete diese Dinge als „Visitenkarten" und betonte, dass seine Liebe zu den Menschen viel wesentlicher sei. Am 9. September 1960 hatte er prophezeit, noch „59 Jahre länger in dieser sterblichen menschlichen Form" zu existieren. Er starb allerdings am 24. April 2011, 84-jährig, an Herzversagen, also etwa acht Jahre früher.

Als Reinkarnation von Shirdi Sai Baba setzte Sathya Sai Baba dessen Werk fort; er selbst gehörte keiner Religion an und legte Wert auf die Feststellung, dass er auch keine neue gegründet habe. Seine Botschaft lautete: Akzeptanz aller Religionen als Wege, um das Eine (Gott) zu realisieren. Die Welt ist Illusion (Maya), nur Gott ist real, weil nur die Ganzheit real ist. Er lehrte die Bedeutung selbstloser Liebe und der Mithilfe für andere und stand für Gewaltlosigkeit ein.

Dem stehen teils extreme Vorwürfe gegenüber, die von gefälschten Wundern bis zu sexuellem Missbrauch selbst von Minderjährigen reichen und den Guru sogar mit Mord in Verbindung bringen. Clemens Kuby jedenfalls hat das Erzeugen der heiligen Asche selbst gefilmt und konnte trotz genauestem Zeitlupenstudium keinerlei Trickserei erkennen; er hält es für einen echten Beweis der Macht des Geistes über die Materie. Noch weit eindrucksvoller ist seine Geschichte eines Freundes namens Marc, für den Sai Baba einen Goldring mit einem riesigen Diamanten materialisierte; der Ring passte perfekt (was keineswegs immer der Fall ist), machte den Träger aber nicht glücklich. Zum einen deshalb, weil er ein Symbol für jene

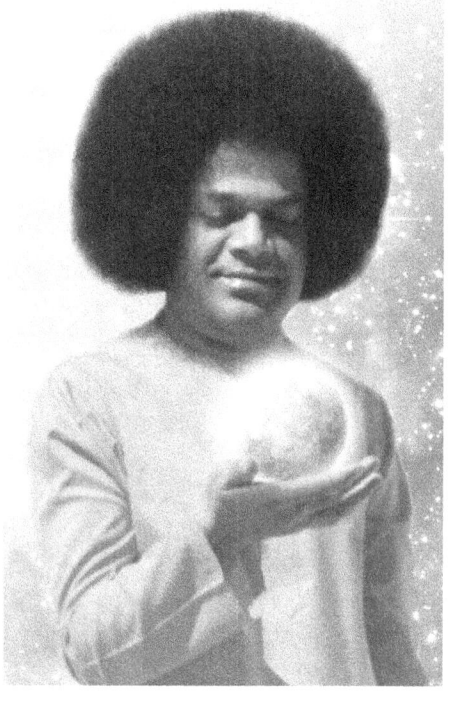

Reinheit darstellt, die SSB Marc verordnete und damit deutlich machte, dass er um dessen Drogensucht Bescheid wusste. Zum anderen, weil sich von diesem Moment an stets eine Menschentraube um den sehr groß gewachsenen Marc versammelte, um den Diamanten mit der Stirn zu berühren. Nach wenigen Tagen holte Sai Baba Marc deshalb noch einmal zu sich, um die Probleme mit dem Ring zu klären:

*„Marc nimmt den Ring ab und gibt ihn Sai Baba. Der hält den Ring zwischen Zeigefinger und Daumen vor sich, und nach ein paar Sekunden absoluter Konzentration pustet er den Diamanten kräftig an. Aus dem Diamanten*

*Sathya Sai Babas Gefolgschaft geht in die Millionen; darunter findet sich Prominenz wie Atal Bihari Vajpayee, der ehemalige Premierminister Indiens, oder der Ex-Präsident des Subkontinents, A. P. J. Abdul Kalam.* Bild: SSB-Kalender 2007

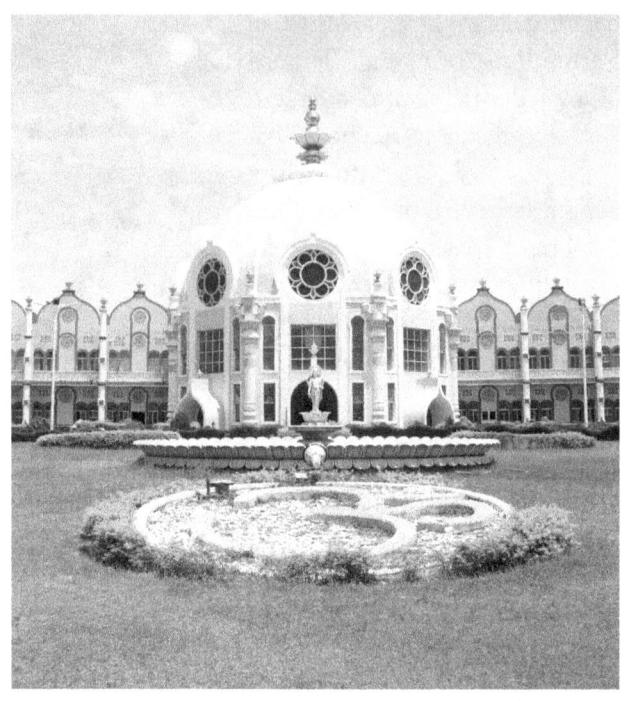

*wird ein Kranz von neun bunten kleinen Edelsteinen – jeder einzelne sauber in Gold gefasst. Sai Baba gibt Marc den Ring zurück mit den Worten: ‚Jetzt kannst du ihn tragen.'*

*Marc, selbstbewusst, wie er sein kann: ‚Da fehlt doch ein Stein?' In der Tat, eine der neun Goldfassungen ist leer. Sai Baba nimmt den Ring zurück, schaut ihn sich noch mal an und sagt: ‚Den Stein hast du schon.'"*

Wie konnte Sai Baba wissen, was Marc jetzt siedendheiß einfiel – dass er vor Wochen in Paris einen kleinen Smaragd gefunden hatte, den er in Geld für Drogen umsetzen hatte wollen? Tatsächlich fügte sich dieser Stein, wieder zurück in Paris, perfekt in die leere Fassung. Das Wichtigste aber:

190

Marc wurde nie wieder rückfällig, blieb fortan clean und konnte auch seine Ehe retten.

Was die schweren Vorwürfe des sexuellen Missbrauchs anbelangt: Sathya Sai Baba wurde deshalb nie belangt; in Indien ist er faktisch sakrosankt, so dass der bloße Besitz SSB-kritischer Schriften genügt haben soll, um einen Verweis aus seinem Ashram zu erhalten und die Polizei gegen sich aufzubringen. Seine Anhänger können in den Anwürfen ohnedies nichts anderes als eine Schmutzkübelkampagne erkennen. Die Website www.saisathyasai.com z. B. bezeichnet sich als Pro-Sai-Seite über die Anti-Sai-Stimmen und geht penibel auf jeden Vorwurf ein, der je gegen Sathya Sai Baba erhoben wurde. Konkurrenzseiten wie www.exbaba.com werden nicht müde, immer neue Zeugenaussagen zu veröffentlichen, die SSB schwer belasten.

Dieses Buch ist nicht der geeignete Rahmen, um in die Diskussion um SSB einzusteigen; die Anwürfe wegen sexuellem Missbrauch wurden immerhin von den USA ernst genug genommen, um 2001 eine einschlägige Warnung für US-Touristen vor einem „religiösen Führer" in Andhra Pradesh (dem indischen Bundesstaat, in dem sich das Ashram SSBs befindet) herauszugeben, in der von den Vorwürfen berichtet wird. 2004 wurde dann bestätigt, dass mit dem „religiösen Führer" Sathya Sai Baba gemeint ist. Beweise gegen den religiösen Führer ohne Religion gibt es jedoch keine, und seine Devotees (Anhänger) verehren ihn deswegen um nichts weniger. Millionen Menschen auf der ganzen Welt gilt er als Avatar unseres Zeitalters. (Das Sanskrit-Wort „Avatar" bezeichnet die

Wie alle außergewöhnlichen und charismatischen Menschen ruft Sai Baba nicht nur Begeisterung, sondern auch heftigsten Widerstand hervor.

Inkarnation göttlichen Bewusstseins auf Erden; so gesehen ist in der katholischen Welt der jeweils aktuelle Papst der Avatar, schließlich ist er „Stellvertreter Gottes auf Erden" – wenn auch von einem ganz und gar irdischen Kardinalskollegium dazu ernannt.)

„Sein" Bundesstaat, Andhra Pradesh, verordnete jedenfall nach seinem Ableben eine viertägige Staatstrauer und ließ den Sai mit einem Staatsbegräbnis bestatten: Für die einen die einzig richtige Vorgangsweise, für die kritischen indischen Rationalisten der letzte Beweis dafür, wie stark SSB das politische System Indiens korrumpiert hatte.

**Für bis zu 20 Millionen Menschen ist das Urteil unumstößlich: Sai Baba ist die Inkarnation göttlichen Bewusstseins auf Erden.**

Interessant ist in diesem Zusammenhang eine Beobachtung von übergeordneter Bedeutung: Heilige sind in der Regel alles, nur keine „normalen" Leute. Wer Extrem-Askese oder Hardcore-Meditation betreibt, wer mit seiner Persönlichkeit Millionen in seinen Bann zu ziehen vermag, wer durch nichts in der Welt von einem einmal eingeschlagenen Weg abzubringen ist, wer um seiner Überzeugung willen bereit ist, Schmerzen, Folter und Tod auf sich zu nehmen und in größerer Nähe zum Göttlichen lebt als der Durchschnitt wird in aller Regel das genaue Gegenteil von politischer Korrektheit versinnbildlichen; insofern sicher kein Zufall, dass ausgerechnet der Nabel der politisch korrekten Welt, die USA, sich bemüßigt fühlte, vor Sathya Sai Baba zu warnen. Was man in „Gods own country" wohl empfinden würde, wenn jemand Jesus der Päderastie bezichtigte? Und abgesehen von solch bösartigen Behauptungen: Jesus hatte, wie jeder mächtige und heilige Mensch, eine Menge mächtiger und unheiliger Neider und Feinde.

192

## Du bist Buddhist

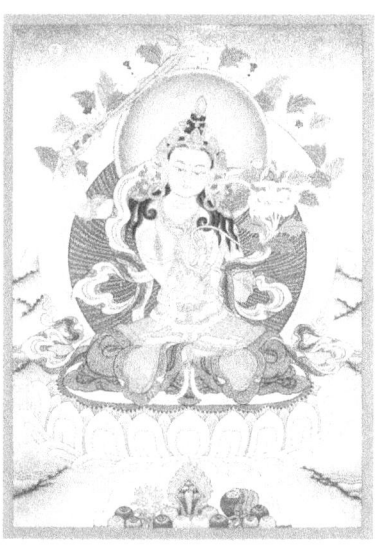

Das buddhistische Äquivalent zu einem Heiligen ist der Bodhisattva, ein weiteres Wort aus dem Sanskrit mit der Bedeutung „erleuchtetes oder erwachtes Wesen". Sie haben die höchste Erkenntnis erlangt und den „Buddha in sich" gefunden. Traditionell verehrte Bodhisattvas werden auch gerne als Buddhas bezeichnet; so kennt etwa der japanische Buddhismus dreizehn Buddhas, die jeweils bestimmte Aspekte des Lebens verkörpern – im Wesentlichen wie in einem Pantheon. Tatsächlich sah sich der Buddhismus in Japan sehr bald genötigt, die traditionellen Göttervorstellungen mit ihrer Lehre in Verbindung zu bringen, woraus sich diese synkretistischen Überwesen entwickelten.

Im Mahayana-Buddhismus sind acht große Bodhisattvas bekannt, unter ihnen auch Manjushri; stellvertretend sei hier der oben abgebildete Vajrapani genannt. Er wird besonders im tibetischen Buddhismus verehrt und soll sich aus dem indischen, Blitze schleudernden Kriegs- und Regengott Indra entwickelt haben.

Die meisten buddhistischen Schulen unterscheiden grundsätzlich zwischen irdischen und überirdischen Bodhisattvas. Beide stehen den Menschen auf ihrem Pfad der Befreiung bei; während die überirdischen dabei jedoch mehr an antike Gottheiten oder christliche Heilige erinnern, sind irdische Bodhisattvas Menschen, die sich aus dem

*Der Buddha oder Bodhisattva Manjushri verkörpert Weisheit, Wissen und Lernen. Seine Attribute sind das Buch (hier auf der Blüte liegend, die aus seiner Hand erwächst) und das Schwert. Eine interessante Analogie der Symbole: Die scharfe Waffe steht auch im westlichen Tarot für Logik und Verstand. Abbildung aus einem taiwanesischen Tempel.*

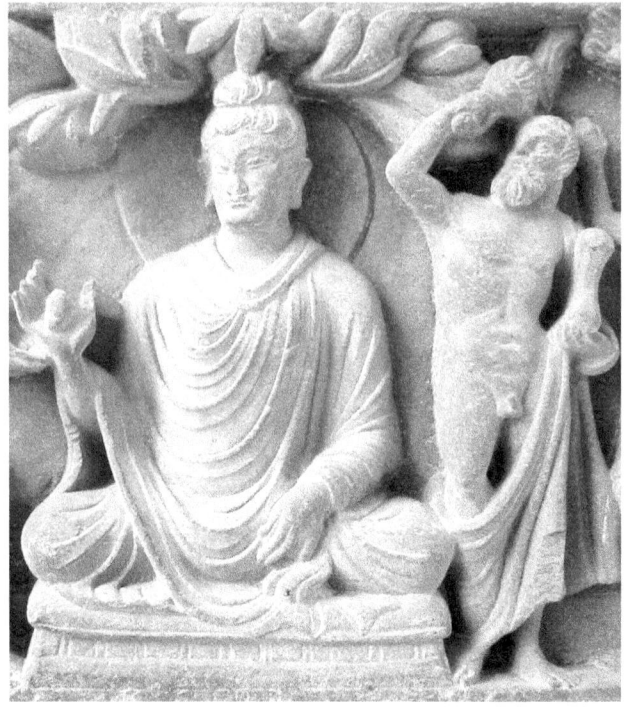

Kreis der Wiedergeburten bereits befreien konnten, sich jedoch aus Mitgefühl und Güte zu weiteren Inkarnationen entschlossen haben. Sie stehen für den Kern der Bodhisattva-Philosophie, in dem die Hilfe für andere über die Hilfe für sich selbst gestellt wird.

Ein solcher lebender Bodhisattva ist der Dalai Lama, das weltliche und geistige Oberhaupt der tibetischen Exilregierung. Im tibetischen Buddhismus gilt er als Verkörperung von Avalokiteshvara, dem (überirdischen) Bodhisattva des universellen Mitgefühls. Man ist sofort geneigt, diese Auffassung zu teilen, wenn man sich vergegenwärtigt, dass der XIV. Dalai Lama im Jahre 2009 ein

194

unfassbares „Jubiläum" beging: 50 Jahre gewaltloser Widerstand gegen einen übermächtig scheinenden Gegner. In dieser Zeit kein einziges Mal von seinen Überzeugungen abgewichen, sondern im Gegenteil unermüdlich den Menschen beigestanden zu sein, obwohl an Gegenleistung zu Gunsten Tibets herzlich wenig zu erhalten war, ist verblüffend, erbaulich und unglaublich – mit einem Wort, ein wahres Wunder. Auch wenn Tenzin Gyatso das selbst ganz anders sieht. Der *Süddeutschen Zeitung* erklärte er, er könne keine Wunder wirken. „Ich bin nur ein kleiner älterer Herr, der von seinem Grundrecht Gebrauch macht, seine Meinung zu sagen", lautete die Begründung. Wenn er das tut, sind Worte des Mitgefühls und der Weisheit zu hören über „Werte, die jeder anständige Mensch bejaht" (Nelson Mandela). Drei Zitate sollen das verdeutlichen:

Über den Sinn des Lebens:

*„Der eigentliche Sinn unseres Lebens besteht im Streben nach Glück. An welche Religion man auch glaubt, jeder hält Ausschau nach etwas Besserem im Leben. Ich glaube, dass Glück durch die Schulung des Geistes erlangt werden kann."*

Hilf den andern, dann hilfst du dir selbst:

*„Man kann sich selbst nicht helfen, wenn man nicht den anderen hilft. Wir sind alle miteinander verbunden, und niemand kann nur sein eigenes Glück verwirklichen. Wenn*

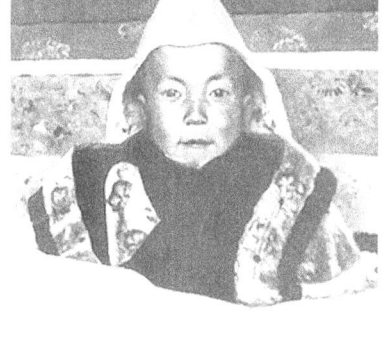

*Tenzin Gyatso, der 14. Dalai Lama, übernahm sein Amt 1940 im Alter von viereinhalb Jahren. Seine Regierungszeit endete nach herrschender Geschichtsauffassung 1959 mit der Annexion Tibets durch China. Seit bald 50 Jahren steht er der tibetischen Exilregierung und damit dem geistigen Widerstand seines Volkes vor. 1989 würdigte der Westen sein unermüdliches Streben nach Frieden und Gewaltverzicht mit dem Nobelpreis.*

Worte der Weisheit
des Dalai Lama:

„Der Sinn des
Lebens besteht im
Streben nach
Glück."

Kluge Egoisten
helfen anderen.

„Für mich stellen
Liebe und Mitgefühl
eine universelle
Religion dar."

*wir Egoisten bleiben wollen, sollten wir wenigstens intelligente Egoisten sein: Helfen wir den anderen!"*

Über Religionen und Glaube:

*Für mich stellen Liebe und Mitgefühl eine allgemeine, eine universelle Religion dar. Man braucht dafür keine Tempel und keine Kirche, ja nicht einmal unbedingt einen Glauben, wenn man einfach nur versucht, ein menschliches Wesen zu sein mit einem warmen Herzen und einem Lächeln, das genügt.*

Dem Dalai Lama wird nachgesagt, von der Bedeutung von Ritualen und Symbolen überzeugt zu sein und regelmäßig Antworten mittels Orakeln zu suchen (was ihn zu einem traditionell denkenden Tibeter macht; in kaum einem anderen Land der Erde werden so selbstverständlich und regelmäßig Orakelbefragungen durchgeführt. Es gilt als töricht, auf diese verlässlichen Hilfsmittel zur Gestaltung einer glücklichen Zukunft zu verzichten.). An die Existenz „übernatürlicher Fähigkeiten" glaubt er allerdings nicht. Das mag überraschen, ist doch gerade Tibet aus westlicher Sicht der Inbegriff des Mystischen. Seit dem Roman *Lost Horizon* (James Hilton, 1933) existiert das Bild vom Shangri-La, einer Art spirituellem gelobtem Land, und daran anknüpfend entstand der Mythos vom weißen Lama: Westler, die nach Jahren der Lehre am Dach der Welt zu erleuchteten Kriegern oder Weisheitslehrern geworden sind und in ihre Heimat zurückkehren, um ihrerseits zu lehren oder gegen das Böse zu kämpfen. (Der populärste Vertreter dieser Gattung ist wahrscheinlich *Batman*.)

196

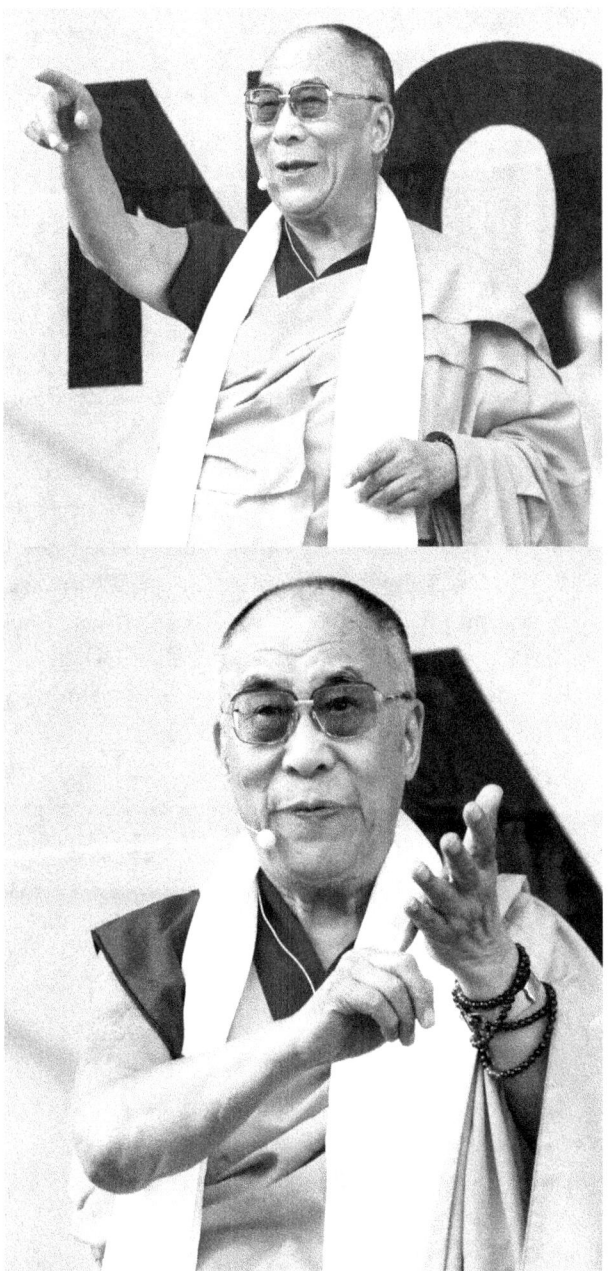

Die politische Verantwortung für (Exil-)Tibet gab der Dalai Lama 2011 ab, dennoch führt er seinen lächelnden Widerstand fort: hier bei der „Europe for Tibet Solidarity Rally" 2012 in Wien. Dabei gab es angesichts hunderter, in China verbotener Tibet-Flaggen auch Anekdotisches zu hören: In jungen Jahren war der Dalai Lama zu Gast beim Großen Vorsitzenden Mao, der ihn fragte, ob Tibet eine Fahne habe. Auf seine bejahende Antwort hin nickte Mao und sagte: „Das ist gut. Es ist wichtig, dass man eine Fahne hat. Halten Sie daran fest." Somit erteilte Mao höchstpersönlich ihm die Erlaubnis, das Staatszeichen zu tragen ... CC 3.0 Wolfgang H. Wögerer

Was ist aber mit den zahlreichen Wundern, die zu vollbringen tibetische Mönche in der Lage sein sollen? Hier, an diesem geheimnisvollen, Gott nahen Ort, in dem Mönche die eisigsten Winter überstehen, indem sie ihre Körpertemperatur durch reine Geisteskraft auf Überlebensniveau halten; als Beweis dafür, diese Fähigkeit zu beherrschen, wird Adepten mitten im Winter ein nasses Wolltuch um den nackten Körper gelegt. Sobald sie es, bei Temperaturen bis zu -40° C, kraft ihrer konzentrierten Energie getrocknet haben, sind sie als Mönche initiiert. Die behaupteten Wunder tibetischer Lamas gehen aber noch weit darüber hinaus: Astralreisen (also die bewusste und willentliche Trennung von Körper und Geist/Seele) sind Standard, Levitation soll dazu gehören (die Überwindung der Schwerkraft), Psychokinese (das Bewegen von Gegenständen durch Gedankenkraft) und Teleportation (zeitlose Überwindung von Distanz).

*Astralreisen, Psychokinese, Teleportation – tibetischen Mönchen werden wahre Wunderkräfte nachgesagt.*

Alles ein westlicher Mythos? Gerhardt W. Schuster, Religionswissenschaftler, Ethnologe und Tibet-Spezialist, der schon mehrere große Ausstellungen zum Thema organisiert hat, ist anderer Meinung und beruft sich dabei auf persönliche Erlebnisse:

*Zu den wichtigsten Siddhis [paranormalen Kräften] des tibetischen Yoga zählen: das weitgehende Unabhängigwerden von Nahrungsaufnahme; die Kunst sich unsichtbar zu machen, sich zu vervielfältigen und gleichzeitig an mehreren Orten zu sein; die Kraft, geistgeschaffene Wesen, sogenannte Tulpas zu erzeugen; der übernatürliche Schnelllauf des Lung gom und eine Reihe anderer Wunderkräfte [....]*

*Wie wir noch ausführlich zeigen werden, waren diese ‚wunderbaren Fähigkeiten' tibetischer Yogis und Lamas keineswegs Chimäre oder gar Erfindungen, wie dies von allzu aufgeklärten Geistern im Westen immer wieder behauptet wird.* (http://www.trimondi.de/med19.html)

Wie kann das sein, wenn sogar das Oberhaupt aller Tibeter, der Dalai Lama, die Existenz „übernatürlicher Fähigkeiten" für unmöglich hält und sich sogar darüber lustig macht? Gerne nützt er nämlich ein gerade aktuelles Gesundheitsproblem, seien es Rückenschmerzen oder Verdauungsschwierigkeiten, um seine Einschätzung zu untermauern: Jederzeit würde er einen Wunderheiler an sich heranlassen, wenn es denn einen gäbe.

Wieso leugnet der Dalai Lama die Existenz von übernatürlichen Phänomenen ab?

Nun, „Übernatürliches", zumeist eher als „außernatürlich" verstanden, kann es in einem zusammenhängenden, als Ganzheit verstandenen Universum tatsächlich nicht geben. Das Universum ist alles und alles ist das Universum – und das alles und nichts mehr ist natürlich. Die Grenzen sind aus menschlicher Sicht unendlich weit, und dennoch gibt es sie – und jenseits davon gibt es nichts. Für die Existenz unerklärlicher Phänomene und wunderhaft und magisch wirkender Fähigkeiten ist die Welt innerhalb ihrer natürlichen Grenzen aber mehr als groß genug. So vieles im Universum entzieht sich unserer Vorstellungskraft, so vieles kann nicht erklärt werden, so vieles wissen oder durchschauen wir ganz einfach nicht, und je mehr wir

199

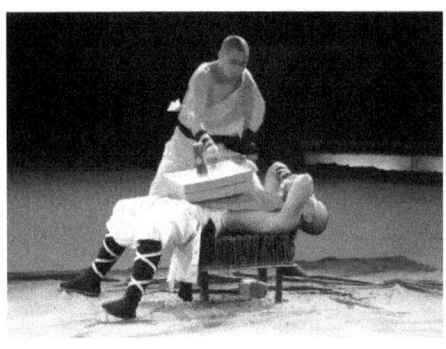

wissen, desto größer wird unser Unwissen. Jedes gelöste Rätsel, jede beantwortete Frage wirft neue Rätsel und noch mehr neue Fragen auf.

Die allermeisten Menschen sind nicht in der Lage, innerhalb natürlicher Grenzen auch nur irgendwo in die Nähe des Erfahrbaren, Machbaren zu gelangen. (Das fängt schon mit der altbekannten Tatsache an, dass wir gerade einmal zehn Prozent unseres Gehirns benützen.) Wem es dennoch gelingt, erscheint anderen schnell als Magier oder gar „übernatürlich". Tatsächlich loten solche vermeintlichen Übermenschen lediglich aus, was durch die Beherrschung der energetischen, der geistigen Teile der Welt und des Körpers möglich ist. Und zwar weit über das hinaus, was die Mehrheit als „normal" betrachtet.

Wie eine Aufhebung der Gesetze der Schwerkraft und der Physik wirken etwa die Shows der Shaolin-Mönche. Da legt sich ein junger Mann mit bloßem Oberkörper auf ein Nagelbrett. Auf seiner Brust wird eine schwere Steinplatte platziert, die ein anderer mit einem Vorschlaghammer zertrümmert. Nach normalen Maßstäben gemessen müsste der Körper des liegenden Mönchs am Rücken von Nageln aufgespießt sein, der Brustkorb völlig zerbrochen. Doch er steht einfach auf und ist unverletzt.

Dahinter steckt aber kein „übernatürliches" Wunder, sondern nichts anderes als die jahrelange Übung in der Kontrolle des Chi, der Lebenskraft,

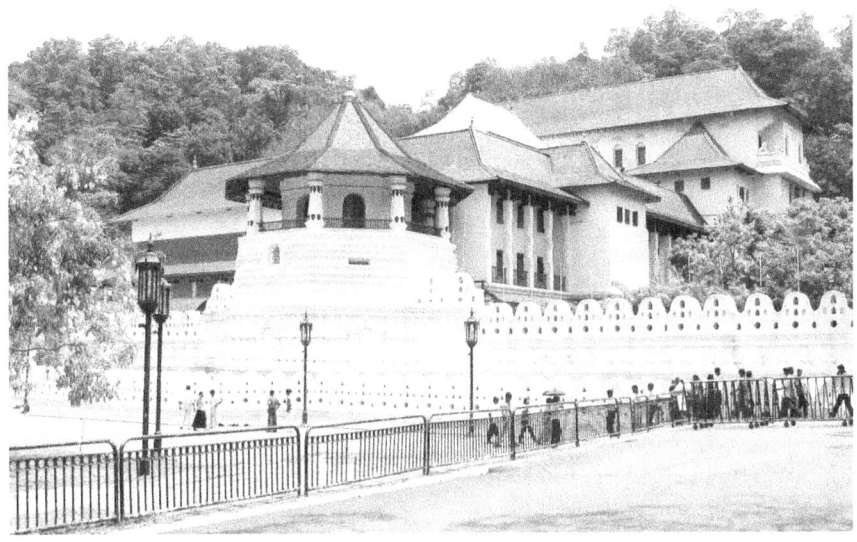

durch Atemtechniken und Qi Gong. Leicht hinge-
schrieben, schwer getan: Die Meisterung des eigenen Chis erfordert härteste Disziplin, extreme
Geduld und Ausdauer. Die Ausbildung beginnt
mit vier, fünf Jahren und führt zu immer höheren
Graden der Meisterschaft, endet aber letztlich nie.
Genau das ist übrigens die wörtliche Bedeutung
von Kung Fu: Etwas durch harte und geduldige
Arbeit Erreichtes. (Kung Fu beschränkt sich keineswegs, wie im Westen gemeinhin angenommen,
auf die Kampfkunst, sondern bezeichnet eher
eine Methode der persönlichen Entwicklung,
einen Weg oder Do, im konkreten Fall eben durch
Arbeit, Arbeit und noch einmal Arbeit.)

Was dadurch erreicht wird, ist dennoch nicht
„übernatürlich", sondern „paranormal"; es über-
schreitet eine letztlich von jedem selbst gezogene
Grenze des „Normalen", also dessen, was für

*Buddhistische Reli-
quienverehrung: Im
Zahntempel in Kan-
dy (Sri Lanka) wird
gemäß der Überlie-
ferung ein rechter
Backenzahn des
historischen
Buddha Shakyamu-
ni (Siddhartha Gau-
tama) aufbewahrt.
Die Heilige Stadt
Kandy ist mit ihrem
Tempelbezirk seit
1988 Teil des
UNESCO-Weltkul-
turerbes.* CC-BY-SA
3.0 Nataraja

201

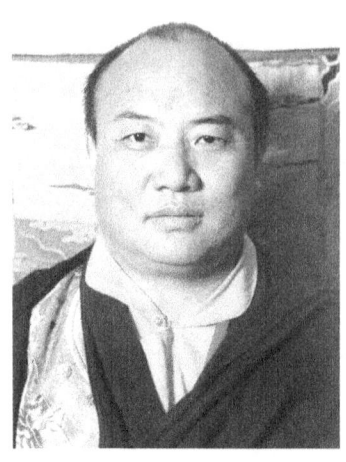

*Seine Heiligkeit 16. Karmapa Rangjung Rigpe Dorje (1924–1981) war eine der wichtigsten Persönlichkeiten, die die Lehren des tibetischen Buddhismus in den Westen brachten.*
Foto: Diamond Way Photo Archive, Zürich
Lizenz: Creative Commons

möglich und üblich und der eigenen Lebenswelt entsprechend gehalten wird.

Der Dalai Lama wäre vermutlich zu allerlei paranormalen Leistungen imstande (über die paranormale Leistung seines Lebenswerks noch hinausgehend), aber er verzichtet aus Überzeugung auf Demonstrationen mit Wundercharakter. Heinrich Harrer berichtet in seinem Buch Sieben Jahre in Tibet, der junge Dalai Lama habe sich in der Bilokation, dem gleichzeitgen Aufenthalt an verschiedenen Orten, geübt. Zwar fielen die Chinesen ein, bevor die Übungen zum Abschluss gebracht werden konnten, aber der Wunderverzicht Seiner Heiligkeit hat damit ohnedies nichts zu tun. Er beruft sich dabei auf den historischen Buddha Shakyamuni (Siddhartha Gautama) der seinen Schülern das Vollbringen von „Wundern" ausdrücklich verbot. Die Menschen sollten nicht zu irrationalem Glauben geführt werden.

Aus dieser Sicht ist es nicht verwunderlich, dass Sathya Sai Baba in buddhistischen Kreisen alles andere als angesehen ist: „Er gilt als indischer Zauberkünstler ohne spirituelle Legitimation", schreibt Kuby. Umgekehrt gilt das interessanterweise nicht: Sai Baba machte, wie schon erwähnt wurde, keinen wertenden Unterschied zwischen den Religionen. Für einen der bedeutendsten Würdenträger des tibetischen Buddhismus fand er ausdrücklich anerkennende Worte und bezeichnete ihn als einen der wenigen wirklich bedeutenden lebenden Buddhas (Bhodisattvas) auf Erden.

## Der Karmapa

Der Karmapa ist Oberhaupt und Linienhalter der Karma-Kagyü-Schule, einer der vier Kagyü-Hauptschulen, die wiederum eine der der vier Hauptschulen des tibetischen Buddhismus ist. In der spirituellen Hierarchie Tibets steht der Karmapa jedoch viel weiter oben als dieses offizielle Amt vermuten lassen würde: Er gilt als Nummer drei nach dem Dalai Lama und dessen Lehrer und Statthalter, dem Panchen Lama.

Die Linie der Karmapas reicht kontinuierlich bis zum ersten Träger dieses Titels im 12. Jahrhundert zurück. Die damit angesprochene Kontinuität ist wortwörtlich zu verstehen: Alle bisher siebzehn Karmapas sind Inkarnationen (Wiedergeburten) des Begründers der Karma-Kagyü-Schule. Auch der Dalai Lama und der Panchen Lama werden, wie etliche andere hohe tibetische geistliche Autoritäten, reinkarniert; die Karmapa-Linie ist aber die älteste Wiedergeburtslinie überhaupt.

Die Karmapa-Linie ist die älteste aller tibetischen Wiedergeburtslinien.

Reinkarnation funktioniert nur in einem geistigen Universum.

*er*

Der typisch westliche Skeptizismus lässt an dieser Vorstellung sofort zweifeln; viele lehnen die Möglichkeit der Reinkarnation an sich rundheraus ab. (Um Reinkarnation grundsätzlich für denkbar halten zu können, muss man sich in einem geistigen Universum aufhalten und den [unsterblichen] Geist über die [dem Verfall preisgegebene] Materie stellen. Aber auch wenn dies gelingt, bleiben

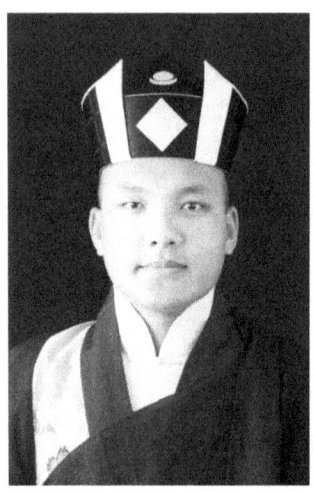

*Offizielles Foto von His Holiness the 17th Gyalwang Karmapa Ogyen Trinley Dorje von http://tibetanaltar.bl ogspot.co.at/2010/0 4/indian-government-halts-karma-pa-visit.html*

Zweifel; wir sind so geschult, dass wir für alles einen „Beweis" wollen. Ungeachtet der Tatsache, dass „Beweise" und „Wissenschaft" selbst nur allzu oft zu Glaubensfragen unter dem Mantel der Rationalität verkommen sind.)

Der Fall des Karmapa ist deshalb so spannend, weil er der „aufgeklärten Welt" erstmals die Gelegenheit bot, bei der Reinkarnation quasi hautnah dabei zu sein. Der 16. Karmapa hatte nämlich, wie der Dalai Lama von der chinesischen Besatzung ins Exil getrieben, sehr dazu beigetragen, die Lehren des tibetischen Buddhismus außerhalb der Grenzen seines Landes zu verbreiten. Als er 1981 in der Nähe von Chicago starb war deshalb auch vielen Menschen im Westen klar, dass er gemäß der tibetischen Tradition und Überzeugungen wiedergeboren werden würde. Clemens Kuby nützte diese einmalige Chance und drehte den Film *Living Buddha*, in dem sowohl der 16. Karmapa als auch der 17. zu Wort kommen.

Tradition unter Lamas ist es auch, die eigene Reinkarnation vorherzusagen. Der 16. Karmapa tat dies vor allem durch einen Brief, in dem Folgendes zu lesen war:

*Hoch entwickelte Lamas sagen die Umstände ihrer eigenen Reinkarnation voraus; allerdings nicht direkt im Klartext.*

*Von hier an bis in den Nordosten der Schnee[region]*
*Gibt es ein Land, wo göttlicher Donner grollt.*
*[In] einem Nomadenlager im Zeichen der Kuh,*
*Das Mitgefühl ist Döndrub und die Weisheit ist Lolaga.*
*[Geboren im] Jahr des einen, welcher der Erde dient*
*[Mit] dem wundertätigen, weitreichenden Klang eines Weißen: [Dieser] ist der eine, der als Karmapa bekannt ist.*

1985 war es dann soweit: Orgyen Thrinle Dorje wurde geboren, und im Tal soll für Stunden der Klang eines (weißen) Muschelhorns zu hören gewesen sein. 1985 war das Jahr des Ochsen, der als der eine verstanden wird, „welcher der Erde dient".

Weitaus konkreter sind die anderen Hinweise: Der Name des Nomadenlagers im Nordosten Tibets, in dem der Karmapa seinen neuen Körper fand, lautet nämlich Lhathok, was übersetzt göttlicher (lha) Donner (thog) heißt. Die Nomadengemeinschaft nennt sich Bagor – Ba bedeutet Kuh. Schließlich weist die Zeile mit Mitgefühl und Weisheit auf die Namen der Eltern hin: Mitgefühl (oder Methode) repräsentiert im Buddhismus das männliche, Weisheit das weibliche Prinzip. Tatsächlich heißt Orgyens Vater Karma *Döndrub* Tashi und seine Mutter Loga.

Im Mai 1992 wurde der Junge entdeckt, und da zu allen anderen Hinweisen auch noch ein Traum des Dalai Lama kam, in dem ihm eine Vision des grünen Tales mit den zwei Strömen gegeben worden war, in dem der Karmapa gefunden werden würde und wurde, erfolgte rasch seine offizielle Anerkennung durch den Dalai Lama, einer großen Zahl ehrwürdiger tibetischer Lamas und, erstmalig in der jüngeren Geschichte Tibets, der Regierung der Volksrepublik China. (Die Besatzungsmacht hatte auch die Suche nach der Inkarnation des Karmapa erlaubt.)

Als eine seiner ersten Handlungen nach der Inthronisation im September 1992 setzte er ein Zeichen. Es galt, den Wiederaufbau des Tempels Tsurphu, traditionell Hauptsitz der Karmapas, in

Der neue Karmapa wurde als erster tibetischer Würdenträger auch von der chinesischen Besatzungsmacht anerkannt.

die Wege zu leiten; der Gebäudekomplex war 1965 von den Chinesen fast vollständig zerstört worden.

Wie in Tibet üblich wurden für das Bauvorhaben Freiwillige gefunden, die bereit waren, für kein oder sehr wenig Geld jahrelang zu arbeiten. Jeder wichtige Baubeginn ist ein zeremonieller Akt, der von langen Rezitationen, Mantras und rituellen Klängen aus Langhörnern geprägt ist. Vom jungen Karmapa wurde natürlich erwartet, dem spirituellen Festakt beizuwohnen, und er tat dies, indem er sich auf einen würfelförmigen Felsen niederließ, einem Überrest des gesprengten ehemaligen Haupttempels.

Mit der Zeit erfasste den Burschen eine altersgemäße Unruhe, und als die Zeremonie überstanden war, drückte er sich sofort mit den Händen aus der Lotosposition hoch, stand auf und verließ nach einem letzten, intensiven Blickkontakt mit den etwa 160 anwesenden Arbeitern die Baustelle.

Dann machte ein Mönch beim Aufräumen eine verblüffende Entdeckung: Karmapa hatte seine Handabdrücke im Fels hinterlassen! Beide Kinderhände zeichneten sich vollständig mit Handballen und je fünf Fingern im Stein ab, etwa einen Zentimeter tief eingedrückt. Das ist zwar für Tibeter keineswegs einzigartig – auch frühere Karmapas und andere hoch inkarnierte Lamas hinterließen Fuß- oder Handabdrücke im Stein – aber nichtsdestotrotz sehr außergewöhnlich. Binnen eines Tages wird die Stelle geschmückt und zum viel besuchten Kultplatz, an dem sich Besucher durch die Berührung der Abdrücke mit ein wenig von der geistigen Kraft Karmapas zu versorgen hoffen.

Clemens Kuby war vor Ort, als der junge Karmapa seine Handabdrücke im Fels hinterließ.

Was aber sollte das eigentlich? Ausgerechnet der als Inkarnation des historischen, Wunder verbietenden Buddha Shakyamuni geltende Karmapa vollbringt eine aus westlicher Sicht „unmögliche" Tat? Doch die Reaktion der Tibeter gibt ihm recht: Er hat ihnen, ohne ein Wort zu sagen, genau erklärt, worum es bei diesem Tempelbau eigentlich ging, wofür das Gebäude und die gesamte buddhistische Lehre steht – Dominanz des Geistes über die Materie. Er hatte buchstäblich die Materie überwunden und etwas vollbracht, das nach wissenschaftlichen, physikalischen Maßstäben nicht möglich sein dürfte. Für die tibetischen Arbeiter ein klares Zeichen der Offenbarung und ein festes Fundament für die Motivation, die nötig ist, um über Jahre für nicht viel mehr als Kost und Logis an einem Tempel zu bauen.

Das „Unmögliche" diente als Bestärkung für die Arbeiter, die jahrelang an dem Tempel bauen würden: Der Geist *ist* stärker als die Materie.

Für eine US-Bürgerin hatte der junge Karmapa ein anderes Zeichen übrig: Sie hatte 1981 den 16. Karmapa auf seiner US-Reise begleitet und, als studierte Tibetologin, für ihn übersetzt. Nachdem sie von der anerkannten Reinkarnation erfahren hatte, war sie sofort um ein Visum vorstellig geworden und hatte sich sobald als möglich auf den Weg nach Tibet gemacht, um dem wiedergeborenen Lehrer ihre Aufwartung zu machen. Kuby schildert die folgende Szene so:

„*...(sie) überreicht dem kleinen, wiedergeborenen Karmapa ihr Gastgeschenk. Auf Tibetisch spricht sie ein paar*

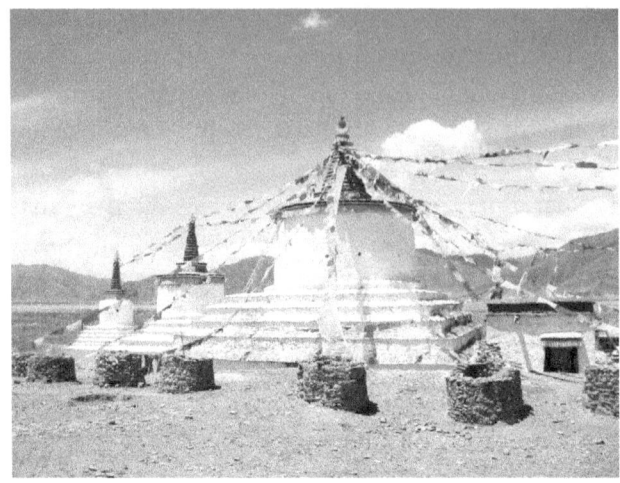

*Begrüßungsfloskeln und Karmapa antwortet ihr in einer für mich vollkommen normalen Art. Daraufhin schluchzt die Frau so heftig los, dass ich erschrecke. Sie kann sich nicht mehr beruhigen, bringt kein Wort mehr heraus und verlässt vollkommen aufgelöst fluchtartig den Raum."*

Was war geschehen? Die Frau erzählt es am Nach-mittag desselben Tages:

*„Als ich Karmapa eben begrüßt habe, antwortete er mir mit exakt denselben Worten, die er in seinem früheren Leben zuletzt an mich gerichtet hat."*

Der Siebenjährige hatte die ideale Form gefunden, um die unausgesprochene Frage der Frau über-zeugend zu beantworten: Kann es wirklich sein? Kann er es tatsächlich sein, der ehrerbietige Meis-ter in diesem kleinen, kindlichen Körper? Die Frau war sicherlich hochmotiviert, an die Reinkarnation zu glauben, aber als Kind des Westens konnte sie vermutlich einen Rest der Skepsis doch nie zur Gänze abschütteln. Sie wollte über den Glauben hinaus Gewissheit erhalten, und Karmapa wusste einmal mehr, wie er seine Botschaft in prägnantester Form übermitteln konnte.

1999 befand der mittlerweile 14-Jährige die Restriktionen der Chinesen als zu hinderlich für den Erwerb bzw. die Weitergabe der Lehre und flüchtete mitten im Winter über den Himalaja in die tibetische Exilhauptstadt in Nordindien, nach Dharamsala (Haus des Dharma), wo er am 5. Jänner 2000 eintraf.

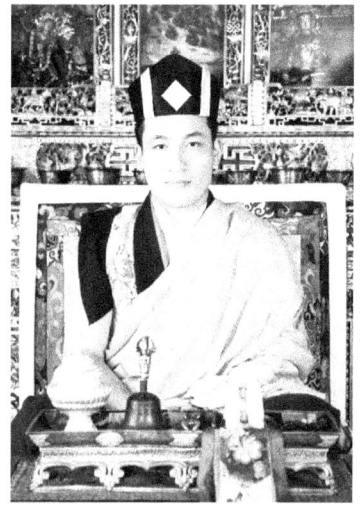

*Ebenfalls Seine Heiligkeit, der 17. Karmapa: Trinley Thaye Dorje*
*Foto:*
*http://www.buddhism.org.uk/teachers/17th-karmapa/*

## Heilige sind auch nur Menschen

Die Geschichte Seiner Heiligkeit, des 17. Karmapa Orgyen Thrinle Dorje, könnte hier enden und den mittlerweile neunundzwanzig Jahre alten lebenden Buddha seinen vielfältigen Aufgaben überlassen, wenn es nicht – einen weiteren 17. Karmapa gäbe.

Sein Name lautet Trinley Thaye Dorje und er wurde 1983, zwei Jahre vor Karmapa XVII./I., in Lhasa geboren. Sein Vater Mipham Rinpoche ist selbst ein bewusst inkarnierter Lama (ein Tulku) in der ältesten buddhistischen Tradition Tibets, der Nyingma-Schule. 1986 hatte ein anderer buddhistischer Meister wiederholt einen Traum: Ein Verwandter bringt ihm ein Bild und weist ihn nachdrücklich darauf hin, dass darauf der junge Karmapa zu sehen sei. Schließlich kann der Lama die-

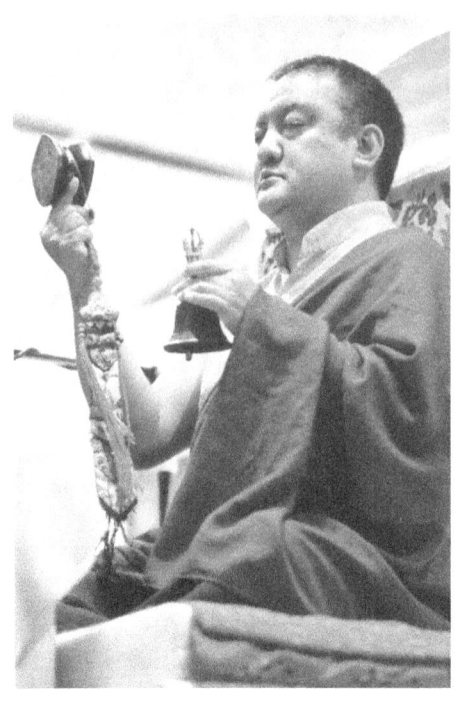

*Der derzeitige 14. Shamarpa, Künzig Shamar Mipham Tschökyi Lodrö, wurde 1952 von seinem Onkel, dem 16. Karmapa, im Kloster Tsurphu inthronisiert.*

se Vision nicht länger für sich behalten und teilt sie mit dem zweiten in der Hierarchie der Karma-Kagyü-Schule, dem 14. Shamarpa. Zu diesem Zeitpunkt ist er, in Ermangelung des Karmapa, die höchste Autorität.

In der Anerkennung des Karmapa spielten die Shamarpas der Geschichte eine höchst wichtige Rolle, wie es den engsten spirituellen Lehrern und Vertrauten zukommt. Und eine engere seelisch-geistige Verbindung als die zwischen Karmapa und Shamarpa lässt sich kaum denken. Der zweite Karmapa hatte nämlich im 13. Jahrhundert seine Wiedergeburt in Form von zwei Lamas prophezeit, die einander als Lehrer und Schüler abwechseln würden um so das Tradieren der Lehre in größmöglicher Kontinuität sicherzustellen. Der dritte Karmapa anerkannte denn auch seinen wichtigsten Schüler, den ersten Shamarpa, als weitere Emanation des zweiten Karmapa an.

Das Wort des 14. Shamarpa in dieser Sache hatte also enormes Gewicht, und nach sorgfältiger Prüfung und jahrelanger, meist anonymer Beobachtung traf der Würdenträger eine Entscheidung und erkannte den jungen Trinley Thaye Dorje als Wiedergeburt des Karmapa an. Weshalb er sie natürlich dem 1992 gefundenen Orgyen Thrinle Dorje versagte.

210

Karmapa XVII./II. flüchtete 1994 aus Tibet und wurde in Neu Delhi vom Shamarpa offiziell als Führer der Karma-Kagyü-Schule willkommen geheißen. Seither besteht der Karmapa-Anerkennungskonflikt. Zwar hat der vom Dalai Lama anerkannte Orgyen Thrinle Dorje die Mehrzahl der buddhistischen Autoritäten hinter sich, aber Trinley Thaye Dorje darf sich dafür einer zahlenmäßig beeindruckenden Anhängerschaft sicher sein. Hinter ihm steht vor allem der aus Dänemark stammende Lama Ole Nydahl, der allein für mehr als 500 Meditationszentren weltweit verantwortlich zeichnet. Die Website des „anderen" Karmapa, www.karmapa.org, gibt gleich auf der Startseite bekannt:

*„Mehr als 648 buddhistische Zentren und Klöster der Karma-Kagyü-Schule in 51 Ländern folgen Seiner Heiligkeit, dem 17. Karmapa Trinley Thaye Dorje."*

Dem gegenüber steht www.kagyuoffice.org, die „Official Site" Seiner Heiligkeit des 17. Gyalwa Karmapa Orgyen Thrinle Dorje.

Derartige Unstimmigkeiten in der Anerkennung einer Wiedergeburt gab es in der Geschichte der Karmapas bereits dreimal; die Angelegenheit konnte jedes Mal zugunsten eines Kandidaten geklärt werden. Ein häufig vorgebrachtes Argument ist daher auch, dass die Zeit und die Handlungen der Karmapas zeigen würden, welcher der beiden tatsächlich der „echte" sei. Selten wird auch die Meinung vertreten, dass beide legitim seien und die gleiche Anerkennung verdienten. Mehrheitlich sorgt der Konflikt für eine tiefe Verunsi-

Zwei Websites, zwei Gefolgschaften, ein Streit. Nicht der erste in der Geschichte der tibetischen Wiedergeburtslinien: http://de.wikipedia.org/wiki/Liste_doppelter_Linienhalter_im_tibetischen_Buddhismus listet aktuell (15. April 2014) gleich sechs Würdenträger-Inkarnationspaare auf, darunter auch zwei Panchen Lamas.

cherung, es wird nicht an gegenseitigen Anwürfen gespart und die direkten Kontrahenten üben sich in gegenseitiger Missachtung: Bis zum heutigen Tag haben sie sich kein einziges Mal persönlich getroffen. Im Jahre 2007 konnte sich Orgyen immerhin zu einer Begegnung mit dem wichtigsten Unterstützer von Trinley, den 14. Shamarpa, durchringen.

*et*

Aus einer neutralen Distanz betrachtet könnte man Orgyen Thrinle Dorje als den eher orthodoxen und Trinley Thaye Dorje als den eher westlich orientierten Kandidaten etikettieren. Die hauptsächliche Außenwirkung der gespaltenen Lage besteht aber wie gesagt in einer tief greifenden Verunsicherung: Sollten nicht „erwachte Wesen" über solch kleinlichen Machtspielchen stehen? Wer, wenn nicht „lebende Buddhas" sollte uns in der Überwindung des Egos als Vorbild dienen? Könnten sie denn nicht wenigstens einmal miteinander sprechen?

**Die von zwei Karmapas beanspruchte Führungsrolle hat die Anhängerschaft tief verunsichert.**

Aber Heilige sind eben auch nur Menschen; und so beeindruckend siebzehn Inkarnationen auch sein mögen – sie reichen offenbar noch längst nicht aus, um wirklich über den Dingen zu stehen.

## Die Verwaltung der Heiligen

Rein zahlenmäßig ist die katholische Kirche in punkto Heiligkeit kaum zu toppen – und ebenso-

212

wenig was die Akkuratesse ihrer Aufzeichnungen betrifft. Als einzige Religion führt sie nämlich ein offizielles Heiligenverzeichnis, das *Martyrologium Romanum*. Die neueste Ausgabe stammt aus dem Jahr 2004 und listet auf 844 lateinisch beschriebenen Seiten die Namen von mehr als 6.550 Seligen und Heiligen auf. Dazu sind namenlose Opfer von Christenverfolgungen aufgeführt, deren genaue Zahl nicht bekannt ist. Rund 7.400 unbekannte Märtyrer haben es geschafft, zumindest anonyme Verehrungswürdigkeit zu erlangen. Wer sich mit deutlich weniger Heiligen zufriedengeben kann, findet eine immer noch stattliche Liste online: http://www.kathpedia.com/index.php?title=Heiligenverzeichnis.

Die katholische Kirche verehrt Tausende von Heiligen.

Der Name Martyrologium verweist sofort in die Uranfänge des Christentums zurück. Tatsächlich stammt das erste Märtyrer-Verzeichnis vom Heiligen Hieronymus, der im ausgehenden 4. Jahrhundert die über ein Jahrtausend lang maßgebliche Übertragung der biblischen Texte ins Lateinische vorgelegt hatte. Darin ist zuvorderst der Heilige Stephanus angeführt, der schon wenige Jahre nach der Kreuzigung Christi ebenfalls den Tod fand. Der Legende nach verteidigte der erste Diakon der jungen Jerusalemer Christengemeinde mit flammender Rede (in der Bibel nachzulesen, Apostelgeschichte 7, 2–53) seinen Glauben, mit dem er dem herrschenden Rabbinertum gewaltig auf die Zehen trat. Für die Orthodoxie waren Stephans

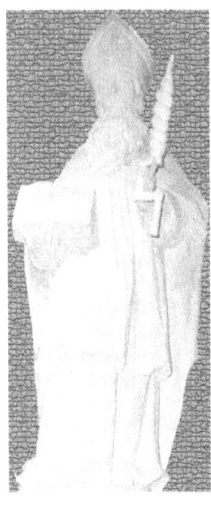

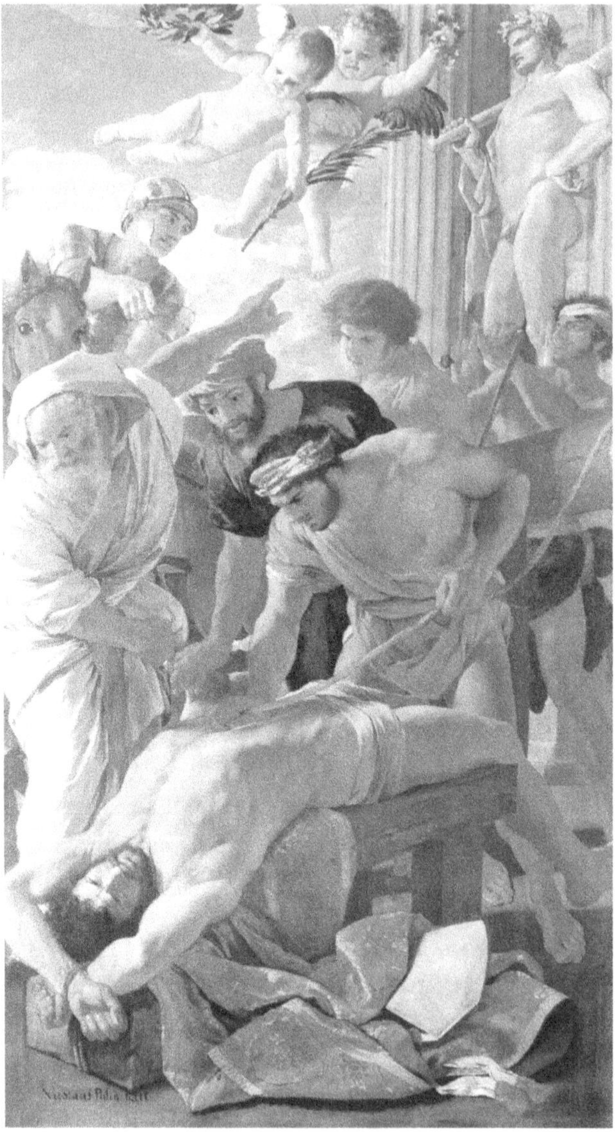

*Erasmus war um 300 Bischof von Antiochia. Sein Martyrium, 1627 von Nicolas Poussin im grässlichsten Detail dargestellt, machte ihn zum Heiligen, das sinnige Attribut ist die Winde. Auch die gewünschte Wirkung bei seiner Anrufung ist eine drastische Analogie: Sie soll Koliken und Magenbeschwerden lindern.*

Ansichten nichts anderes als „Reden wider die heiligen Stätten und das Gesetz". Kurzerhand wurde er als Lästerer verurteilt und einem aufgebrachten

214

Mob vorgeworfen, der den Rest übernahm. Kniend, das Antlitz zum nahen Himmel gewandt, vergab Stephan seinen Peinigern und starb unter dem Hagel von Steinen, der auf ihn hereinprasselte. Er wurde, nur drei bis sieben Jahre nach Jesus, zum ersten Märtyrer der Christenheit.

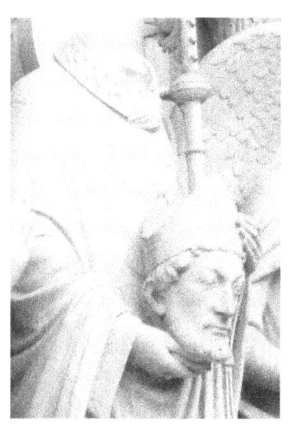

## Märtyrer – die ersten Heiligen

Nach ihm begannen angeblich die Christenverfolgungen (tatsächlich begannen sie wohl um einiges später); jedenfalls erhielten zahlreiche frühe Christen bis zu Anfang des 4. Jahrhunderts die Gelegenheit, für ihre Überzeugungen ihr Leben zu lassen.

Neben Asketen und vorzugsweise in wüstenhafter Einsamkeit lebenden, dem Fleisch entsagenden Eremiten waren die Märtyrer die leuchtendsten Vorbilder für die trotz der gnadenlosen Verfolgung rasch wachsende christliche Gemeinde. Ihre Standhaftigkeit gab den Zweiflern Halt, ihr Mut ließ die Unentschlossenen zum Glauben an die Erlösung durch Christus zurückkehren. Aus diesem Gefühl heraus wurden aus den Gräbern der Märtyrer Stätten der heimlichen Begegnung und gegenseitigen Bestärkung, Stätten der Andacht und des Gedenkens – Kultstätten. Und die Märtyrer selbst wurden „wie Heilige" verehrt und schließlich zu Heiligen (v)erklärt.

Ihre Schicksale wurden für die Nachwelt aufgezeichnet – in den erwähnten Martyrologien – und manche schafften es tatsächlich, in gewisser Weise bis in die Gegenwart zu überleben. Stephan, der

*Dionysius von Paris brachte das Christentum nach Gallien, büßte dafür aber seinen Kopf ein. Der Legende nach soll er nach der Enthauptung noch ein paar Schritte in die Richtung gegangen sein, in der er beerdigt werden wollte. Der Patron der Schützen wirkt gemäß Heiligenrezeptbuch bei Kopfschmerzen, Hundebiss, Syphilis, Tollwut, Gewissensunruhe und Seelenleiden.*

215

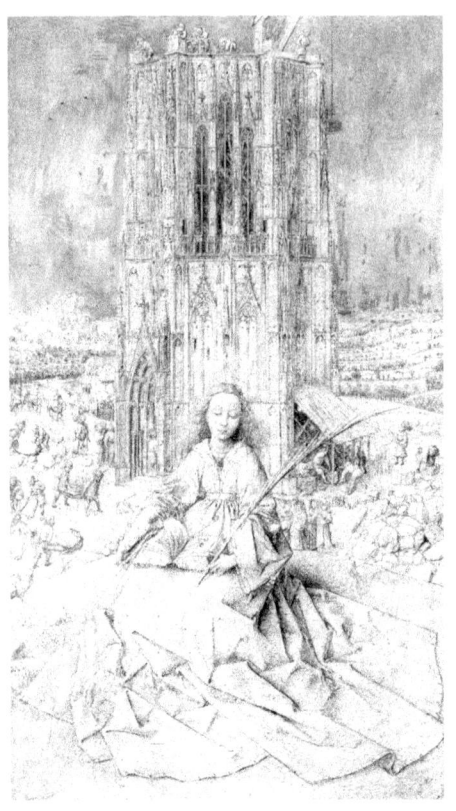

Die Heilige Barbara (Jan van Eyck 1437) *ist bis heute eine der beliebtesten Volksheiligen. Die legendäre Schönheit ließ sich gegen den Willen ihres Vaters taufen, der sie enthauptete und dafür vom Blitz erschlagen wurde.*

Märtyrer Nr. 1, bekam einen sehr prominenten Festtag (den 26. Dezember) und ist auch heute noch ein beliebter Vorname. Die meisten Märtyrer sind indes, wie überhaupt die meisten Heiligen, im Nebel des Vergessens untergetaucht oder nur von lokal sehr begrenzter Bedeutung. Selbst bei Stephan dürften die Gelegenheiten, bei denen er heute als „Heiliger funktioniert", spärlich gesät sein. Soll heißen: Die Gelegenheiten, bei denen er mit seinem Vorbild Menschen zur Nachahmung anregt oder in ihrem Glauben bestärkt oder, und das ist das Wichtigste, dank Fürbitten als Mittler zu Gott dient.

Damals war das freilich völlig anders: Augustinus, einer der Kirchenväter und ein ausgesprochen gebildeter Theologe seiner Zeit, durfte 415 mit großer Freude erfahren, dass das Grab des Heiligen Stephan gefunden worden war. Sofort wurden die sterblichen Überreste an verschiedene christliche Gemeinden verteilt. Die Menschen glaubten fest daran, dass Stephan in seinen Knochen wirklich und wirksam gegenwärtig war, und die Priester und Diakone bestärkten sie in ihrer Verehrung des Heiligen. Schließlich konnte an seiner christlichen Gesinnung kein Zweifel bestehen, denn man war der Ansicht, dass ein christlicher Märtyrer weit mehr repräsentierte als einen äußerst mutigen Menschen, der für seine Überzeugungen bis über den Tod hinaus einstand. Der wahre Märtyrer war für seinen letzten Gang nur bereit, weil die Kraft Christi selbst in ihm lebendig wurde. Genau wie Jesus opferte der Märtyrer sich selbst – ein größeres Maß an Hingabe war einfach nicht denkbar und nicht möglich. Aus christlicher Sicht war mit diesem Opfer die geistliche Vollkommenheit gewährleistet und der angehende Märtyrer auch von allfälligen zuvor begangenen Sünden reingewaschen.

Deshalb konnte an der Heiligkeit eines Märtyrers absolut kein Zweifel bestehen; das war schon daran zu erkennen, dass Gott seine Allmacht immer wieder im Namen von heiligen Märtyrern erkennen ließ: Er vollbrachte Wunder. Augustinus, einer der gewichtigsten und prominentesten Vertreter der Auffassung, dass zwischen Gottes Macht, Wundern und Heiligen ein unmittelbarer Zusammenhang bestand, bekam nach dem Versand der Stephansreliquien auch bald die Bestätigung: Wunder geschahen. Genauer gesagt ereigneten sich Wunderheilungen: Bis heute meint die katholische Kirche, wenn sie von Wundern spricht, fast ausnahmslos Wunderheilungen.

„Margareta mit dem Wurm, Barbara mit dem Turm, Katharina mit dem Radl, das sind die drei heiligen Madl." Die drei heiligen Jungfrauen sind die Schutzpatroninnen des „Nähr- (Margareta von Antiochien), Lehr- (Katharina von Alexandria) und Wehrstandes (Barbara)". Sie gehörten seit dem ausgehenden Mittelalter zu den beliebtesten Heiligen, im 15. Jahrhundert wurden sie deshalb auch der Gruppe der Nothelfer hinzugerechnet. (www.heiligenlexikon.de)

## Garantien für Heiligkeit

Mit dem Ende der Christenverfolgungen nahm die Zahl der Märtyrertode, wenigstens für den Moment, drastisch ab; am Bedürfnis der Menschen nach vorbildhaften Persönlichkeiten, nach ihrem eigenen Patron, nach einer „greifbaren"

Gestalt, die den Weg zu Gott wies, änderte sich deshalb nichts. Rasch entwickelten sich Legenden um sagenhafte (geistliche) Führer und wurden über die Jahre ausgeschmückt; oder die einzigartige Weisheit eines christlichen Asketen, die Wunderfähigkeiten eines Mystikers gaben Anlass zur Verehrung. Allerdings stellten die frühen Bischöfe bald fest, dass diese Entwicklungen eine fatale Neigung zum Wildwuchs enthielten. Es konnte schließlich nicht angehen, dass *irgendjemand* um Hilfe angebetet wurde; die Reinheit der christlichen Lehre war unter allen Umständen zu bewahren und die Verehrung falscher Propheten oder Heiliger galt es im Keim zu ersticken.

> Wunder stellten die gesuchte Garantie für Heiligkeit dar, weil man annahm, dass nur Gott allein für sie verantwortlich sein konnte.

Es brauchte eine Garantie für die Heiligkeit einer Person; selbst überzeugte und überzeugende Asketen waren womöglich im Laufe ihres kargen Lebens (mitunter) vom Pfad der Tugend abgewichen, dem Bösen verfallen oder hatten sich (ab und zu) mit Sünde beschmutzt; wer konnte das schon so genau wissen? Um wie viel größer wurde das Wagnis, wenn etwa ein lokaler Anführer posthum zum Heiligen stilisiert wurde? Ein Mensch, der stets mitten im weltlichen Leben gestanden hatte und andauernd mannigfaltiger Versuchung ausgesetzt gewesen war – hatte er sich Zeit seines Lebens oder wenigstens beinahe „heroischer Tugendhaftigkeit" befleißigt?

> Während die Kirche eher vorbildliche Christenmenschen bevorzugte, waren im Volk immer wundertätige Mystiker besonders beliebt.

Für Augustinus lag die Antwort auf der Hand: Die Wunder waren die Garantie. Denn auf die oben gestellte Frage: Wer konnte das schon so genau wissen? gab es natürlich nur eine Antwort: Gott. Und Gott in seiner Allwissenheit und Allmacht zeigte es auch den einfachen Menschen, wenn jemand wahrhaftig ein Heiliger war, und wirkte in ihrem Namen so manches Wunder.

Dennoch war der sich ausbreitende Heiligenkult in höchstem Maße informell; die Kirche schritt zwar bei allzu krassen Fehlverehrungen ein, aber im Großen und Ganzen war ein Heiliger, wer als Heiliger verehrt wurde. Verstorbene blieben in guter Erinnerung, wurden verehrt und um Beistand angefleht – machten das genügend Menschen über eine genügend lange Zeit, war jemand zum oder zur Heiligen geworden.

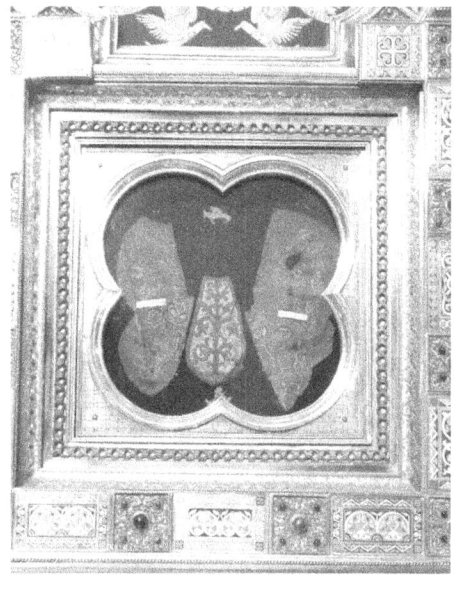

*In diesem Schrein der Abtei Prüm in der Eifel befindet sich eine der bedeutendsten Relliquien des Mittelalters: Die Sandalen Jesu. An ihrer historischen Unechtheit kann kein Zweifel bestehen.*
Foto: Manfred Nierstenhöfer, Lizenz: GFDL

Natürlich gab es von Anfang an ein Ranking unter den Heiligen – die Kirche hätte es zwar nicht ungern gesehen, wenn insbesondere vorbildliche Christenmenschen in den Ruf der Heiligkeit gekommen wären, aber der Hang zum Mirakel, zum spektakulären, phänomenalen Zeichen Gottes, stellte in den Heiligenkulten die Wundertäter ganz klar über die Heroischen und Tugendhaften. Wobei insbesondere Wunder post mortem großes Gewicht besaßen: Mystiker, die zu Lebzeiten unerklärliche Heilungen zustande brachten, wurden in der katholischen Kirche stets mit einer gewissen Skepsis betrachtet. Man konnte sich schließlich nie ganz sicher sein, ob hier wirklich Gott am Wirken war oder nicht doch eher potenziell gefährliche magische Praktiken für die wundersamen Ereig-

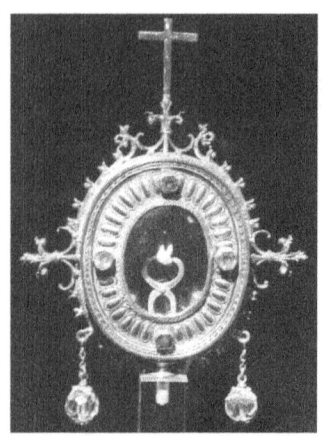

Dieses Reliquiar aus der Kathedrale von Porto präsentiert einen Zahn der Heiligen Apollonia. Ihr waren bei einem Christenpogrom um 250 n. Chr. die Zähne ausgeschlagen worden, bevor sie sich lieber selbst in den brennenden Scheiterhaufen stürzte, als dem Glauben abzuschwören. „Die Frage, ob diese Tat als Martyrium oder als Selbstmord zu werten sei, beschäftigte die junge Kirche. Die Stimme des >

nisse verantwortlich zeichneten. Nach dem Tod war jedoch klar: Der Verstorbene, der in der Lage ist, bei Gott ein gutes Wort einzulegen und eventuell sogar ein Wunder zu erwirken, gehört zu den Guten, zu jenen „ganz nah bei Gott".

In engstem Zusammenhang damit breitete sich der Reliquienkult rasant aus und trieb bald die absurdesten Blüten: Konstantinopel etwa verfügte über eine allzu geringe Heiligendichte und fühlte sich Rom gegenüber stark benachteiligt. Also wurde der Brauch der *translatio* eingeführt: Reliquien-Import-Export, en gros und en detail. Den Anfang machten die Gebeine der Heiligen Andreas, Timotheus und Lukas, die 356 überführt wurden. Noch weitaus lukrativer gestaltete sich ein anderer Einfall, der zum Brauch wurde: die *inventio*. Darunter ist das Auffinden und Verehren bisher unentdeckter Heiligenreliquien zu verstehen – siehe den Fall des Heiligen Stephanus, der um 40 n. Chr. gesteinigt wurde, dessen sterbliche Überreste jedoch erst knappe vierhundert Jahre später zur großen Freude des Augustinus auftauchten.

Reliquien waren ein Riesengeschäft: Die Knöchelchen selbst kosteten je nachdem eine stattliche Summe bis zu einem wahren Vermögen, aber die Sache rechnete sich. Denn Reliquien bedeuteten Prominenz und Prestige, und im Streit um den längsten (Verzeihung, höchsten) Kirchturm hatte eben die Pfarre die Nase vorn, die über die wertvolleren Heiligenerinnerungsstücke verfügte.

Die ganz frühen Christen hatten bereits die Saat für diese späteren Auswüchse gelegt: Um neuen

Brüdern und Schwestern Glaubensstärke mit auf den schweren Weg zu geben, bediente man sich nach Kräften in den Katakomben von Rom. Knochen gab es mehr als genug, und schließlich kam es ja auf den symbolischen Gehalt an. So lange jemand fest daran glaubte, ein Stück des Heiligen XY in Händen zu halten, war alles andere zweitrangig. Doch die Geschichte geriet völlig aus dem Ruder und wurde zu einem Marktplatz der Heiligkeit, dem bald nichts mehr heilig war; spätestens als irgendjemandem die Erkenntnis kam, dass sich die angeblichen Heiligenreliquien beliebig zerkleinern ließen, ohne dass die einzelnen Stücke an Wunderkraft verloren.

Die Kirchenführer versuchten gegenzusteuern, es blieb aber bei halbherzigen Ansätzen. Immerhin erwachte das Bedürfnis, wenigstens bei neueren Entwicklungen die Kontrolle zu behalten. Daraus entwickelten sich die

## Anfänge der Kanonisation

Nicht nur der weit verbreitete Betrug mit Reliquien – der auch eine überirdische Dimension hatte, wenn etwa in Ermangelung einer glaubwürdigen Heiligenvita gleich die ganze heilige Person erfunden wurde – , auch andere Exzesse missverstandener Christlichkeit drohten, die Kirche in Verruf zu bringen. Bereits unter Augustinus bereiteten etwa die Donatisten Probleme: Diese später der Häresie überführte Sekte hatte sich das Konzept der Selbstaufopferung ein wenig zu sehr zu Herzen genommen. Und da sich zu dieser Zeit ein Märtyrertod nicht mehr ganz so leicht bewerkstel-

*> gläubigen Volkes entschied: Die Leute sahen in ihr eine Heilige." (www.heiligenlexikon.de) Apollonia ist die Patronin der Zahnärzte und „wirkt" wenig überraschend bei Zahnschmerzen.* CC 3.0 Montrealais

Hl. Joachim und Hl. Anna: Die fiktiven Eltern der Jungfrau Maria sind Beispiele für frei erfundene Heilige. Anna, die Schutzpatronin gegen Gewitter, wurde besonders populär und erhielt ihren eigenen Festtag. Annaberg (NÖ) war zeitweise ein Wallfahrtsort. „Reliquien" von ihr befinden sich in Wien und Düren (D): Dort sorgt „die Schädeldecke der Oma Gottes" für alljährlichen „Anna-Kirmes" *(Kölner Express).*

221

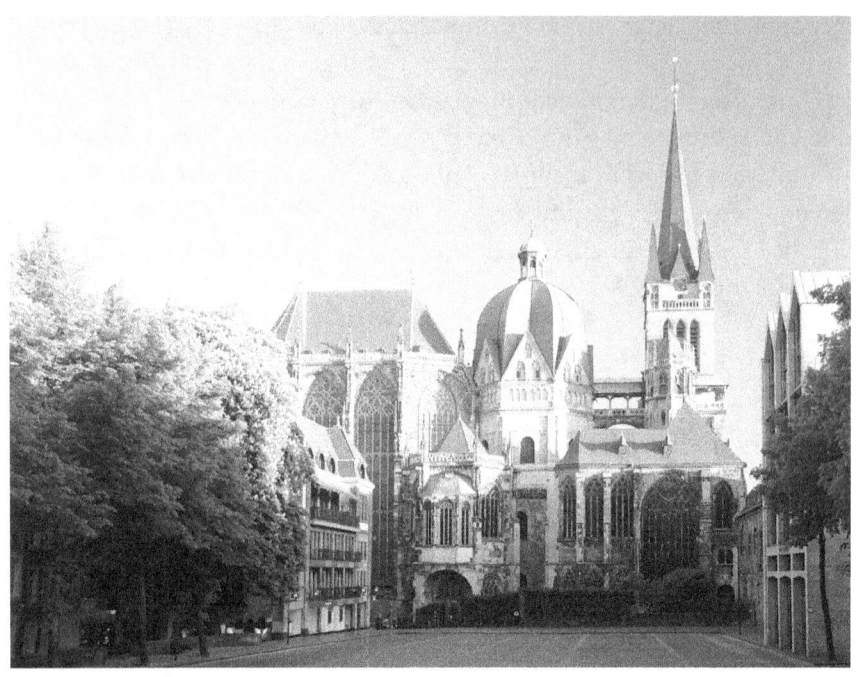

ligen ließ – die katholische Kirche war bereits zur Staatsreligion im spätrömischen Reich ernannt worden – beauftragten manche Donatisten kurzerhand andere damit, sie umzubringen. Solche ganz und gar nicht authentischen „Märtyrer" als Heilige anzubeten kam selbstverständlich nicht infrage.

Was oder wer auch immer angebetet bzw. angerufen wurde – den Katholiken wurde immer deutlicher bewusst, dass es ohne institutionelle Absegnung einfach nicht ging, wollte man seine himmlischen Anliegen auf unserer irdischen Ebene wirksam vertreten. Die historische Echtheit von Reliquien oder Heiligenviten spielte dabei so gut wie keine Rolle – solange die ausgeübte Verehrung die Position der Kirche insgesamt oder auch eines einzelnen Klosters, einer Pfarre oder Diözese stärkte und offiziellen Segen erhielt, durften die Gläubigen ihrem wachsenden Devotionsbedürfnis freien Lauf lassen.

In der Gegenwart stellt sich die Situation zwar vielfach anders dar (dazu später mehr), die mittelalterliche Haltung existiert jedoch nach wie vor. So finden sich alle sieben Jahre an die 100.000 Pilger, die an der Aachener Heiligtumsfahrt teilnehmen. Das Ziel ist der Dom zu Aachen, in dem eine wahrlich erlesene Auswahl an historisch gesehen äußerst fragwürdigen Reliquien aufbewahrt wird: das Kleid Mariens, die Windeln Jesu, das Enthauptungstuch Johannes des Täufers und das Lendentuch Christi. Allesamt soll sie der Patriarch von Jerusalem 799 Karl dem Großen übergeben haben. Dompropst Herbert Hammans empfiehlt „Kommt, und ihr werdet sehen!", und gibt im Übrigen Folgendes zu Protokoll:

*„Die Reliquien sollen unseren Glauben echt machen. Es sind Symbole, in die im Laufe von 1200 Jahren unheimlich viel hineingewebt wurde: die Not, Tränen und Hoffnung einfacher Leute. Die Echtheit ist da kein Problem. Die Geschichte der Pilger, die in die Tücher aufgenommen wurde, rechtfertigt schon ihre Verehrung."*

Der Domprobst spricht mit anderen Worten vom starken, über Jahrhunderte gewachsenen Mana der Windeln des Herrn; die Hauptsache bleibt schließlich, dass man an irgendetwas glaubt. Oder, wie die Boulevardzeitung *Kölner Express* anlässlich der Heiligtumsfahrt 2007 festhielt: „Das alles ist kein Schwachsinn, sondern gut für die Seele."

Die Windeln Jesu: Kein Schwachsinn, sondern gut für die Seele.

223

Interessant in dem Zusammenhang ist ein Besuch auf http://heiligtumsfahrt2014.de, der eigens zu diesem Anlass eingerichteten Website: Dort ist die Rede von den *„sogenannten* Windeln Jesu, mit denen Maria dem Kind Schutz gab" und dem „Lendentuch Jesu, das er am Kreuz getragen haben *soll"*. Man fragt sich, ob die Betreiber sich mit derlei Relativierungen nicht einen Bärendienst erweisen: Außer den wahren Gläubigen hält ohnedies niemand die Sachen für echt; und ausgerechnet an deren festen Überzeugungen wird gerüttelt.

### Die erste Ernennung

Die Heiligenfrage wurde immer mehr zum Kirchenpolitikum, die Heiligsprechung ein Akt der Bürokratie.

Ende des 10. Jahrhunderts hatten sich die Stimmen, die die Verantwortung für Heiligenverehrung gerne in den Händen des Papstes gesehen hätten, so weit vermehrt, dass Taten folgten. Auf das Ansuchen des amtierenden Bischofs von Augsburg ließ Papst Johannes XV. (985–996) das Leben dessen Vorgängers Ulrich von Augsburg untersuchen. Durch ihn gewirkte Wunder wurden berichtet, und schließlich gestattete der Papst die *translatio* der bischöflichen Gebeine und bestätigte damit, dass es sich um Reliquien handelte. Der Akt stellt den ersten verbürgten Fall der päpstlichen Anerkennung eines Heiligenkultes dar.

Über die Jahrhunderte entwickelte sich ab nun das Kanonisierungs- oder Heiligsprechungsverfahren. Erhebliche Widerstände gab es dagegen vor allem nördlich der Alpen. Die institutionelle Festigung des Verfahrens erfolgte im Gleichschritt mit der Konsolidierung der päpstlichen Zentralgewalt. Die kirchenpolitische Sicht der Dinge stieß sich an der immer allmächtiger werdenden Position des Papstes; der lokale Klerus konnte und wollte nicht einsehen, wie sich der ferne Papst in Rom erdreisten konnte, plötzlich ihre zum Teil bereits Jahrhunderte alten Heiligenkulte infrage zu stellen.

Diese Spannungen und Konflikte trugen zu gewalt(tät)igen Auseinandersetzungen bis hin zu den Reformationskriegen bei und zur Abspaltung diverser christlicher Konfessionen. Nichtsdestotrotz behielt die römisch-katholische Konfession bei weitem die Oberhand. Die universale christliche Kirche nach römischem Verwaltungsvorbild stellt heute mit über einer Milliarde Gläubiger mehr als die Hälfte der rund zwei Milliarden Christen weltweit.

## Modus operandi

Im 14. Jahrhundert verwandelten die Päpste in ihrem Exil in Avignon die Kanonisierung eines Heiligenkandidaten in ein kompliziertes, bürokratisch ausgefeiltes Verfahren mit großer Ähnlichkeit mit einer Gerichtsverhandlung. Die Antragsteller hatten einen Prozessbevollmächtigten zu stellen, während die Kurie einen „Verteidiger des Glaubens" mit der Vertretung einer kritischen Gegenposition beauftragte. Für den „Verteidiger des Glaubens" bürgerte sich später die Bezeichnung *advocatus diaboli* (Anwalt des Teufels) ein.

Auch die Stimme des Volkes wurde zurückgedrängt. Bisher waren Heiligenkulte ja vorwiegend aus einer örtlichen Verehrung quasi wie von selbst entstanden; ab nun verlangte der Papst Schriftstücke „von Königen, Fürsten und anderen hochste-

Obwohl die Verfahren zur Heiligsprechung langwierig und teuer waren und auch nicht oft durchgeführt wurden, erlebte der Heiligenkult im Spätmittelalter seine absolute Blütezeit.

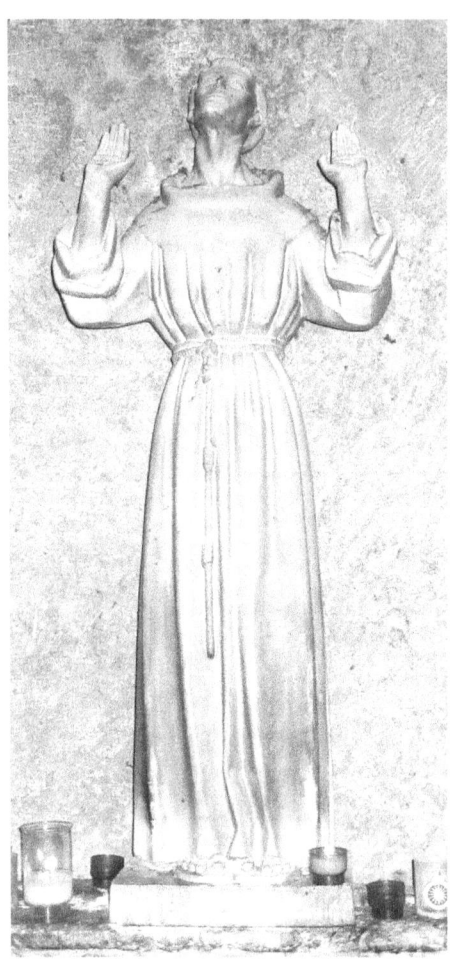

*Der prototypische Heilige des 13. Jhs: Franz von Assisi, kanonisiert 1228, zwei Jahre nach seinem Tod. Statue von Henri Lagriffoul, 1945.*

henden und ehrbaren Persönlichkeiten" (wie z. B. Bischöfen). Für behauptete Wunder waren Augenzeugen beizubringen und die verlangte Tugendhaftigkeit wurde einer gründlichen Prüfung unterzogen.

Die Verfahren, die immer am Ort des fraglichen Heiligenkultes abgehalten wurden, zogen sich stets über Monate hin und verschlangen nicht zuletzt gewaltige Mengen der örtlichen Ressourcen. Die Zahl solcher Verfahren blieb naturgemäß sehr klein: Zwischen 1200 und 1334 wurden gerade einmal 26 Personen zu Heiligen erklärt. Dessen ungeachtet boomten die Heiligenkulte allerorten wie noch nie zuvor. Bis um 1500 kannte beinahe jedes Dorf seinen eigenen Schutzheiligen und jeder neu gegründete Bettelorden fügte wenigstens einen weiteren der Liste hinzu. Schließlich sah sich die Kurie gezwungen einzuschreiten und führte eine begriffliche Unterscheidung ein: Der Titel *sancti* (Heilige) sollte fortan jenen vorbehalten bleiben, die vom Papst damit ausgezeichnet, also offiziell kanonisiert worden waren. Alle anderen würden in Hinkunft als *beati* (Selige) bezeichnet werden und lediglich lokale Verehrung genie-

226

ßen dürfen. De facto wurden also mit einem Schlag sämtliche örtlichen Kulte geduldet und zugleich auf eine bestimmte Region eingegrenzt.

In dem Maße, wie sich die päpstliche Macht festigte und ihr Einfluss auf die Heiligsprechungsverfahren immer größer wurde, änderte sich auch der offizielle Topos erwünschter Heiligkeit. André Vauchez, ein französischer Mittelalterforscher, unternahm eine vergleichende Untersuchung sämtlicher Kanonisationen zwischen 1181 und 1431 und konnte die Veränderungen nachweisen. Er kam zu dem Schluss, dass gute Christenkönige und herausragend tugendhafte Seelsorger und dergleichen dem neuen Selbstverständnis eines auf weltliche Macht orientierten Papsttums kaum mehr entsprachen; im Fall der Könige war das feine Gleichgewicht unter den Königshäusern zu bewahren, was am einfachsten möglich war, indem man gleich gar keinen mehr bevorzugte. Was die lokalen Heroen der Tugendhaftigkeit betraf, so lenkten sie die Aufmerksamkeit zu sehr von der römischen Zentralgewalt ab.

Aber auch Märtyrer standen bei den Heiligsprechern längst nicht mehr im selben Ansehen wie einst. Obwohl es alles andere als einen Mangel an für Christus vergossenem Blut gab, schafften nur sehr wenige den Sprung zum offiziellen Status – und die hatten sich bezeichnenderweise weniger für den Glauben an sich, sondern weit mehr für die Rechte der Kirche eingesetzt. Zu diesen gehörten Erzbischof Thomas Becket von Canterbury (Kanonisation 1173) und Erzbischof Stanislaus von Krakau (Kanonisation 1253). Nach Stanislaus gelang es bis 1481 keinem Menschen mehr, als

*Auch Heilige unterliegen Moden: Märtyrer waren out, es sei denn sie waren mehr für die Kirche als den Glauben gestorben.*

*Ideale Kandidaten waren bereits zu Lebzeiten weitestgehend entrückte Asketen.*

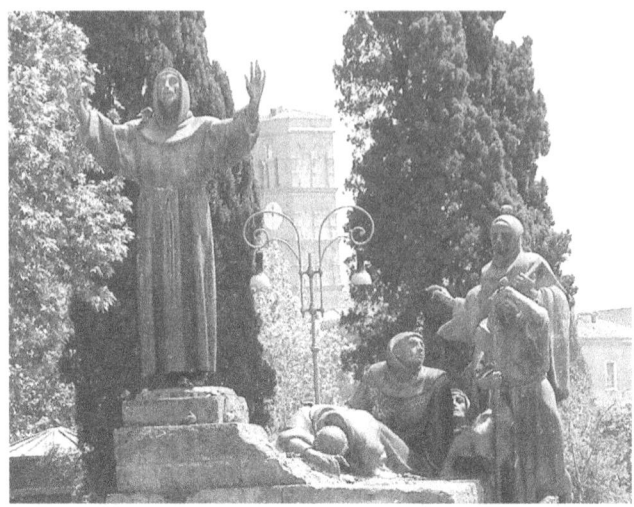

*Vor der Lateranbasilika in Rom wird dem Moment gedacht, als Franz von Assisi mit einigen seiner Brüder beim Papst vorstellig wurde, um die Genehmigung für die Gründung des Ordens der Franziskaner zu erwirken.*
Foto: Gunnar Bach Pedersen

Märtyrer heiliggesprochen zu werden; immer hegten die Päpste Zweifel daran, ob die Kandidaten *ausschließlich* ihres Glaubens wegen gestorben waren.

Als Faustregel galt: je entrückter desto besser. Gottesdiener, die sich der Armut, der Keuschheit, der Entsagung, der Demut, der Askese und dem Gehorsam in einer Weise verschrieben hatten, die kaum noch als irdisch-menschlich zu begreifen war, wurden bevorzugt. Ihr Erfolg konnte schwerlich mit menschlichen Maßstäben gemessen werden; gesellte sich auch noch ein guter Schuss Mystik hinzu, war der prototypische Heilige des ausgehenden Mittelalters perfekt. Eine ganze Reihe von Ordensgründern erfuhr diese Ehre, allen voran der erste Stigmatisierte der Kirchengeschichte, Franz von Assisi. Er wurde wegen der Wundmale, seiner glühenden Liebe zu Gott und zur Schöpfung und seiner Zuneigung zu allen Menschen weithin als *alter Christus* (zweiter Christus) angesehen und ist bis zum heutigen Tag einer der populärsten Heiligen überhaupt, der Schutzpatron von Italien. Damit stellt er die ganz große Ausnahme dar, denn in aller Regel hatten die frommen Laien wenig bis gar nichts für die Heiligen übrig, die ihnen der Papst vorsetzte. Speziell mit dem zweiten Typus, den man mit dem Etikett „intellektueller Verteidiger des Glaubens" beschreiben könnte (z. B. Thomas von Aquin), konnte die Masse der Gläubigen wenig anfangen.

Dabei hatten die Kanonisierer die besten Absichten: Sie waren davon überzeugt, dass der beste Weg zur Heiligkeit in einem möglichst heiligmäßigen Lebenswandel bestand, der anderen zum Vorbild gereichen konnte. Der große Unterschied zwischen dem gebildeten Klerus und dem einfachen Volk bestand in der Beurteilung der Wunder. Dem Volk galt vor allem als heilig, wer wundersame Heilungen oder andere erstaunliche Taten vollbringen konnte; in einer typischen Franz-von-Assisi-Legende wird etwa von einem alten, einsamen, gefährlichen Wolf berichtet, der die Gegend in Angst und Schrecken versetzte. Franz aber näherte sich ihm ohne Furcht, nannte ihn seinen Bruder und versprach ihm, für ihn zu sorgen. Fortan ging der gezähmte Wolf von Haus zu Haus, bettelte artig um Nahrung und bekam sie auch; nach zwei weiteren friedlichen Jahren starb er an Altersschwäche.

Der Klerus sah hingegen Wunder nicht als Vorzeichen der Heiligkeit an, sondern als konsequente, wenn auch nicht notwendige Folge eines tugendhaften Lebens. Zumal man ja, wie bereits erwähnt, nur bei posthumen Wundern wirklich

Für den Klerus waren Wunder keine Vorzeichen von Heiligkeit, sondern die Folge eines heiligmäßigen Lebens.

229

sicher sein konnte, dass Gott und nur Gott dahinterstand. Man kann sich ausmalen, wie sich diese Einstellung auf die Abfassung von Biografien potenzieller Heiliger auswirkte: Aus ihnen wurden nach und nach reine Hagiografien, legendenhafte *vitae*, die alles Heiligmäßige über die Maßen betonten und jeden Hauch von Unbotmäßigkeit unter den Tisch fallen ließen.

Trotz der schizophrenen Situation, bedingt durch die tiefe Kluft zwischen volkstümlicher und klerikaler Heiligenverehrung, war das allgemeine Leben derart auf die Heiligen ausgelegt, dass die Grenzen zwischen Diesseits und Jenseits zu verschwimmen drohten. Die Sehnsucht nach dem „Übernatürlichen" war allen gemeinsam, vom einfachsten Bauern bis zum hoch gebildeten Theologen flehten alle bei einer Vielzahl von Gelegenheiten um himmlischen Beistand. Und zwar nicht bei Gott, sondern bei einem passenden Heiligen.

Allen war indes bewusst, dass das angestrebte heilige Vorbild im Grunde jenseits des Menschenmöglichen lag – insbesondere dann, wenn der Mensch auch ein diesseitiges Leben zu bestreiten hatte, einer Arbeit nachzugehen und sich um das Wohlergehen der Familie zu kümmern hatte. Nur ganz, ganz wenigen Laien gelang eine Heiligsprechung: Als Einzigem im ganzen 14. Jahrhundert etwa dem Grafen Eleazar von Sabran. Als arbeitsfreier Adeliger konnte er sich ganz seinen Offenbarungen und Visionen hingeben. Sein herausragender Verdienst lag indes in dem Umstand begründet, dass er es schaffte, 25 Ehejahre ohne Beischlaf zu verbringen – mehr als selbst dem Heiligen Joseph, dem Zimmermann der Jungfrau

> Heiligmäßigkeit und ein Leben mit Arbeit, Familie und Verpflichtungen war so gut wie unvereinbar, weshalb praktisch niemals Laien heiliggesprochen wurden.

Maria, nachgesagt werden. Seine Frau, Dauphine von Puy-Michel, erlangte mit derselben behaupteten Leistung allerdings nur die Seligkeit.

Was aber konnte ein gewöhnlicher Christ tun, um das Himmelreich zu erlangen? Die Kirche, die die Not ihrer Schäfchen wohl erkannte, lehrte es sie: Die wenigen, die es durch strenge Askese zur Vollendung gebracht hatten, hatten einen „Schatz an stellvertretenden Verdiensten" geschaffen, an dem die Schwachen teilhaben könnten.

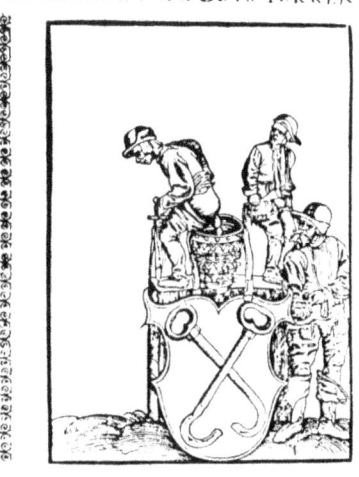

ADORATVR PAPA DEVS TERRENVS

Der Papst wird verehrt wie ein irdischer Gott *von Lucas Cranach dem Älteren in Luthers Publikation* Wider das Papsttum *(1545). Die päpstliche Tiara ist ein Symbol der Autorität des Papstes.*

Man sieht, auch die Idee der Emissionszertifikate, mit denen in der aktuellen Klimapolitik die „Sünder" (die Dreckschleudern) sich mittels der „Heiligen" (gering industrialisierte Nationen) reinwaschen können sollen, ist ganz und gar nichts Neues, sie stammt aus dem Mittelalter und entspricht dem Geist des Ablasshandels.

Dagegen und für ein reineres Evangelium trat schließlich ein deutscher Mönch auf: Martin Luther. Er lehnte gleich alle Heiligen ab, ob es sich nun um von Rom protegierte geistliche Superhelden oder vom Volk angeflehte Wundertäter handelte. Dabei hatte Luthers Karriere geradezu klassisch mittelalterlich begonnen: Es wird berichtet, dass er während eines furchtbaren Gewitters die Heilige Anna um Beistand bat und als Gegenleistung für das Überleben den Gang ins Kloster anbot. Bei näherer Betrachtung der Heiligenkulte und der Auswüchse des Reliquien- und Ablasshandels ging ihm allerdings jeder Glauben daran verloren. Luther ging zum Gegenangriff über und spöttelte (anonym) über die Reliquiensammlung des Erzbischofs von Mainz: Sie enthalte unter anderem

*„ein schön Stück vom linken Horn des Moses, drei Flammen vom (brennenden) Busch des Moses auf dem Berg Sinai, (sowie) zwei Federn und ein Ei vom Heiligen Geist."*

Hält man sich Auszüge das offiziellen Reliquienverzeichnisses des Erzbischofs vor Augen, weiß man Wirklichkeit und Parodie allerdings kaum noch zu unterscheiden. Da sind unter anderem aufgelistet: ein Klumpen Erde von der Stelle, an der Jesus das Vaterunser lehrte, einer der dreißig Silberlinge, mit denen Judas für seinen Verrat entlohnt worden war, und Reste von Manna aus der Zeit des israelitischen Auszugs aus Ägypten.

## Das Gesetz der Heiligkeit

Die katholische Kirche schmetterte Luthers Kritik ab, sah sich aber dennoch zum Handeln veranlasst. Ihre Antwort bestand in der endgültigen Formalisierung des Heiligsprechungsprozesses.

Rom rümpfte die Nase, bestätigte den Heiligenkult auf dem Konzil von Trient (1545–1563) und schmetterte Luthers Kritik, wonach sich eine ganz und gar heidnische Götzenverehrung in der katholischen Kirche breitgemacht hätte, vehement ab. „Nur Menschen von unreligiösem Geist", ließen sie an die Adresse der Lutheraner verlauten, „bestreiten, dass man die in ewiger himmlischer Glückseligkeit lebenden Heiligen anflehen kann."

Dennoch erkannten die Verantwortlichen, dass es Zeit zum Handeln war. Der Heiligenkalender wurde gründlich entrümpelt und das Verfahren der Heiligsprechung weiter gestrafft und offizialisiert. Papst Sixtus V. rief 1588 die Ritenkongregation ins Leben, eine klerikale Behörde mit der Aufgabe, Kanonisationen vorzubereiten und Reliquien auf ihre Echtheit hin zu überprüfen. Während des Pontifikats von Urban VIII. (1623–1644) brachte das Papsttum die Kanonisation endgültig und hundertprozentig unter seine Kontrolle: Urban erließ eine Reihe von Dekreten, die den genauen Ablauf eines Selig- oder Heiligsprechungsverfahrens festlegten. Ausdrücklich untersagte er jede Form der offiziellen Verehrung vor einer päpstlichen Selig- oder Heiligsprechung; das schloss sogar die Veröffentlichung von Berichten über angebliche Wundertaten und Offenbarungen mit ein. Gläubige durften privat anflehen oder anbeten wen sie wollten, auch das seit frühchristlichen Zeiten praktizierte Versammeln an Gräbern war weiterhin gestattet. Wurde jedoch ein inoffizieller Seliger oder Heiliger in einer Kirche angerufen, war es um dessen Chancen auf päpstliche Anerkennung geschehen.

Mit der Festlegung des formalisierten Kanonisierungsverfahrens hatte die katholische Herde endgültig keine Stimme mehr.

Eine Ausnahme gab es nur für Kulte, die schon die längste Zeit Bestand hatten. Konkret: Alles, was zum Zeitpunkt der Urbanschen Dekrete auf wenigstens 100 Jahre nachweisliche Verehrung zurückblicken konnte, wurde nachträglich kanonisiert und damit toleriert.

Die Stimme des Volkes war zum Verstummen gebracht worden: Was ursprünglich aus dem

233

gelebten und praktizierten Glauben der Laien entstanden war, wurde nun mit höchster kirchlicher Autorität rückschauend untersucht. Die Kirchenrechtler waren am Wort, auch wenn es noch einmal rund hundert Jahre dauern sollte, bis das historisch gewachsene, auf Präzedenzfällen basierende Kanonisierungsverfahren in einem einzigen Werk zusammengefasst wurde. Diese Aufgabe übernahm der spätere Papst Benedikt XIV. mit seinem fünfbändigen, bis heute als Maßstab für Heiligsprechungen geltenden *De Servorum Dei beatificatione et Beatorum canonizatione* (Über die Seligsprechung der Diener Gottes und die Kanonisierung der Seligen), das er 1738 zum Abschluss brachte.

*Das Verfahren hatte das Martyrium bzw. die heroische Tugendhaftigkeit der Kandidaten zu untersuchen.*

1917 wurde das formelle Verfahren schließlich Teil des neu geschaffenen *Codex Iuris Canonici*, der ersten Kodifizierung des lateinischen Kirchenrechts. Zu dieser Zeit war es bereits über vier Jahrhunderte lang angewandt und im Detail immer wieder verbessert und verfeinert worden; es genoss mittlerweile „heiligen" Respekt, was das Entdecken echter Heiliger durch juristische Präzision betraf.

*Wunder galten nach wie vor als Garantie für Heiligkeit.*

Folgende Fragen sollten im Zuge eines Verfahrens beantwortet werden:

Ist der Kandidat den Märtyrertod gestorben oder hat er sich durch heroische Tugendhaftigkeit ausgezeichnet? Gibt es Beweise für diese Annahmen?

Ist die Vorbildwirkung des Kandidaten so groß, dass Menschen ihn um Fürsprache für erhoffte göttliche Gnadenbeweise anflehen?

Was würde eine Kanonisierung für die ganze Kirche bedeuten?

Hat der Kandidat irgendetwas getan, geschrieben oder hinterlassen, was gegen eine Kanonisierung spricht (mit anderen Worten: hatte er sich gegen das kirchliche Dogma gewandt)?

Ist jemals nach einer Fürbitte an den Kandidaten ein Wunder geschehen (ein „göttliches Zeichen, das sich dem Zugriff des menschlichen Verstandes entzieht")?

Und schließlich, nach erfolgter Seligsprechung: Ist jemals nach einer Fürbitte an den Seligen ein Wunder geschehen, das erkennen lässt, ob Gott den Seligen für die Heiligsprechung für würdig erachtet?

*Die Vorbereitung: Lobby- und PR-Arbeit für Heilige und Selige in spe.*

## Neun Schritte zur Heiligkeit

In dem erstaunlich aufwendigen Verfahren ließen sich neun Phasen unterscheiden, deren Durchlaufen eher Jahrhunderte als Jahrzehnte in Anspruch nahm (vor 1917 mussten allein vor der Aufnahme erster Untersuchungen wenigstens 50 Jahre seit dem Tod des Kandidaten verstrichen sein).

*1. Die vorrechtliche Phase*: Potenzielle Heilige brauchen Aktivisten (Initiatoren), denen eine Kanonisation ein Anliegen ist. Sie können, bevor ein formelles Verfahren eingeleitet wird, bereits mit organisatorischen Arbeiten beginnen. Häufig wird eine Bruderschaft gegründet, finanzielle Mittel sind aufzutreiben, Beweismaterial für die zu verfassende Vita zu sammeln. Auch die Veröffentlichung einer heiligmäßigen Biografie kommt vor sowie das Drucken von Gebetskarten; schließlich sollen die Gläubigen ja dazu angeregt werden, Fürbitten an den Kandidaten zu richten, um überhaupt erst die Voraussetzungen für ein benötigtes Wunder zu schaffen. Das ganze erinnert nicht zufällig stark an politisches Lobbying, sondern ist im Grunde genau dasselbe. Diese Phase endet mit dem Ansuchen an den zuständigen, örtlichen Bischof, ein offizielles Verfahren einzuleiten. In diesem Moment werden aus den Initiatoren Petitoren.

*Die erste Hürde ist genommen, sobald der örtliche Bischof sich des Falles annimmt.*

*2. Die Informationsphase*: Entspricht der Bischof dem Ansuchen, eröffnet er das bischöfliche Erhebungsverfahren. Damit sollen die nötigen Materialien zusammengetragen werden, um die Kongregation für die Selig- und Heiligsprechungen von der Notwendigkeit der Einleitung eines formellen Verfahrens zu überzeugen. Er beruft dazu eine Untersuchungskommission ein. Das wichtigste Element dieser Phase sind Vernehmungen von von Richtern bestellten Zeugen, die sich über das Leben des Kandidaten (von dem als dem „Diener Gottes" gesprochen wird) äußern.

*Entscheidend für die Heiligkeit einer Person ist aus katholischer Sicht deren Übereinstimmung mit dem kirchlichen Dogma.*

Die dabei erstellten Originalabschriften werden notariell beglaubigt, versiegelt und im Diözesanarchiv hinterlegt; ebenfalls versiegelte und beglaubigte Kopien werden nach Rom geschickt. Zudem muss der Bischof formell bestätigen, dass keinerlei öffentliche Verehrung des Dieners Gottes praktiziert werde (wie es Papst Urban VIII. veranlasst hatte).

*3. Die Beurteilung der Rechtgläubigkeit*: Der Bischof beauftragt parallel zu den Zeugeneinvernahmen

Sachverständige mit dem Zusammentragen des Schrifttums des Kandidaten – zuvorderst seiner Publikationen, des weiteren aber von allem, was je von dessen Hand verfasst wurde. Dieses Material wird ebenfalls nach Rom geschickt und auf Einhaltung der reinen katholischen Lehre hin überprüft. Tatsächlich findet sich hier der häufigste Grund, warum angefangene Kanonisierungsverfahren sang- und klanglos wieder abgewürgt werden: *Heterodoxie* (Abweichung von der Kirchenmeinung) oder gar *Häresie* (Widerspruch zur Kirchenmeinung) führen selbst in geringsten Spuren zur sofortigen Einstellung des Verfahrens.

*Der Fall wird in die Hände der Zentrale in Rom gelegt: Die Kongregation für die Selig- und Heiligsprechungen übernimmt.*

4. *Die römische Phase* markiert den Beginn der Beratungen. Nach dem Einlangen des gesamten bischöflichen Materials wird einer von rund 230 bei der Kongregation zugelassenen, auf jeden Fall in Rom ansässigen *Postulatoren* mit dem Fall betraut. Postulatoren stehen auf der Seite der Petitoren und werden auch von diesen bezahlt. Die Petitoren müssen zudem den *Patronus* entlohnen, ein vom Postulator bestellter Kirchenrechtler, der als Anwalt der Petitoren auftritt. Seine Aufgabe besteht darin, einen juristisch einwandfreien Schriftsatz zu erstellen, der die Richter der Kongregation dazu bringt, ein formelles Verfahren einzuleiten.

*Der ganze Vorgang hat sehr viel Ähnlichkeit mit einem Gerichtsprozess.*

Erschwerend kommt hinzu, dass der Verteidiger des Glaubens (*advocatus diaboli*) diese Argumente zu entkräften sucht. An dieser Stelle entspann sich eine oft über Jahre geführte juristische Debatte, die nicht selten zum reinen Selbst(erhaltungs)-zweck verkam, denn selbstverständlich wurden sowohl Patronus als auch advocatus diaboli für ihre Dienste bezahlt.

Kommt es jedoch zu einer von allen Seiten vertretbaren Darstellung, so wird diese in Form der nicht selten sehr umfangreichen *positio* festgehalten, einer Zusammenfassung von allem bisher Ermittelten. Die positio wird von der Kongregation studiert und im Falle einer positiven Beurteilung fehlt nur noch die offizielle Zustimmung des Papstes zur Verfahrenseröffnung (dem *processus*). Mit viel Gespür für Nuancen erteilt der Papst seine zu diesem Zeitpunkt ausschließlich administrative (und eben nicht theologische oder geistliche) Zustimmung jedoch nicht mit seinem Papst-, sondern mit seinem Vornamen. Das *Placet* würde momentan also nicht von Papst Franziskus, sondern von Jorge erteilt. Damit wird zum Ausdruck gebracht, dass es sich nicht um eine – laut Unfehlbarkeitsdogma richtige – päpstliche Entscheidung handelt, sondern eben nur um eine fehlbare menschliche.

*Der sogenannte apostolische Prozess markiert den Beginn des Verfahrens mit päpstlichem Placet. Der gesamte bisherige Vorgang wird noch einmal durchgeführt.*

Erfolgt das Placet, beginnt der *apostolische Prozess* – im Wesentlichen eine Wiederauflage des bischöflichen Erhebungsverfahrens in höherer Instanz. Auch der Postulator und sein Anwalt bzw. der Verteidiger des Glaubens kommen wieder zu Wort und sämtliche Dokumente, Stellungnahmen und Gegen-Stellungnahmen fließen in der sogenannten *informatio* zusammen, anhand derer eine erste Kongregationssitzung stattfindet, darauf aufbauend eine zweite unter Teilnahme der Kardinäle

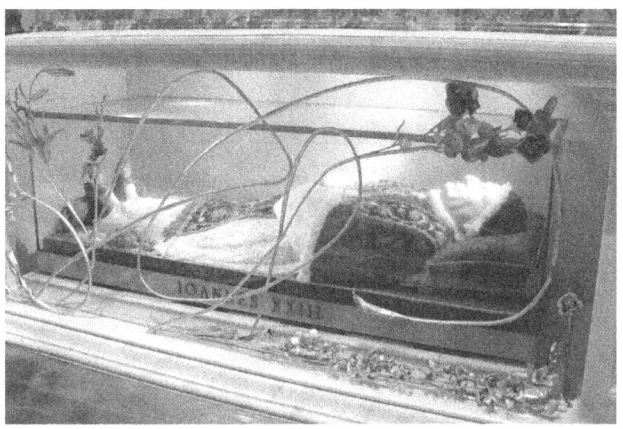

Der Selige Papst Johannes XXIII. in seinem gläsernen Sarkophag im Petersdom. Der beliebte und volksnahe Papst trug den Spitznamen il Papa buono und war als undogmatisch und humorvoll bekannt. Zitat kurz nach seiner Wahl: „Ich bin zwar jetzt unfehlbar, gedenke aber nicht, davon Gebrauch zu machen." Wie er wohl seine Heiligsprechung am 27. April 2014 kommentiert hätte? CC-BY-SA 3.0 Diana

und schlussendlich eine dritte, an der auch der Papst teilnimmt. Wird dem Diener Gottes jedes Mal bestätigt, ein Märtyrer oder ein Held der Tugendhaftigkeit zu sein, wird er mit dem Titel *Venerabilis* (Verehrungswürdiger) ausgezeichnet.

*5. Historischer Nebenschauplatz:* Eine eigens eingerichtete historische Sektion wird für Fälle hinzugezogen, bei denen keine lebenden Augenzeugen mehr zu finden sind. Außerdem kümmert sich die historische Sektion um spezielle Detailfragen, die der näheren archivarischen Untersuchung bedürfen.

*6. Überprüfung des Leichnams:* Vor der Seligsprechung wird durch Exhumierung die Identität des Leichnams festgestellt. Sollte es sich wider Erwarten nicht um den Venerabilis handeln, hat das zwar keinen Einfluss auf das Verfahren, jedoch darf fortan keine Verehrung an der Grabstätte erfolgen. Immer wieder kommt es vor, dass sich die Leichen in einem unerklärlich guten Zustand befinden. Entgegen der Volksmeinung, die in solchen Fällen vom „Ruch der Heiligkeit" spricht, oder etwa jener der russisch-orthodoxen Kirche ist dies für die katholische Kirche offiziell aber kein Zeichen von Heiligkeit. Man ist der Ansicht, dass solche Phänomene hinreichend durch Umwelteinflüsse erklärbar seien. Dennoch verbreitet sich die Nachricht von einem „Ruch der Heiligkeit" meist wie ein Lauffeuer und gilt jenen, die dieser Ansicht sind, als weitere Bestätigung der Heiligkeit der Person – auch in höchsten Kirchenkreisen. So stellte man z. B. bei der kanonischen Anerkennung des Leichnams von Johannes XXIII. dessen Unversehrtheit fest, und der Kommissionsleiter Kardinal-Staatssekretär Angelo Sordano bemerkte dazu: „Es ist mit Sicherheit ein Geschenk Gottes."

*Unversehrtheit des Leichnams wird in katholischen Kreisen vielfach als Zeichen Gottes gesehen.*

7. *Prüfung der Wunder*: Aller Sorgsamkeit zum Trotz können die Ergebnisse von Einvernahmen, historischen Untersuchungen, kritischen Textprüfungen und dergleichen mehr nur ein menschliches, also fehlbares Ergebnis erbringen. Damit die Kirche sich der Seligkeit oder Heiligkeit eines Kandidaten wirklich sicher sein kann, bedarf es eines göttlichen Zeichens – eines Wunders, das durch die Fürsprache des Seligen in spe gewirkt wurde. (Ausgenommen sind erwiesene Märtyrer, deren Selbstopferung als ausreichend angesehen wird.)

*Ein Wunder liegt vor, wenn es nicht wissenschaftlich erklärbar ist. Für die Kanonisation muss aber auch geprüft werden, ob der Diener Gottes tatsächlich der alleinige Fürsprecher war.*

Die Wunderprüfung besteht aus zwei Teilen: Den einen übernehmen katholische Ärzte in Rom, die versuchen, eine natürliche Ursache für eine als Wunder vorgeschlagene Heilung zu finden. Ist dies nach dem Stand der Wissenschaft und nach bestem Wissen und Gewissen nicht möglich, gilt Gottes Wirken als gegeben. Die katholische Kirche überlässt das Urteil also der Wissenschaft und befindet sich mit diesem Wunderverständnis auf ständigem Rückzug, weil die moderne Medizin immer mehr versteht und heute vieles erklären kann, was gestern noch ein Wunder war.

Weitaus problematischer und manipulierbarer ist jedoch der zweite Teil: Es muss nachgewiesen werden, dass die Anrufung eines bestimmten potenziell Seligen zur wundersamen Heilung führte und nicht etwa ein Kranker auf die Idee gekommen ist, auf Nummer sicher zu gehen und gleich eine ganze Horde von bereits bewährten Heiligen zu bemühen. Dazu versammelt sich ein theologisches Beratergremium, dem jedoch auch nichts anderes als die Aussage einer einzelnen Person zur Überprüfung zur Verfügung steht; hier findet sich ein riesiges Schlupfloch für Heiligen-Lobbyismus und jedwedem Missbrauch sind Tür und Tor geöffnet. Im Grunde bedauerlich, weil sich die Kirche ansonsten wirklich jede erdenkliche Mühe gibt, die Heiligenwerdung so makellos wie menschenmöglich durchzuführen.

*8. Die Seligsprechung*: Vor der Seligsprechung findet noch eine vorwiegend zeremonielle Versammlung der Kongregationskardinäle und des Papstes statt. Der Zweck besteht in der Festlegung des Zeitpunktes der Seligsprechung; es kam allerdings durchaus bereits vor, dass der Papst eine Seligsprechung im Moment für inopportun hielt und noch ein wenig hinauszögerte. Meist wird jedoch das Datum der Zeremonie vereinbart.

Der Fall ist abgeschlossen: Das Datum für die Seligsprechung kann festgelegt werden.

Zum Tag X wird ein apostolisches Sendschreiben veröffentlicht, in dem die Verehrung des oder der nunmehr Seligen gestattet wird – allerdings beschränkt auf eine Diözese, ein Land oder einen

Orden. Der Heilige Stuhl genehmigt zudem ein Gebet und eine Messe zu seinen oder ihren Ehren.

*9. Die Heiligsprechung:* Nach der Seligsprechung ruht der Fall; man wartet auf das nächste göttliche Zeichen, sprich das nächste Wunder. Mehrere hundert Selige tun dies bereits seit Jahrhunderten: Die Archivseligen in der Kongregation. In anderen Fällen ergeben sich in kurzer Zeit neue Wunderheilungen, der Punkt 7 des Verfahrens wird erneut zur Anwendung gebracht und, soferne aus Sicht der Kirche ein wahres Wunder vorliegt, erklärt der Papst die Kanonisation des Seligen. Das feierliche Pontifikalamt anlässlich der Heiligsprechung leitet der Papst selbst (zum Unterschied von der Seligsprechung) und gibt damit zu verstehen, dass die gesamte unfehlbare Autorität des Heiligen Stuhls hinter dieser Entscheidung steht. Fortan *muss* der Heilige in der gesamten katholischen Kirche verehrt werden.

Für die Heiligsprechung braucht es weitere beglaubigte Wunder.

## Die Reform 1983

Die ganze ausufernde Dimension des ausgeklügelten Verfahrens hatte dazu geführt, dass der Rückstau an „Dienern Gottes" oder auch Seligen in den Archiven der Kongregation die Verantwortlichen in die Verzweiflung trieb: 1980 waren mehr als 1.000 Verfahren anhängig. Immer wieder schleppten sich Prozesse über Jahrzehnte hin, Patronus und *advocatus diaboli* spielten lukratives, juristisches Ping-Pong und Abschlüsse waren rar. Kenneth Woodward versuchte alles, um eine realistische Schätzung der Gesamtkosten eines Kanonisationsprozesses zu erhalten, und kam in einem Fall

242

auf über 300.000 US-Dollar – zu tragen wie erwähnt von den Betreibern der Selig- und Heiligsprechungen.

Für die Päpste des 20. Jahrhunderts war dies ein zunehmend untragbarer Zustand: Sie wollten lieber mehr als weniger Heilige, und zwar solche, die ihrem aktuellen Verständnis der Bedürfnisse der Kirche entsprachen. Spätestens mit dem Zweiten Vatikanum setzte daher ein zähes Ringen um eine Reform des Verfahrens ein, und mit dem Beginn des Pontifikats von Johannes Paul II. wurde die Sache schlagend.

*Die katholische Kirche des 20. Jahrhunderts wollte den Heiligenvorrat mit neuen, zeitgemäßeren Heiligen aufstocken; das alte Verfahren war dafür nicht geeignet.*

Am 25. Jänner 1983 veröffentlichte er eine Apostolische Konstitution, die die umfassendste Reform des Heiligsprechungsverfahrens seit Urban VIII. bedeutete. Es sollte einfacher, billiger und schneller werden, und alle diese Ziele wurden erreicht. Es sollte auch kollegialer und insgesamt effektiver werden; ob das erreicht werden konnte sei dahingestellt.

Die zwei wichtigsten Änderungen betrafen das bischöfliche Erhebungsverfahren bzw. den apostolischen Prozess: Zweiterer wurde ersatzlos gestrichen, die Beweislast liegt nunmehr ausschließlich beim jeweiligen Bischof. Die zweite Änderung hat sicherlich Dutzenden von römischen Advokaten die Tränen in die Augen getrieben: An die Stelle des Postulators samt Anwalt bzw. dem Verteidiger des Glaubens wurde das *Collegium Relatorum* gesetzt. Dieses Gremium hat seither die Aufgabe, einen historisch-kritischen Bericht über das Leben des Kandidaten oder der Kandidatin zu verfassen; die dialektische Auseinandersetzung um Für und Wider existiert nicht

*Apostolischer Prozess und advocatus diaboli wurden gestrichen, die Wunderzahl verringert.*

243

mehr. Statt eines „Gerichtsprozesses" fand nun eine geschichtswissenschaftliche Auseinandersetzung oder vielmehr „Zusammensetzung" statt. Die historische Sektion erfuhr eine immense Aufwertung. Doch auch wenn den katholischen Geschichtsforschern viel daran liegt, seriöse und glaubwürdige Arbeit zu leisten – mangels „diabolischer" Gegenstimme und juristischem Disput hat man sich mit dem neuen, schlanken Verfahren von einer nach Objektivität strebenden zu einer nach Ergebnissen strebenden Grundhaltung umpositioniert.

### Heilige Hundertschaften

Aus dem Gerichtsverfahren wurde Geschichtsschreibung – oder einseitige Hagiografie.

Geblieben ist die Wunder-Erfordernis, wenn auch reduziert: Seit 1983 genügt – natürlich vorausgesetzt, der historisch-kritische Bericht bezüglich der Tugendhaftigkeit und Rechtgläubigkeit fällt positiv aus – bereits ein beglaubigtes Wunder für die Seligsprechung und ein weiteres für die endgültige, unwiderrufliche und mit dem päpstlichen Dogma der Unfehlbarkeit abgesicherte Kanonisation. Und selbst das ist nicht in Stein gemeißelt, wie später noch näher zu erläutern sein wird.

Johannes Paul II. machte sich ans Werk und sorgte für die erwünschten „Ergebnisse" nach der Reform des Kanonisierungsverfahrens: Im Laufe des drittlängsten Pontifikats der Geschichte sprach er in 198 Zeremonien 1338 Tote selig und schuf 482 neue Heilige (Zählung nach Andreas Englisch; laut heiligenlexikon.de waren es 1.268 Selig- und 483 Heiligsprechungen). In jedem Fall ein einsamer päpstlicher Rekord, der gute Chancen auf ewigen Bestand hat. Immerhin wurden in den 400 Jahren von der Einführung des Kanonisierungsverfahrens 1588 bis zum Amtsantritt von Johannes Paul II. gerade einmal 302 Verstorbene mit der höchsten christlichen Ehre ausgezeichnet.

Was soll die römisch-katholische Kirche, die „Gemeinschaft der Gläubigen", eigentlich mit diesen heiligen Hundertschaften anfangen? Wozu werden Selige und Heilige in einer profanisierten, wunderskeptischen Welt überhaupt gebraucht? Und dann gleich in einer solchen Menge?

Versuchen wir, die Selig- und Heiligsprechungen unter Johannes Paul II. ein wenig aufzuteilen, um Antworten auf diese Fragen zu erhalten.

Heilige Rekorde für die Ewigkeit: Johannes Paul II. sprach deutlich mehr Menschen heilig als alle Päpste in den 400 Jahren zuvor zusammen.

### Die Reise-Heiligen

Im Laufe seiner Amtszeit brachte es der polnische Papst auf mehr als 100 Auslandsreisen. Da er sich der Bedeutung und Wirkung der Medien sehr bewusst war, begrüßte er es immer, wenn sich ein spektakuläres Event inszenieren ließ. Und was könnte es in der katholischen Welt Spektaläreres geben als eine feierliche Seligsprechung? (Heiligsprechungen finden in aller Regel in Rom statt, da es sich um einen Akt mit universaler Bedeutung für die Kirche handelt.)

Johannes Paul II. ließ die Heiligmacher also nachforschen, ob sich nicht unter den über 1.000 Fällen in Bearbeitung ein zur nächsten Destination passender fände. Dabei wurden die Prioritäten so gesetzt, dass insbesondere in puncto lokaler Heiligkeit benachteiligte Nationen mit der Ehre des katholischen „Ritterschlags" für einen der Ihren bedacht wurden. Diese politisch korrekt und vernünftig klingende Einstellung schränkt allerdings de facto die Wahl kaum ein: Die bei weitem meisten Heiligen und Seligen stammen aus Italien, Spanien und, schon mit einigem Abstand, Frankreich. Selbst das als „Insel der Heiligen" bekannte Irland verfügt über beinahe keine Heiligen – zumindest keine mit amtlichem Stempel. Die Mehrzahl der irischen Heiligen, angeführt vom Landespatron, dem Heiligen Patrick, stammt aus einer Zeit lange vor der Einführung eines genau geregelten Kanonisierungs-Procederes.

Seligsprechungen anlässlich einer der vielen Papstreisen waren für Johannes Paul II. ein gängiges Mittel, die versprengten Schäfchen stärker an die große Herde zu binden.

Falls die Wahl bestand, wurden Laien vorgezogen. Insgesamt lief es darauf hinaus, vor allem den Gemeinden in Afrika und Asien ein Signal zu übermitteln, das ihre Rolle in der Gesamtkirche stärkte und sie zugleich mehr an die römische Zentrale band. Oder darauf, bisher nicht berücksichtigten Berufs- oder Volksgruppen einen Schutzheiligen zu verschaffen.

Das Vorhaben ist dem Papst in etlichen Fällen gelungen, wenngleich die Sache wahrlich nicht einfach ist, sind doch die klassischen Kandidaten nach wie vor krass überrepräsentiert: Ordensleute, Italiener, Spanier. Den besten Einblick in die Statistik verschafft der von der Kongregation herausgegebene *Index ac Status Causarum*, der 1988 1.369 Verfahren in Bearbeitung auflistete; manche Fälle reichten bis ins 15. Jahrhundert zurück. Etwa ein Fünftel davon betrifft Laien. Allein fünfundachtzig Kandidaten stammen aus Rom, fünfundsiebzig aus Neapel – womit diese beiden Städte allein weit mehr potenzielle Selige stellen als ganz Afrika und Asien zusammen…

Obwohl die Kongregation unter Johannes Paul II. ihr Arbeitspensum vervielfachte und Worte wie „Fabrik" und „Marktübersättigung" zu kursieren begannen, sah sich der Papst gezwungen, von seinen besonderen Rechten Gebrauch zu machen, um seine Prioritäten umzusetzen. So im Fall von Kateri Tekakwitha, einer nordamerikanischen Indianerin des 17. Jahrhunderts. Die gebürtige Mohawk erlebte in ihrer frühesten Jugend die tiefgreifenden Veränderungen der Gesellschaft durch die christliche Mission; nachdem ihre gesamte Familie den Pocken zum Opfer gefallen war, ließ sie sich bekehren und wurde im Alter von 20 Jahren getauft. Danach bot sie ein Beispiel fanatischer Askese: Sie legte sich die strengsten Bußübungen auf, fastete ohne Unterlass und griff häufig zur Geißel, um sich selbst zu züchtigen. Mit 24 war sie derart geschwächt, dass sie einen frühen Tod starb.

Das Beispiel, das Kateri Tekakwitha gegeben hat, mag aus heutiger Sicht befremden, dennoch wurde es von den Missionaren gerne herangezogen – christliche Identifikationsfiguren indianischer Herkunft waren in Nordamerika spärlichst gesät. Daran hat sich auch bis zum 22. Juni 1980 wenig geändert; an diesem Tag wurde Kateri seliggesprochen und darf mithin von ihrer lokalen Fangemeinde offiziell und öffentlich verehrt werden – als erste nordamerikanische Indianerin überhaupt. Das Besondere an diesem Fall: Keines der ihrer Fürsprache zugeschriebenen Wunder konnte belegt werden. Der Papst hat zugunsten der seelsorgerischen Wirkung auf eine bisher vernachlässigte Ethnie auf eine Ausnahmeregelung zurückgegriffen – dem Aussetzen des Wundernachwei-

Rom und Neapel bringen es zusammen auf 160 Kandidaten für eine Heiligsprechung – da kann so mancher Kontinent nicht mithalten.

ses. Doch wie es scheint, lag er mit seiner Entscheidung goldrichtig: Kateris Verehrung ist sehr lebendig. Namentlich der Bischof von Albany, Reverend Howard J. Hubbard, setzte sich für die baldige Kanonisation seiner Seligen ein. Er hat einen Artikel über die drei Qualitäten der Patronin der Umwelt veröffentlicht. Demzufolge verkörpert Kateri folgende christliche Tugenden: 1. Die Wirklichkeit des Kreuzes im täglichen Leben. 2. Tapferkeit, Entschlossenheit und Überzeugung und 3. das Gebet, den Schlüssel zum Leben.

Die erteilten Vorschusslorbeeren, gewissermaßen die amtliche Manastärkung, sollten sich bezahlt machen: 2011 wurde die Anerkennung eines Heilungswunders bekannt gegeben, das der Anrufung der Seligen Kateri geschuldet gewesen sei. Der Fall selbst ist interessant, weil die Anrufung sich ganz im Sinne modernen Networkings zu einer globalen Angelegenheit auswuchs. Auf http://de.wikipedia.org/wiki/Kateri_Tekakwitha ist zu lesen:

*Für Kateri Tekakwitha, die getaufte Mohawk, die sich durch fanatische Askese früh ums Leben brachte, machte der Papst eine Ausnahme und sprach sie auch ohne beglaubigtes Wunder selig.*

*Der sechsjährige Jake Finkbonner hatte sich im Jahr 2006 beim Spielen mit einer schweren Krankheit infiziert, die als Nekrotisierende Fasziitis bekannt ist. Sie verläuft überaus dramatisch; sie beginnt mit Schmerzen und Fieber, innerhalb kurzer Zeit schwellen die betroffenen Stellen an, die Haut wirft Blasen. Bei Jake kam es zu einem fortschreitenden Absterben (Nekrose) der Gesichtshaut, die immer wieder operativ entfernt werden musste. Donny und Elsa Finkbonner, die Eltern, riefen einen Priester herbei, denn die Ärzte hatten ihnen mitgeteilt, ihr Sohn werde wohl sterben. Sie riefen die selige Kateri im Gebet an, denn Kateris Pockennarben waren der Legende zufolge nach ihrem Tod*

248

*aus ihrem Gesicht verschwunden. Der Kateri-Kreis an der katholischen Saint Joachim Church, der Reservatskirche außerhalb von Bellingham, hielt Gebetssitzungen für den Jungen, ebenso wie die Assumption Catholic School, die Jake besucht hatte. Über persönliche Kontakte weiteten sich die Gebetskreise nach Denver, schließlich bis nach London und Israel aus.*

*Auch in Great Falls in Montana betete die Mohawk-Schwester und Vorsitzende der Tekakwitha Conference Kateri Mitchell, die ein halbes Jahrhundert zuvor den Namen Kateris als Ordensnamen angenommen hatte. Sie brachte eine Reliquie mit, einen Splitter eines Handknochens, der bei der letzten Exhumierung von Kateri Tekakwitha 1972 nach Montana gekommen war. Nach der Auflegung dieser Reliquie soll sich die Genesung des Jungen zugetragen haben.*

Die Kanonisierung war danach nur noch Formsache: Papst Benedikt XVI. sprach Kateri Tekakwitha am 21. Oktober 2012 auf dem Petersplatz in Rom heilig.

Die Entscheidung wurde belohnt: Als Selige erwirkte Kateri nun doch ein Heilungswunder und wurde 2012 heiliggesprochen.

## Die Profanisierung der Heiligkeit

Auch wenn in diesem speziellen Fall das Wunder der Amtshandlung folgte, kann man sich des Eindrucks nicht erwehren, dass Selig- und Heiligsprechungen zu einem Gutteil zu einem rein kirchenpolitischen Instrument geworden sind. Es ist jedenfalls sehr aufschlussreich, einige Fälle herauszugreifen, um aus ihnen Rückschlüsse auf die innere Befindlichkeit der katholischen Kirche zu ziehen; immerhin stehen die Seligen und Heiligen ja vorbildhaft für die Werte der Kirche.

Pius IX., der letzte Papst-König, kommt in der historischen Rückschau sehr schlecht weg. Selig ist er trotzdem.

Traditionell sind Päpste nach ihrem Tod stets im engsten Kreis der Anwärter auf eine Seligsprechung zu finden. Der 3. September 2000 markiert diesbezüglich ein wichtiges Datum: Unter dem Jubel einer stattlichen Menge wurde *il Papa buono* (der gute Papst) Johannes XXIII. seliggesprochen. Weitaus weniger Jubel, vielmehr heftige Kritik löste die zugleich durchgeführte Seligsprechung von Pius IX aus.

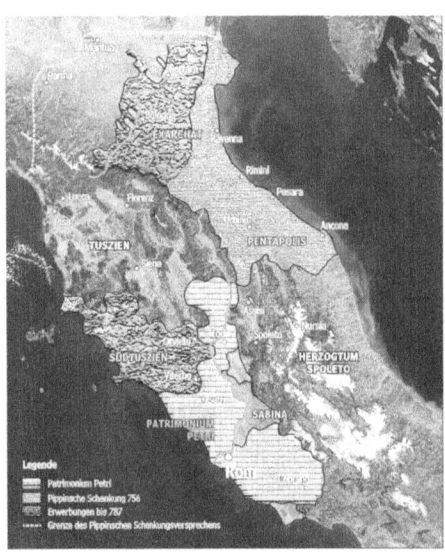

Pius IX. war der letzte Papst-König gewesen: Zu Beginn seiner Amtszeit 1846 umfasste der Kirchenstaat noch halb Mittelitalien. Doch bereits zwei Jahre später kochte die gärende Revolte über, der Papst musste flüchten und die Römische Republik wurde ausgerufen. Anstatt sich den Zeichen der Zeit zu fügen, rief Pius aber lieber über die Grenzen nach Hilfe: Österreich schickte 6.000

*1859 blieb vom Kirchenstaat nur noch das* Patrimonium Petri *übrig.*

Mann. Dann eilten auch noch französische Truppen herbei und bombardierten das republikanische Rom bis zu dessen Kapitulation im Juni 1849. Unter dem Schutz der Franzosen kehrte Pius IX. schließlich nach einem weiteren Jahr der Scharmützel auf seinen Thron zurück und der Kirchenstaat wurde wieder bestätigt – zum dritten Mal in diesem Jahrhundert, nachdem Napoleon den Papst-König bereits zweimal vertrieben hatte. Sowohl bei der Wiedereinsetzung des Kirchenstaates 1801 als auch 1815 durch die Entscheidungen des Wiener Kongress hatte sich zuvorderst Österreich für das Papstkönigtum stark gemacht.

Alles in allem läuteten Glocken in ganz Europa das Ende der Monarchien ein; Pius IX. aber, der anfangs sogar als liberal gegolten hatte, schaltete auf stur und fuhr ab 1850 einen streng reaktionären Kurs im Fahrwasser des „Bollwerks gegen den Islam", der österreichisch-ungarischen Donaumonarchie. Als diese aber im Krieg gegen Frankreich und Sardinien-Piemont 1859 unterlag, war es um ihre Schutzmachtfunktion geschehen, und der Kirchenstaat schrumpfte auf das Gebiet des *Patrimonium Petri* zusammen. Das Ende war unausweichlich; so sah es auch der italienische Nationalist und Kämpfer für die Einigungsbewegung, Giuseppe Garibaldi, der 1867 versuchte, Rom im Handstreich zu nehmen. Er scheiterte am Widerstand der päpstlichen und französischen Truppen, und Pius IX. machte kurzen Prozess: Am 24. November 1868 ließ er zwei Aufständische, Giuseppe Monti und Gaetano Tognetti, hinrichten – die Gnadengesuche des italienischen Königs Victor Emanuel II. verhallten ungehört.

Der König hätte vielleicht das von Pius vier Jahre zuvor veröffentlichte *Syllabus errorum* (Verzeichnis der Irrtümer) genauer studieren sollen: Darin ließ sich der Papst über achtzig Fehler der modernen Zeit aus. Andreas Englisch fasst zusammen:

Die Übel der Moderne: Demokratie, Pressefreiheit, Toleranz gegenüber anderen Religionen, Freiheit des Gewissens, Wissenschaft... Pius IX. *Syllabus errorum* war ein Manifest des Ultrakonservativismus.

*„Darin geißelt das Oberhaupt des Kirchenstaates nicht nur das Prinzip der Demokratie, sondern verurteilt auch die Pressefreiheit und die Toleranz gegenüber anderen Religionen. Noch mehr: Der Papst verurteilt auch die Freiheit des Gewissens, die wissenschaftliche Forschung und den*

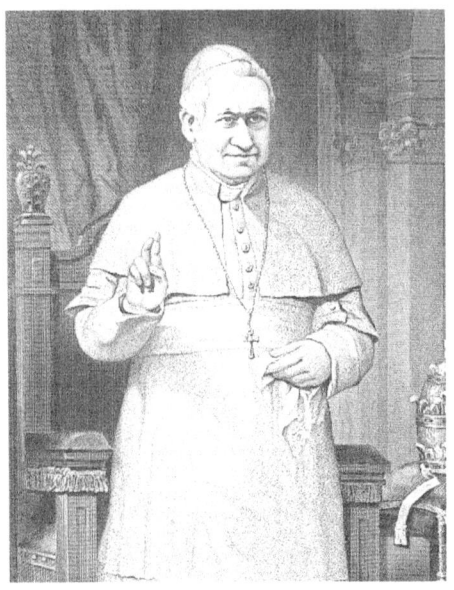

*Der Selige Pius IX.: Auf seine Anrufung hin wurde ein Tumor spontan und nachhaltig geheilt, auf medizinisch nicht erklärbare Weise – ein Wunder. Dieses ereignete sich allerdings vor 1907 und wurde erst 1999 bestätigt.*

*Anspruch des Staates, Schulen zu gründen – die Erziehung der Kinder soll ausschließlich in den Händen der Kirche liegen."*

Die Proteste gegen die Schrift gewordenen päpstlichen Allmachtsfantasien wurden immer lauter, selbst innerhalb der Grenzen des schrumpfenden Kirchenstaats. Pius IX. wurde als Reaktion darauf endgültig quasi-göttlich: Am 18. Juli 1870 erließ er das Dogma von der päpstlichen Unfehlbarkeit. Am selben Tag verließen 55 Bischöfe aus Protest den Vatikan und selbst dem so traditionsbewussten, erzkatholischen Österreich war es zu viel: Das 15 Jahre zuvor beschlossene Konkordat (Übereinkunft zur gegenseitigen Unterstützung) wurde aufgekündigt.*

* Randbemerkung: 1933 wurde ein neues Konkordat geschlossen – mit dem „Geburtsfehler" der Unterzeichnung durch Dollfuß, den Führer der kurz zuvor installierten austrofaschistischen Regierung. Darin begründen sich bis heute wirksame Privilegien für die katholische Kirche wie die Befreiung von der Grundsteuer für Gebäude, die für Gottesdienste oder Verwaltungsaufgaben genutzt werden, Befreiung von der Gesellschaftssteuer, staatlich subventionierter katholischer Religionsunterricht, automatische Verleihung des Öffentlichkeitsrechts für konfessionelle Privatschulen und damit verbunden deren ebenfalls automatische Subventionierung etc. Die *Initiative gegen Kirchen-Privilegien* http://www.kirchen-privilegien.at beziffert den jährlichen Gesamtverlust mit 3,8 Mrd. Euro.

Im September 1870 sprengte die italienische Armee die Mauern des Vatikan, und die päpstliche Sturheit fordert ihren letzten Blutzoll: 49 italienische und 19 päpstliche Soldaten wurden erschossen. Dann zog sich Pius zurück, um die letzten acht Jahre seines Pontifikats als *Gefangener im Vatikan*, wie er sich selbst bezeichnete, zu verbringen. Die Reste des Kirchenstaats wurden dem italienischen Staat zuerkannt – ungeachtet der Weigerung des machtlosen Papstes, dies anzuerkennen.

Pius war am Ende, spuckte aber nichtsdestotrotz immer noch große Töne: Per päpstlicher Bulle verbot er 1874 den Italienern die aktive und passive Teilnahme an demokratischen Wahlen. Aber der Zug der Geschichte war über den *Unfehlbaren* bereits hinweggerast. 1868 hatte Österreich Ehe und Schule dem Staat unterstellt; 1873 hatte Preußen den Kirchenaustritt ermöglicht, 1875 die Zivilehe. Letzteres erschien Pius als reine Blasphemie, als Verstoß gegen Gottes Gesetz selbst. In völliger Verkennung seiner Ohnmacht suchte er noch ein letztes Mal die Konfrontation. Preußen beschloss daraufhin, jegliche Zahlungen an die Kirche einzustellen und jagte den Klerus kurzerhand aus dem Land.

Dieser Papst also, der sich wie ein prototypisches politisches Fossil gebärdete, gegen alles auftrat, was irgendwie nach Modernität roch, Menschen hinrichten und erschießen ließ und sich als „Krönung" selbst den göttlichen Segen der Unfehlbarkeit mit Brief und Siegel erteilte, der das Judenghetto in Rom wiedererrichten ließ und den Talmud auf den Index der verbotenen Bücher setzte, dieser Papst ist seit dem 3. September 2000

„Die Heiligkeit ist eine tiefe Beziehung zu Gott, die uns verändert. Sie wird im täglichen Bemühen, seinem Willen zu entsprechen, aufgebaut und gelebt. Die Heiligkeit lebt in der Geschichte, und kein Heiliger ist den Beschränkungen und Einflüssen unserer Menschlichkeit entzogen. Mit der Seligsprechung einiger ihrer Kinder möchte die Kirche nicht deren besondere historische Entscheidungen rühmen, sondern sie wegen ihrer Tugenden zur Nachahmung und Verehrung herausstellen, zum Lobe der göttlichen Gnade, die in ihnen erstrahlt."
Johannes Paul II.
zur Seligsprechung
von Pius IX.

ein Seliger, mithin ein offizielles Vorbild an Christlichkeit, dessen „heroische Tugendhaftigkeit" für die katholische Kirche als erwiesen gilt. Evangelische und Orthodoxe protestierten: dies sei ein Rückschritt für die Ökumene. Die Juden sahen einen Affront. Die deutschsprachigen Kirchenhistoriker waren sich einig: Diese Seligsprechung fördere „ein Zerrbild von Heiligkeit" und sei Aufgrund der „erheblichen menschlichen Schwächen" von Pius nicht vertretbar. Der Jubel der Menge fiel entsprechend bescheiden aus.

*Escrivá war sich sicher, von Gott berufen zu sein.*

Gleichwohl: Johannes Paul II. hatte entschieden. Er wollte den Päpsten des Ersten und Zweiten Vatikanischen Konzils am selben Tag die Ehre der Seligsprechung zuteil werden lassen, um so auf die ungebrochene Kontinuität des Katholizismus hinzuweisen.

### Der heilige „Vater"

Eine weitere heftig umstrittene Entscheidung wurde am 17. Mai 1992 bzw. am 6. Oktober 2002 amtlich: Den Terminen der Selig- bzw. Heiligsprechung von Josemaría Escrivá, dem Gründer von Opus Dei.

*Seine Kritiker erlebten ihn als arrogant, jähzornig, selbstgerecht, eitel, intolerant und rechthaberisch.*

Der Fall des mittlerweile heiligen „Vaters", wie Escrivá Zeit seines Lebens meist ehrfürchtig angesprochen wurde, ist exemplarisch für die neue Verfahrensordnung und ein Musterbeispiel, wie die Schaffung eines Heiligen generalstabsmäßig geplant und durchgeführt werden kann.

Der Heilige Josefmaria – so die heute gültige, offizielle Anrede im deutschsprachigen Raum – hatte sein Leben dem „Werk Gottes" (wörtliche

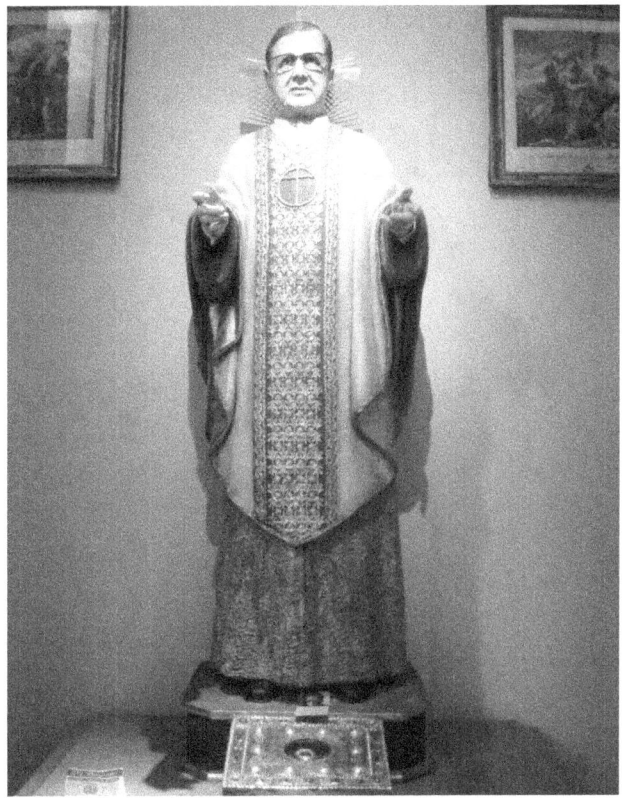

*Der Heilige Josef-maria bzw. San Josemaría Escrivá de Balaguer, steht diese Statue doch in einer Kirche von Vera Cruz, Chile.*

Übersetzung von Opus Dei) gewidmet und war sich sicher, dafür von Gott berufen zu sein:

*„…wie Jesus seine Weisungen vom Vater erhielt, ist auch meine Doktrin nicht meine eigene, sondern kommt von Gott und daher soll kein i-Punkt jemals daran geändert werden."* (Escrivá in der Opus-Dei-Zeitschrift *Cronica*, zit. n. John Roche in *The Inner World of Opus Dei*)

Unbeirrbar von Bürgerkrieg, Zerstörung, Priesterhass und seiner späteren Zuckerkrankheit, die mit

255

ständigen Kopfschmerzen, chronischem Durst und heftigen Stimmungsschwankungen einhergehend, beschritt Escrivá *seinen* Weg; seine ungeheure Hingabe an *seinen* von Gott bestimmten Weg vermochte viele zu beeindrucken, und an guten Tagen galt er als durchaus charismatisch und charmant. Es gab aber nicht selten auch andere, wie z. B. María del Carmen Tapia, Ex-Mitglied in der römischen Zentrale, vermerkt:

**Opus Dei und seine elitären „Soldaten Christi" agieren innerhalb der Kirche weitgehend unkontrolliert.**

*Escrivá sei eitel und jähzornig gewesen und habe jeden abgekanzelt, der seine Arbeit nicht perfekt erledigte. In ihrem Buch* Hinter der Schwelle *erzählt sie (María), Escrivá habe sie angebrüllt und eine Hure, ein Schwein, eine wertlose, böse Frau genannt.* (Whitehouse)

Was dem einen als Entschlossenheit nachahmenswert erscheint, wirkt auf den anderen einfach nur stur und rechthaberisch; sicher ist, dass Escrivá neben seiner Meinung keine andere gelten ließ.

**Die Heiligsprechung Escrivás wurde von seinen Anhängern von langer Hand vorbereitet und generalstabsmäßig durchgeführt.**

Sicher ist auch, dass Escrivá einen extremen und extrem katholischen Weg vorgab, auf dem sich alles um Arbeit und Entsagung drehte; die Selbstgeißelungen, die erstklassigen Opus-Dei-Mitgliedern dringend angeraten wird, soll er an sich selbst bis zum blutigen Exzess ausgeübt haben. Was ganz und gar nicht den erwünschten demütigenden Effekt gehabt hätte: Derartige Züchtigungen gelten bei Opus Dei als Beweis für die Todsünde des Stolzes, der sich in diesem Rahmen eben so auswirkt: Seht her, ich ertrage mehr Schmerz als ihr alle zusammen…

Nun war aber Johannes Paul II. ein erklärter Fan von Opus Dei (wie auch sein Nachfolger

Benedikt XVI.). Das Ziel der Organisation bestand schließlich darin, den Alltag durch Arbeit zu heiligen und damit insbesondere Laien auf einen heiligmäßigen Pfad zu bringen. Ein Unterfangen, dass als ideal geeignet erschien und erscheint, dem häufig beklagten Verlust christlicher Werte entgegenzuwirken und die Kluft zwischen dem theologisch gebildeten Klerus und der großen Gemeinde zu verringern. Dass Opus Dei sich auf diesem Weg zu einer Elitetruppe extrem hart arbeitender und finanziell meist bestens gestellter Spitzenkräfte entwickelt hat, die innerhalb der katholischen Kirche weitgehend unkontrolliert ihr eigenes Süppchen kocht, stört offenbar nicht. Solange die Ziele sich decken …

Der für den Status der mittlerweile zur ersten und einzigen Personalprälatur der katholischen Kirche ernannten Vereinigung (diese Rechtsform, die weltweites Agieren bei großer Autonomie garantiert, wurde sogar eigens für Opus Dei ins Leben gerufen) nächste wichtige Schritt war nach dem Tod des Gründers 1975 jedenfalls eindeutig: Kanonisation! Bereits zu Lebzeiten hatte man jedes Fitzelchen des recht umfangreichen Schriftwerks Escrivás sorgsam gesammelt und konnte noch im Todesjahr eine lückenlose Materialsammlung vorlegen. Lückenlos natürlich nur aus der Sicht der Anhänger Escrivás. Wie groß der innerkirchliche Einfluss von Opus Dei mittlerweile geworden war, zeigte sich nun überdeutlich: Briefe von 69 Kardinälen, 241 Erzbischöfen, 987 Bischöfen und 41 Generaloberen von Ordensgemeinschaften langten im Vatikan ein und befürworteten alle dasselbe: Seligsprechung.

Ein Kanonisationsprozess kostet im Schnitt um die 250.000 Euro – zumindest unter dem aktivsten Heiligsprecher der Kirchengeschichte, Johannes Paul II., eine wichtige Einnahmequelle für den Vatikan. Was für viele fromme Vereinigungen eine prohibitive Summe darstellt, die wenn schon in karitativen Projekten besser angelegt wäre, war für Opus Dei ein Schnäppchen. Immerhin konnte sich das Netzwerk den Bau eines maßgeschneiderten US-Hauptquartiers in New York leisten, der 47 Millionen Dollar verschlang.

1981 wurde das Verfahren offiziell eröffnet und elf Jahre später zum Abschluss gebracht. Kritische Stimmen sprachen von „Übereiltheit", allerdings ist dieser Vorwurf nicht haltbar. Opus Dei warf einfach alle Ressourcen in den Prozess, hatte ideale Vorarbeiten geleistet und nützte das eben in Kraft getretene neue Schnellverfahren bestmöglich aus; der päpstliche Segen trug ein Übriges bei.

Andere Kritikpunkte wiegen weit schwerer: Wesentliche Stimmen wurden einfach nicht gehört. Laut Opus Dei befanden sich unter den 92 befragten Zeugen 11 Kritiker; die prominentesten Vertreter der Anti-Escrivá-Fraktion, sämtlich Ex-Mitglieder der sektenhaften Organisation wie María del Carmen Tapia, Pater Vladimir Feltzman (der Escrivá die Verniedlichung des Holocaust vorgeworfen hatte) oder John Roche (dessen Spezialität im Anprangern der zwanghaften Anwerbungspraktiken von Opus Dei besteht) wurden jedoch nicht in den Zeugenstand gerufen. Maggy Whitehouse fand folgenden Beleg:

*Eine Gruppe von Ehemaligen attackierte Escrivá in einem Brief an den Papst für „seine Arroganz und sein böswilliges Temperament, …seine Gleichgültigkeit gegenüber den Armen, seine Vorliebe für Luxus und seine Prahlsucht."*

Dafür spricht, dass Escrivá als Entschädigung für die vielen Opfer, die seine Familie einst für ihn erbracht hatte, um den Adelstitel eines Marqués de Paralta ansuchte, der ihm 1968 auch zugesprochen wurde. Escrivá versicherte zwar, dies mit äußerstem Widerwillen getan zu haben, und trug den Titel selbst nie, bevor er ihn 1972 notariell an sei-

Die Hauptevidenz zum Leben Escrivás stammte von seinen ältesten Mitstreitern, seinen Nachfolgern als Leiter von Opus Dei.

nen Bruder Santiago überschrieb, dennoch sehen Kritiker darin einen Akt der Selbstüberhöhung, der schwerlich zu einem Mann der Askese und Demut passen will.

Die Hauptbefürworter der Kanonisation Escrivás waren seine Nachfolger. Schätzungen besagen, dass rund 40 Prozent der Zeugenaussagen von bloß zwei Männern stammen: Álvaro del Portillo, Prälat von Opus Dei 1975–1994, und Javier Echevarría, der dem „Werk" seit Portillos Tod vorsteht.

Auch das für die Seligsprechung erforderliche Wunder stellte sich alsbald ein:

*Unter den erstaunlichen Krankenheilungen, die Josefmaria Escrivá zugeschrieben werden, ragt die der siebzigjährigen Karmelitin Concepción Boullón Rubio heraus: sie rang bereits mit dem Tode, als sie in einer Juninacht des Jahres 1976 kraft der Anrufungen, die an den Diener Gottes gerichtet worden waren, plötzlich, vollständig und dauerhaft von ihrer Krankheit geheilt wurde. Die Medizinische Sachverständigenkommission der Heiligsprechungskongregation hat deren Diagnose angegeben als „tumoröse Lipokalzinogranulomatose einer weißen Patientin mit multiplen schmerzhaften und behindernden Knotenbildungen, davon am stärksten ausgebildet eine faustgroße Geschwulst auf der linken Schulter".* (Dekret über die Anerkennung eines Wunders, www.de.josemariaescriva.info)

Es ist amtlich: Ein Wunder ist geschehen.

Die Seligsprechung wurde zu einem gigantischen Ereignis: Rund 300.000 Personen versammelten sich am Petersplatz. Die – durchaus zur Zeit passende – Grundidee von Opus Dei, die Trennung von Weltlichem und Geistlichem aufzuheben, erfreut sich offenbar einiger Popularität – ungeachtet der Tatsache, dass bei Opus Dei zwar nur zwei Prozent Priester sind, diese aber dennoch das Sagen haben. Zudem tragen sicherlich auch die ausgeprägte Zielbewusstheit des Unternehmens und die strikt elitär orientierte Anwerbepraxis zum Erfolgsrun bei. Worum es Opus Dei geht, skizziert das ehemalige Mitglied Vladimir Feltzman so:

*„Sehr wichtige Leute im Opus Dei sagen heute offen: in 30 Jahren wird das einzige, das von der Kirche bleibt, Opus Dei sein. ‚Die ganze Kirche wird Opus Dei sein. Denn wir haben den klaren, sicheren, orthodoxen Blick in Bezug auf alles. Der Gründer ist ja von Gott erwählt worden, die Kirche zu retten. Deshalb ist Gott mit uns.‘“*

Seit dem 6. Oktober 2002 steht der Heilige Vater in Rom nicht mehr alleine da; er muss sich diesen Titel mit dem heiligen „Vater“ Josefmaria teilen. Und wie auch immer Sie zu all dem stehen: Heiligsprechungen sind Akte päpstlicher Unfehlbarkeit. Jeder kirchentreue Katholik, jede fromme Katholikin ist dem Buchstaben des kanonischen Rechtes nach *verpflichtet*, den heiliggesprochenen Gotteswerker zu verehren.

### Der Selige Kaiser

Insgesamt stellen sich Selig- und Heiligsprechungen durch die katholische Kirche heute als (immer noch) aufwändige bürokratische Akte dar, im Zuge derer Heilige *gemacht* werden; klar im Vordergrund steht das möglichst für die gesamte Kirche bedeutsame, beispielhaft christliche und tugendhafte Leben. Welche *Vitae* dabei ausgewählt

Die Soldaten Christi sehen sich unaufhaltsam auf dem Vormarsch: „In 30 Jahren wird das einzige, das von der Kirche bleibt, Opus Dei sein.“

werden ist im Wesentlichen ein kirchenpolitischer Akt; die Signale, die die Kirche mit der Verleihung der höchsten katholischen Würde an Personen wie Pius IX. oder Josemaría Escrivá aussendet, möge die geschätzte Leserschaft für sich selbst beurteilen.

Auch der Meinung von Kardinal Christoph Schönborn, der letzte Kaiser Österreichs, Karl I. Franz Joseph Ludwig Hubert Georg Maria, sei ein „Heiliger für unsere Zeit", mag sich anschließen wer will – fragwürdig ist sie mit Sicherheit, selbst wenn man die Aussage rein formell unter die Lupe nimmt. Denn Karl wurde am 3. Oktober 2004 *selig*gesprochen, und auch wenn die *Kaiser-Karl-Gebetsliga für den Völkerfrieden* angeblich nach Kräften bemüht ist, die Kanonisation zu erreichen, schmückt Kardinal Schönborn den Seligen Karl derzeit noch mit allzu prächtigen Federn. Ins Gerede kam der Fall auch deshalb, weil die hintertreibende Gebetsliga über Jahre ausgerechnet von Kurt Krenn geleitet wurde. Der ultrakonservative, hochmütige Kirchenmann hatte 1991 das Amt des Bischofs von St. Pölten übernommen und sich mit populistischer und polemischer Rhetorik medial wirkungsvoll in Szene gesetzt (u. a. bezeichnete er den Islam als aggressive Religion, die immer etwas mit Terrorismus zu tun habe). 2003 näherte sich das Ende seiner Karriere: Der Skandal um Kin-

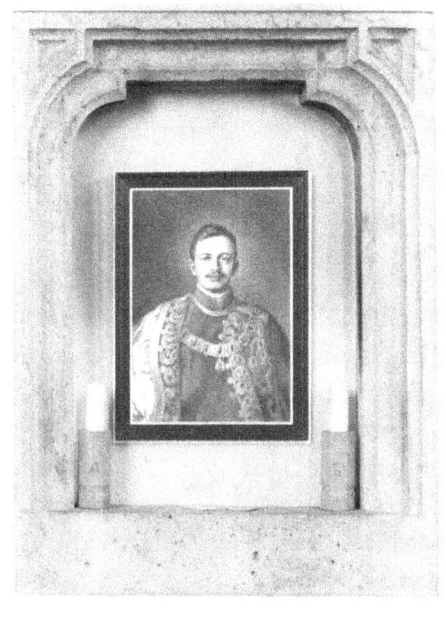

*Karl I. (1887–1922) war von 1916–1918 der letzte Kaiser von Österreich bzw. König von Ungarn. Im Bild: Verehrungsbereich für den Seligen Karl I. von Österreich in der Georgskapelle in Wr. Neustadt.*

derpornografie und homosexuelle Über- und Untergriffe im St. Pöltener Priesterseminar flog auf. Ohne jemals seinen Teil der Verantwortung zu übernehmen wurde Krenn Ende 2004 zurückgetreten: Nur die direkte, drängende Weisung des Vatikans konnte ihn zu diesem Schritt veranlassen. Der feierlichen Seligsprechungszeremonie Karls I. durfte er als Teil der offiziellen österreichischen Delegation noch beiwohnen; ihr gehörte auch der damalige Nationalratspräsident Andreas Khol von der ÖVP an.

Der letzte Schritt zur Seligsprechung bestand in der Anerkennung des obligaten Wunders. Zitat heiligenlexikon.de:

*„...eine aus Polen stammende, in Brasilien tätige Nonne habe in den siebziger Jahren für die Seligsprechung Karls gebetet, woraufhin sie auf medizinisch nicht nachvollziehbare Weise von ihren Krampfadern geheilt worden sei.“*

**Lokale Verehrung des Seligen Karl I. ist hochoffiziell gestattet. Das für die Seligsprechung anerkannte Wunder hat allerdings wenig Glanz: Eine Nonne wurde von ihren Krampfadern geheilt.**

## Päpstliche Wunder

Obwohl das Kanonisierungsverfahren beglaubigte Wunder zwingend vorsieht, hat die katholische Kirche ihre liebe Not mit den als Gotteszeichen verstandenen Phänomenen – insbesondere wenn sie zu Lebzeiten eines Heiligen in spe auftreten. Deshalb bewahrte auch Johannes Paul II. striktes Stillschweigen über die Wunder, die er erwirkt haben soll.

Im engsten päpstlichen Umfeld änderte sich freilich im Juli 1986 etwas Grundlegendes. Während eines Zwischenstopps auf der Karibikinsel Santa Lucia gelang es einem Priester, den Papst für

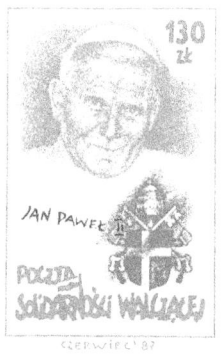 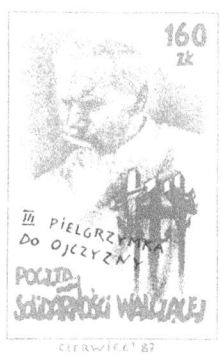 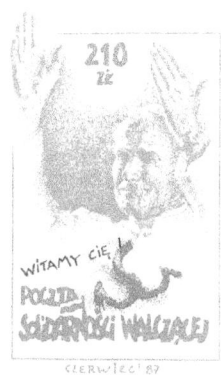

einen Moment von seinen offiziellen Verpflichtungen abzuhalten und einem kleinen, blinden Jungen vorzustellen. Dieser hatte seine Sehkraft schon in frühester Kindheit verloren, mehrere konsultierte Ärzte hatten sich als machtlos erwiesen. Nicht so der Papst: Den spärlichen Augenzeugenberichten zufolge nahm er den Burschen in die Arme, segnete ihn und sprach ein kurzes Gebet, bevor er für den Weiterflug in die wartende Maschine stieg.

Wenige Stunden später war das Wunder geschehen: Der Junge konnte wieder sehen. Eine medizinische Erklärung für das Phänomen konnte nicht gefunden werden.

Den wenigen, die das Ereignis überhaupt mitbekommen hatten, gebot der Papst darüber bis zu seinem Tod zu schweigen. Dennoch galt er seinen Getreuen fortan als Heiliger. Und er sollte sie nicht enttäuschen: Auch ein fast blinder römischer Priester konnte wieder sehen, nachdem der Papst ihm die Hand auf die Stirn gelegt und versprochen hatte: „Ich bete für dich." Spektakulär auch der Fall eines Amerikaners, der nur noch drei Wün-

Illegale „Briefmarke" der Solidarnosc Walczaca („Kämpfende Solidarnosc") zur finanziellen Unterstützung der Organisation (vermutlich 1982).

263

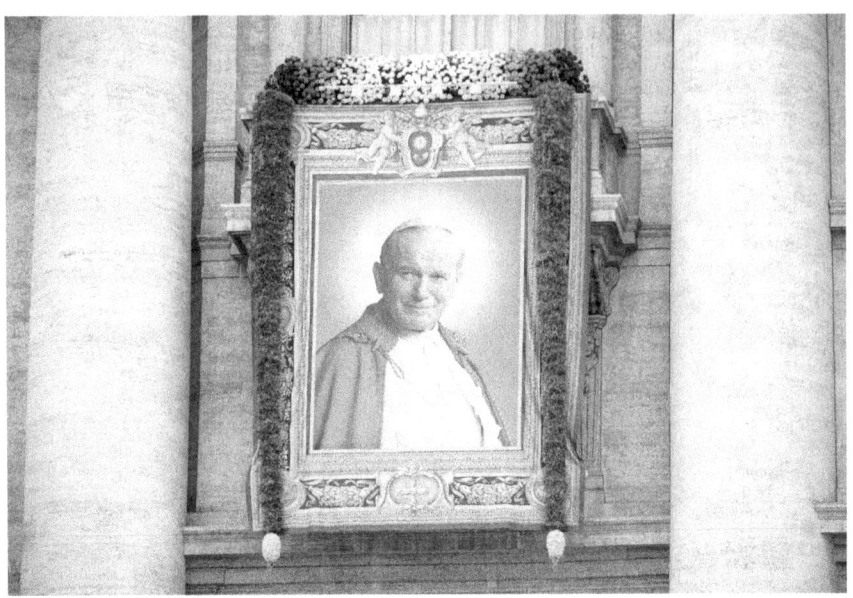

*Live und in 3-D: Die Kanonisierung von Johannes Paul II. (links) und Johannes XXIII. am 27. April 2014 lockte 1 Million Menschen auf den Petersplatz, allen voran 122 Regierungsdelegationen, die Königshäuser aus Spanien und Belgien, der einstige Führer der polnischen Solidarność, Lech Wałęsa, und Robert*

sche im Leben hatte: den Papst sehen, nach Jerusalem pilgern und danach zum Sterben nach Hause zurückkehren; er hatte Krebs im Endstadium. Tatsächlich erhielt er die Erlaubnis, an einer von Johannes Paul II. gelesenen Messe teilzunehmen, wo er die Kommunion aus der Hand des Papstes entgegennahm. Dabei fiel dem Privatsekretär des Papstes sein eigentümliches Verhalten auf und auf Nachfrage stellte sich heraus, dass der Mann gar kein Katholik, sondern Jude war. Dennoch meldete er sich am nächsten Tag freudestrahlend: Sein Tumor war verschwunden.

Angesichts der überwältigenden Evidenz und den „Santo subito!"-Sprechchören („Sofort heilig!") bei der Totenmesse für den polnischen Papst setzte Benedikt XVI. die Bestimmung, wonach ein Seligsprechungsprozess erst wenigstens fünf Jahre

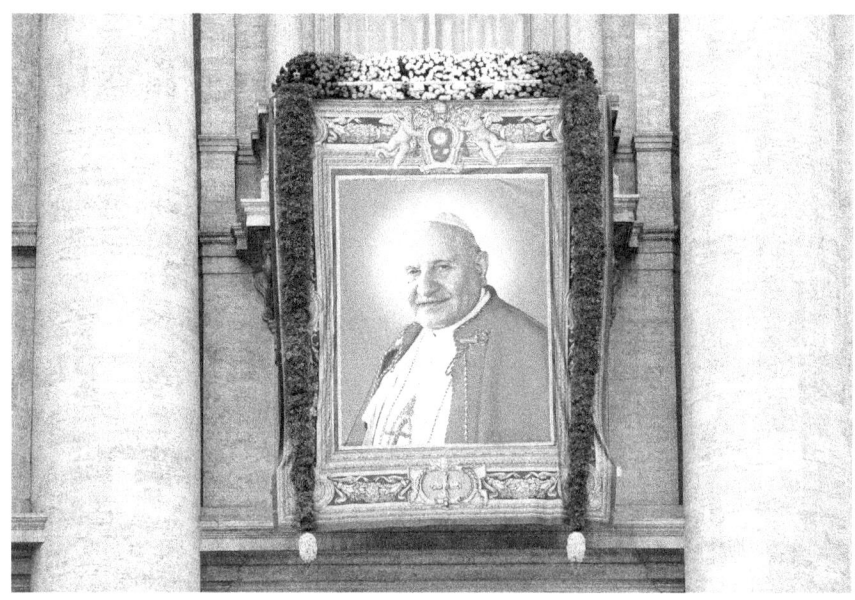

nach dem Dahinscheiden eines Kandidaten begonnen werden darf, außer Kraft. Das Verfahren
wurde am 28. Juni 2005 eröffnet, nicht einmal drei
Monate nachdem der Papst seinem langen, schweren Leiden erlegen war. Am 2. April 2007 konnte
es abgeschlossen werden, am 1. Mai 2011 erfolgte
die offizielle Aufnahme in das Verzeichnis der Seligen und Heiligen. Als Wunder hatte man die Heilung der Ordensschwester Marie Simon-Pierre
Normand von der als unheilbar geltenden Parkin-
son-Krankheit gewählt, an der auch der Papst
selbst gelitten hatte.

Sehr interessant sind die näheren Umstände der
Wunderheilung: Bei der Schwester wurde die
Krankheit 2001 diagnostiziert. Betroffen waren ihr
linker Arm und ihr linkes Bein. Nach dem Tod des
Papstes verschlechterte sich ihr Zustand derart,

*Mugabe, Diktator von Zimbabwe. Ebenfalls vertreten: Floribeth Mora Díaz, deren Heilung von einem Aneurysma am 1. Mai 2011 als zweites auf Fürsprache von Johannes Paul II. eingetretenes Wunder anerkannt worden war.*

Schon bei der Seligsprechung der Mutter Teresa hatte sich Johannes Paul II. nicht um die Fünf-Jahres-Regel gekümmert; die für ihre tätige Nächstenliebe weltbekannte Ordensfrau und Friedensnobelpreisträgerin starb 1997 und wurde am 19. Oktober 2003 seliggesprochen – das bislang schnellste Verfahren der Neuzeit hatte nur 4 Jahre und 5 Monate in Anspruch genommen. Selbst jenes für Johannes Paul II. konnte da mit knapp sechs Jahren nicht mithalten. Dafür erfolgte unschlagbare drei Jahre später, am 27. April 2014, seine Beförderung zum Heiligen.

dass die Linkshänderin nicht mehr leserlich schreiben konnte. Nach Ankündigung des Seligsprechungsverfahrens für den verstorbenen Papst durch Benedikt XVI. am 13. Mai 2005 begannen ihre Mitschwestern, Johannes Paul II. tagelang um Fürsprache für die Heilung ihrer Mitschwester anzurufen. In der Nacht vom 2. auf den 3. Juni 2005 verschwanden bei Schwester Marie Simon-Pierre spontan alle Symptome der Schüttellähmung. Ihr behandelnder Neurologe konnte sie als vollständig geheilt entlassen.

Ein schöner Gedanke: Ein „soziales Wunder", erwirkt kraft der selbstlosen Anstrengung einer ganzen Gemeinschaft (siehe auch den Fall um Kateri Tekakwitha, S. 248). Bemerkenswert daran ist auch, wie deutlich hier wird, was bei Wunderheilungen tatsächlich geschieht: geistiges Heilen. Bevor wir uns damit befassen aber noch in unmittelbarer Fortführung des Kanonisations-Themas ein aktueller Einschub:

## Die Heiligen-Show

„UCI EVENTS präsentiert: Die Heiligsprechung von Papst Johannes XXIII. und Papst Johannes Paul II. Nur am 27. April ab 10 Uhr Live und in 3D vom Petersplatz in Rom!"

„Vier Päpste, ein Ruf: ‚Viva il Papa!'", titelte „Die Presse" am Tag nach dem größten Medienspektakel in der Historie des Vatikans. Der amtierende Papst Franziskus sprach unter Anwesenheit des emeritierten Papstes Benedikt XVI. die Seligen Johannes Paul II. und Johannes XXIII. heilig – und die Welt nahm anteil. 122 Regierungsdelegationen wohnten der weltweit live übertragenen Kanonisation bei, aus Österreich war Vizekanzler Michael Spindelegger (ÖVP) angereist. Sogar ein lebendes Wunder gab es zu bestaunen: Bei der Costaricanerin Floribeth Mora Díaz war im April 2011 ein unheilbares Aneurysma, eine Arterienerweiterung im Gehirn, diagnostiziert wor-

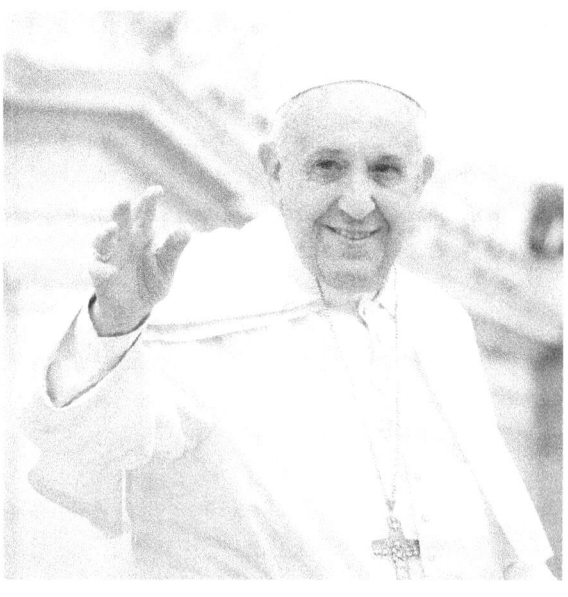

den, die Ärzte hatten sie zum Sterben nach Hause geschickt. Stattdessen betete sie zu ihrem verehrten Patron, dem Reisepapst, den sie 1983 bei seinem Besuch in Costa Rica sehen hatte können. Auch am 1. Mai 2011, dem Tag seiner Seligsprechung. „Steh auf! Hab keine Angst!", hörte sie eine Stimme vom Foto des Seligen Papstes. Und sie stand auf und war geheilt, das Aneurysma verschwunden. Natürlich ließ sie es sich nicht nehmen, live dabei zu sein, als „ihr" Papst dank ihres Wunders heiliggesprochen wurde.

Trotz einiger Kritik schon an der Seligsprechung Johannes Pauls II. (insbesondere soll er den nachweislich pädokriminellen Marcial Maciel Degollado, Ordensgründer der Legionäre Christi, noch gelobt und gefördert haben, als dessen sexuelle Übergriffe an minderjährigen Kindern

Die mit knapp unter neun Jahren nach seinem Tod mit Riesenabstand schnellste Heiligsprechung aller Zeiten war trotz zweier Wunder keinesfalls unstrittig: Zu Lebzeiten hatte Johannes Paul II. mit Pädokriminellen fraternisiert.

bereits bekannt gewesen sein sollen, und Verantwortliche wie den Bostoner Erzbischof Bernard Law gedeckt haben), trotzdem manche ein unheilvolles Signal in Richtung von Missbrauchsopfern befürchteten, legte der polnische Langzeitpapst verfahrenstechnisch gesehen also eine nahezu fehlerlose Bestzeit auf dem Weg zum Heiligen hin: Weniger als neun Jahre nach seinem Tod am 13. Mai 2005 wurde sein Name in das Heiligenverzeichnis eingetragen, die vorschriftsmäßige zweimalige Wundererwirkung inklusive.

Der Zeremonienmeister des Spektakels, Papst Franziskus, war sich der heiklen Situation indes sehr bewusst und suchte und fand einen Weg zur Kalmierung: Er erließ dem Seligen Johannes per Dispens die Erfordernis eines zweiten Wunders, um ihn am selben Tag wie Karol Wojtyła heiligsprechen zu können. Trotz dieses kirchenjuristischen Kniffes nahm niemand Anstoß an der Erhebung von „il Papa bueno", der, wie aus der Sicht von Papst Franziskus zu hoffen ist, diesem sein Herhalten-Müssen als Kritiker-Tranquilizer nicht übelnehmen wird. Den Anwesenden waren all jene Stimmen ohnedies egal: Die 3-D-Kanonisation entpuppte sich als polnische Massenkundgebung mit internationaler Beteiligung und war willkommene positive Presse im ultimativen globalen Maßstab. Dagegen ging auch der beinahe zeitgleiche „Kreuzestod" eines italienischen Jugendleiters fast völlig unter: Anlässlich eines Besuches von JPII. 1998 in Brescia war dort das „Papstkreuz" errichtet worden, ein 30-Meter-Ungetüm mit einem sechs Meter großen Corpus Christi. Am Donnerstag vor der Heiligsprechung hatte eine

Jugendgruppe darunter gespielt, als das Kreuz umstürzte und den 21-jährigen Marco G. erschlug. Jede Hilfe, ob wundertätig oder nicht, kam zu spät.

Dies als Zeichen des Herrn auszulegen, der damit seinen Unwillen ob der Erhebung seines Ex-Stellvertreters auf Erde kundtut, bleibt Meinungsspekulanten unbenommen; für Skeptiker mit Hang zum Sarkasmus ist die Koinzidenz sicherlich ein gefundenes Fressen. All das wird an dem, was die Menschen glauben, weil sie es glauben wollen, aber nichts ändern. Und in diesem Zusammenhang markiert die Doppel-Kanonisation der Päpste einen Einschnitt: Medieninszenatorisch ist die römisch-katholische Kirche damit im Dritten Jahrtausend angekommen. Papst Franziskus scheint selbst über jene „feinfühlige Folgsamkeit gegenüber dem Heiligen Geist" zu verfügen, wie er sie Johannes Paul II. attestierte (und damit einen Aufruf an seine Bischöfe verband, ebenfalls besser hinzuhören, was der Heilige Geist – vulgo das kollektive katholisch-christliche Unbewusste – so zu sagen hat).

Wie sehr Volksmeinung und die Ansichten der Elitetheologen mitunter auseinanderklaffen, zeigt sich auch im Fall des aktuellen Volksheiligen Nr. 1 und beliebtesten christlichen Mystikers des 20. Jahrhunderts, der im Folgenden, das Kapitel Verwaltung der Heiligen abschließend, gewürdigt werden soll:

### Padre Pio und die mystischen Probleme

Francesco Forgione wurde 1887 als achtes Kind einer süditalienischen Bauernfamilie in Pietrelcina

Nur vier Tage vor der Heiligsprechung wurde ein 21-jähriger Italiener, Leiter einer Jugendgruppe, von einem umstürzenden 30-m-Kreuz erschlagen: Es war 1998 zu Ehren eines Besuches von Johannes Paul II. errichtet worden.

Bruder Pio stammte aus einfachsten Verhältnissen und war kränklich und schwächlich. Seine Mönchsgelübde nahm er sehr ernst.

geboren, einem kleinen Ort im Hinterland von Neapel.

Bereits 1903 trat der gerade 16-jährige Francesco dem Orden der Kapuziner bei und erhielt seinen neuen Namen: Bruder Pio. Nach vier Jahren legte er die ewigen Gelübde ab, 1910 erhielt er die Priesterweihe. 1916 wurde er ins Kloster San Giovanni Rotondo beordert, wo er bis zu seinem Ableben 1968 bleiben sollte.

Bruder Pio war ein strenggläubiger, sehr frommer junger Mann – ein Musterexemplar für einen katholischen, süditalienischen Gottesdiener. Seine Gelübde hat er dem Vernehmen nach sehr ernst genommen: Er lief meist barfuß, um seine Schuhe zu schonen; die blutigen Füße, die er sich dabei holte, nahm er in Kauf. Eingedenk des Leidens Christi wahrlich ein kleiner Preis. Der Qualen des Herrn war Bruder Pio sich sehr bewusst: Am 10. September 1910 erlebte er das Leiden Christi so intensiv, dass eine Stigmatisation in Form von Hautrötungen auftrat.

Pio erhält die Stigmata.

Ansonsten wies nichts auf eine besondere Karriere des Kapuzinermönchs hin – bis er in der Nacht vom 5. auf den 6. August 1918 Schrecken erregende Träume hatte, in denen er mehrmals von einer Lanze durchbohrt wurde. Am Morgen fand sich wirklich eine Wunde wie von einem Lanzenstoß, über die die Ärzteschaft noch Jahrzehnte rätseln sollte. Sie verheilte nicht, entzündete sich aber auch nicht. Am 20. September kam es noch schlimmer: Während einer vormittäglichen Andacht begannen auch die Hände und Füße Pios zu bluten. Wieder wirkte die Form der Verletzungen authentisch, wie von einem groben Stück Metall

Der Vatikan reagierte skeptisch, das Volk strömte in Massen herbei um Pios Segen zu erhalten.

mit aller Gewalt zugefügt; wieder sollten die Wunden nicht mehr verheilen, wieder fügten sie dem Stigmatisierten ansonsten keinen Schaden zu – bis zu dessen Lebensende.

Anders als der erste Stigmatisierte, Franz von Assisi, war Pio jedoch von Anfang an nicht in der Lage, die Wundmale Christi vor seinen Mitbrüdern und damit der Welt zu verbergen. Wie ein Lauffeuer verbreitete sich das Wunder in der für solche Botschaften ausgesprochen empfänglichen süditalienischen Bevölkerung: Pio war ein Heiliger! Was sonst könnte erklären, dass er ausgerechnet mit den Stigmata geschlagen worden war? Zu Tausenden kamen die Menschen, um den Segen des „Heiligen" zu empfangen und Hilfe zu erhalten.

Im Vatikan reagierte man gänzlich anders: mit Unglauben, Skepsis und Zweifel. Man entsandte einen Arzt nach dem anderen, um die angeblichen Stigmata zu untersuchen – allein, erklären konnte sie kein einziger. 1920 war es dann an Pater Agostino Gemelli, einem angesehenen Arzt und Psychologen, der als Experte für paranormale Phänomene galt, dem Willen des Papstes zu entsprechen und Bruder Pio genauer in Augenschein zu nehmen. Was dem gläubigen Wissenschaftler allerdings nicht gelang: Pio lehnte eine nähere Untersuchung rundheraus ab, gleichwohl Gemelli auf seinen vom *Sanctum Ufficium* (der früheren Inquisition) und dem Papst persönlich erteilten Auftrag verwies.

Die Motive für diese Entscheidung sind unbekannt, die Folgen nicht: Gemelli war fuchsteufelswild und schrieb an die Behörde und den Papst (zit. n. Englisch):

1933 hat Dr. Gemelli dem Pariser Nervenarzt Prof. Jean Lhermitte anvertraut, „er habe schon an die dreißig weibliche Stigmatisierte untersuchen müssen. Die Glieder, an denen die Male auftraten, umgab er mit einem versiegelten Gipsverband, der (nach angemessener Frist) wieder entfernt wurde. In allen Fällen war nun aber das Ergebnis dasselbe. Die verschorften Blutkrusten hatten sich abgelöst, und an die Stelle des Wundmals war eine rosa Epidermis getreten, welche die Regeneration anzeige." (Lhermitte, Jean: Echte und falsche Mystiker. Luzern 1953).

Seitdem den Beschaulichen die Überzeugung beigebracht worden, dass die Möglichkeit einer physischen Gleichförmigkeit mit dem Leiden des Herrn durch Anbringung seiner Wundmale bestehe, (gemeint: Der durch Franz von Assisis Stigmatisierung ausgelöste „Kreuzigungskomplex") da nahm in den Gemütern vieler die Idee dieser Art von Vereinigung mit ihrem göttlichen Meister Gestalt an. Es entstand in der Tat eine fromme Besessenheit, so sehr, dass bei einigen besonders empfindlichen Personen die in Geist und Gemüt aufgenommene Idee sich im Fleisch verwirklichte." (Der Jesuitenpater Herbert Thurston).

*„Es ist ein Bluff. Pater Pio besitzt die Charakteristiken eines hysterischen Psychopathen. Die Verletzungen, die er am Körper hat, fügt er sich selbst zu. Es handelt sich um Wunden, die durch Zerstörung der Haut und der Sehnen entstehen. Pater Pio ist ein selbstzerstörerischer Psychopath und ein Betrüger."*

Alle Stigmata mit Ausnahme jener des Heiligen Franciscus, erklärte Gemelli einige Jahre später, seien nichts als die Folge hysterischer Veranlagung. Ein weiterer Arzt aus Neapel stieß ins selbe Horn und bezeichnete die „angeblichen Stigmata" als „ganz oberflächliche Wunden", die größer wirkten als sie seien „durch den Gebrauch von Jodtinktur".

Für das Sanctum Ufficium war der Fall damit klar: Bruder Pio war des Betrugs überführt. Ab 1922 durfte er keine Gläubigen mehr empfangen und segnen, er wurde ausspioniert – vermutlich bis in den Beichtstuhl hinein – und völlig isoliert. Ab 1923 durfte er die Messe nur noch alleine lesen und per 23. Mai 1931 nahm ihm der Papst auch noch die letzte Möglichkeit, irgendwie öffentlich aufzutreten: Er verbot ihm, die Beichte abzunehmen und untersagte Pio die Abhaltung von Taufen und Eheschließungen.

Als letzter Schritt sollte Pater Pio in ein anderes Kloster umgesiedelt werden, vergessen von der Welt. Doch der Vatikan hatte die Lage falsch eingeschätzt: Der Masse der Gläubigen galt Padre Pio als prophetischer Apostel des Beichtstuhls, und diese Masse war groß und entschlossen genug, die Umsiedlung zu verhindern. Am 16. Juli 1933 wurde der Mystiker zum Rebell: Er kehrte in die Klos-

272

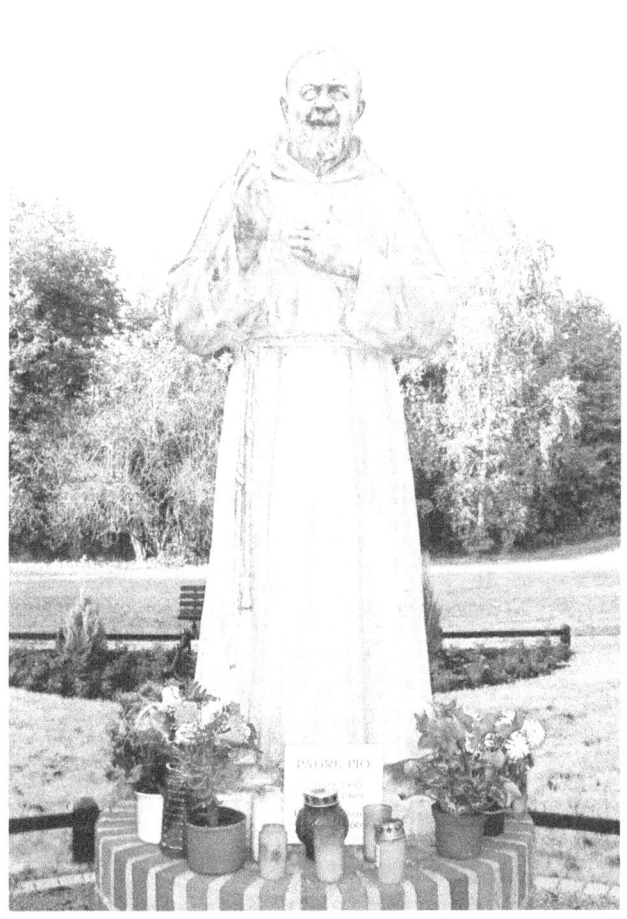

*Am 2. Mai 1999 fand die „Selig-sprechung des Jahrhunderts" statt: Für die unüber-sehbare Anhänger-schar des wunder-tätigen Padre Pio war sogar der Petersplatz zu klein. Seit 2002 ist Pio ein Heiliger, sein Gedenktag ist der 23. September. Die hier abgebildete Statue wurde in Dil-lingen/Saar im Saarland errichtet; der Ruf des populä-ren Volksheiligen ist längst über die Grenzen Italiens gelangt.*
CC-BY-SA 3.0 Loki-lech

terkirche San Giovanni Rotondo zurück und zele-brierte gegen das ausdrückliche vatikanische Ver-bot die Messe.

Damit wurde Pater Pio endgültig zum Held der Massen und zum lebenden Ziel von unzähligen Pilgerfahrten. Im Laufe seines Lebens entwickelte sich eine wahre Flut von Wundergeschichten; das erste und gleich eines der größten soll er noch als kleiner Francesco vollbracht haben. Im Alter von acht Jahren kniete er in einer Kapelle des Wallfahrtsortes San Pellegrino neben einer bettelarmen Frau, die ihr furchtbar missgestaltetes Kind in den Armen hielt und verzweifelt um ein Wunder betete. In den Worten von Pater Pio (alle folgenden Zitate stammen aus der Zeitschrift *Die Stimme Padre Pios*, Ausgabe von 1973) glich es „mehr dem formlosen Fleisch als einem Menschenkind". Der kleine Francesco war von der Not der Frau so gerührt, dass er selbst zu beten begann, auch als der Vater schon längst wieder gehen wollte.

> Pio werden allerlei Wunderkräfte und Wundertaten zugeschrieben, wobei den Volksmund die Frage der Glaubwürdigkeit nicht zu kümmern scheint.

Dann überschlugen sich die Ereignisse: Als die Mutter einsehen musste, dass ihr Gebet nichts nützen würde, packte sie der Zorn. „Erschöpft vom Jammern und Beten" erhob sie sich und „beschimpfte den heiligen Märtyrer mit bösen Worten." In ihrer verzweifelten Ohnmacht sprach sie „ketzerische und gotteslästerliche Worte" gegen den örtlichen Heiligen; dann hob sie „das kleine Monstrum" hoch und warf es mit aller Kraft auf den Altar. Und endlich zeigte sich ein Erfolg: „Das auf den Altar geschleuderte Kind stand ohne alle fremde Hilfe auf, schön und frisch wie alle anderen gesunden Kinder; es war vollständig geheilt."

> „Flying is easy. You aim at the floor and you miss it." (Fliegen ist einfach. Du zielst auf den Boden und verfehlst ihn.) Douglas Adams, Per Anhalter durch die Galaxis.

Dagegen nehmen sich Jesu Krankenheilungen regelrecht blass aus. Aber wer wird an Padre Pios eigenen (?) Worten zweifeln, mit denen er das Wunder auf sein Wirken zurückführte? Laut *Die Stimme Padre Pios* habe er nämlich „inniger und aufrichtiger und mit größerer Einfalt und Unschuld gebetet als die Mutter des Kindes". Nun denn.

Wiederholt soll Pater Pio an zwei verschiedenen Orten zugleich aufgetaucht sein; mithin wird ihm die Gabe der Bilokation zugeschrieben. Er selbst soll behauptet haben, des öfteren in Lourdes gewesen zu sein, obwohl er Zeit seines Lebens das Kloster nie verlassen hat. Außerdem konnte er sich angeblich durch geschlossene Türen bewegen und unsichtbar machen sowie selbstverständlich die Schwerkraft überwinden.

In punkto Levitation befindet sich Pio in bester christlicher Gesellschaft: Über 230 Heiligen, angeführt von Thomas von Aquin und Theresa von Ávila, wird diese Fähigkeit nachgesagt. Kein Wunder, dass diese Wunderfähigkeit so häufig auftritt: Jesus selbst soll das Schweben ebenfalls beherrscht haben – bekanntlich konnte er ja auf dem Wasser laufen.

Last but not least wird Padre Pio eine prophetische Gabe nachgesagt. Wie sich zeigen sollte, spielte diese Fähigkeit für seine Rehabilitation durch die katholische Kirche eine große Rolle, denn ein Mann, der auch sonst nie am direkten Draht Pios zu Gott gezweifelt hatte, durfte sie persönlich erleben: Karol Józef Wojtyła.

Als junger Mann wollte sich der spätere Papst selbst einen Eindruck von diesem mystischen Pater machen. 1947 reiste er nach San Giovanni Rotondo, und Padre Pio soll ihm nach einem langen und eindringlichen Blick gesagt haben: „Du wirst eines Tages Papst werden, aber ich sehe auch viel Blut in deinem Leben."

Karol, der Student, soll geantwortet haben: „Da ich ohnehin nie Papst werde, macht mir auch das Blut in der Prophezeiung keine Angst."

Der Pater muss auf den angehenden Theologen dennoch einen tiefen Eindruck gemacht haben,

Pater Pio soll Karol Wojtyła 1947 prophezeit haben, er werde einst Papst sein. Auch das Attentat auf Johannes Paul II. 1983 sah er kommen.

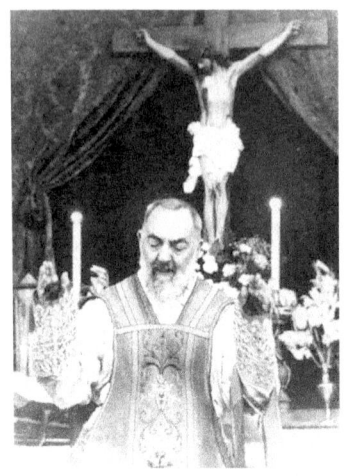

denn Jahre später, Wojtyła bekleidete mittlerweile das Amt des Erzbischofs von Krakau, wandte er sich Hilfe suchend an ihn. Eine seiner Mitarbeiterinnen, Wanda Poltawska, war schwer erkrankt; ihr Tumor im Hals galt as inoperabel. Also schrieb der Erzbischof an Pater Pio und bat ihn, für die Frau zu beten. Binnen weniger Tage war der Tumor auf wundersame Weise verschwunden.

Bei der Zeremonie zur Seligsprechung Padre Pios 1999 ließ Johannes Paul II. dann auch keine Zweifel aufkommen:

*Pater Pio liest eine Messe; wie meist trägt er fingerlose Handschuhe, um seine Wundmale zu verbergen. Ca. 1964.*

*„Wer sich nach San Giovanni Rotondo aufmachte, um an seiner Messe teilzunehmen, ihn um Rat zu bitten oder bei ihm zu beichten, erkannte in ihm ein lebendiges Abbild des leidenden und auferstandenen Christus. Im Gesicht von Pater Pio erstrahlte das Licht der Auferstehung. Sein von den Wundmalen gezeichneter Körper zeigte jene enge Verbindung zwischen Tod und Auferstehung, von der das Ostergeheimnis geprägt ist."*

Keine Rede mehr von Betrug und vorgetäuschten Wundmalen; der einst als „selbstzerstörerischer Psychopath" abgekanzelte Mystiker hatte die Kongregation für die Selig- und Heiligsprechungen, die Wunder beglaubigende Ärztekommission und natürlich den obersten Hirten selbst restlos überzeugt. Rund eine Million katholische Pio-Gläubige wohnte auch der Heiligsprechung bei, die schon drei Jahre später durchgeführt wurde. Die 34 Jahre, die seit Pios weltlichem Dahinscheiden bis

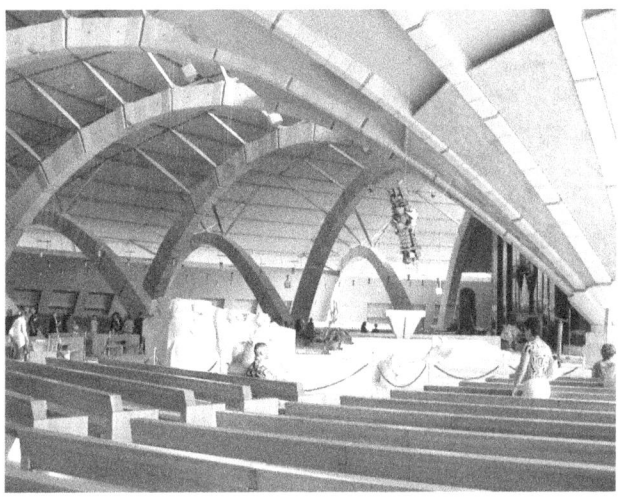

*Das Innere der 2004 errichteten neuen Wallfahrts- kirche von San Giovanni Rotondo (Chiesa di Padre Pio). Verantwortlich für den Bau ist der italienische Star- Architekt Renzo Piano. In dem Gotteshaus finden 6.500 Menschen Platz, weitere 30.000 können das Geschehen von außerhalb verfolgen.*

dahin verstrichen waren, bedeuteten einen neuen Heiligsprechungsrekord – der allerdings schon wenige Monate später unterboten wurde, als der Opus-Dei-Gründer 27 Jahre nach seinem Ableben die höchste Würdigung erhielt (siehe das Kapitel „Der heilige ‚Vater‘“ ab S. 254). An diesen Zahlen wird erst richtig deutlich, wie rasant es die katholische Kirche bei Wojtyła angelegt hatte.

Heute sind in Italien über 2300 Gebetsgruppen aktiv, die sich an der Spiritualität von Pater Pio orientieren, 400 weitere in aller Welt. San Giovanni Rotondo ist eine der meistbesuchten Pilgerstätten der Welt: Sieben Millionen Besucher kommen jedes Jahr, fast doppelt so viele wie nach Lourdes oder Fatima, der fromme tägliche Umsatz beläuft sich auf rund eine Million Euro. Pater Pio ist in Italien der mit Abstand beliebteste Heilige, Fernsehfilme über ihn haben Rekord-Zuschauerzahlen.

Die offizielle Kirche hatte sich der Macht des Glaubens der Masse gebeugt; Pius XI. hatte die

Padre Pio aufgezwungene Isolation 1933 aufgehoben und ihm 1934 gestattet, wieder die Beichte abzunehmen. Er sei ihm nicht „schlecht gesinnt", soll der Papst diesen Schritt kommentiert haben, er sei lediglich „schlecht informiert" worden. Sein Nachfolger, Pius XII., ermutigte die katholischen Gläubigen zu Wallfahrten zum Padre, und Paul VI. verteidigte in den 1960er-Jahren den lebenden Heiligen vehement gegen seine immer noch zahlreichen Kritiker. Sein Engagement trug wesentlich dazu bei, das heiligmäßige Bild des Kapuzinermönchs in der Öffentlichkeit zu stärken und in der Kurie zu verankern. Immerhin konnte Pater Pio zu diesem Zeitpunkt bereits auf ein großes, christliches Werk ohne jeden hinterfragenswerten mystischen Aspekt zurückblicken: Von Spendengeldern hatte er 1956 das *Casa Sollievo della Sofferenza* (Haus der Linderung des Leids) errichten lassen, damals eines der modernst ausgestatteten Krankenhäuser der ganzen Region.

Dies hatte vielleicht auch Papst Benedikt XVI. im Sinn, als er im September 2005 über die wichtigsten, die vorbildhaften Priester der katholischen Kirche sprach, jene nämlich, die die Eucharistie als „wahrhaft, wirklich und wesentlich verstandene Gegenwart des erhöhten Gottmenschen Jesus Christus" (Englisch) zutiefst verehrt hatten. Ausdrücklich führte er auch den einst so angefeindeten und verleumdeten Pater Pio an, mittlerweile der Heilige Pio von Pietrelcina. Auch der intellektuelle Theologie-Professor hatte also dessen Heiligkeit aller vernunftmäßigen Widerstände zum Trotz anerkannt.

Benedikt XVI. zählte den Heiligen Pio von Pietrelcina ausdrücklich zu den wichtigsten Priestern der katholischen Kirche.

278

## Wunder, Glaube und Vernunft

Der menschliche Intellekt sträubt sich in der Regel mit aller Kraft gegen die Anerkennung von Dingen und Ereignissen, die buchstäblich „über den Verstand" gehen. Wie sollte es auch anders sein, wenn man mit reiner Vernunft an Phänomene herangeht, die sich gerade dieser Vernunft vollkommen entziehen? Andererseits unterliegen schlichtere Gemüter, besonders wenn sie einer wundergläubigen oder geradezu wundersüchtigen Gesellschaft wie der (süd-)italienischen oder auch der spanischen stammen, häufig dem anderen Extrem: Sie lehnen nicht alles ab, das sie nicht verstehen können, sondern glauben es lieber. So entstehen abenteuerliche Legenden wie jene vom kleinen Francesco, dessen kurzes inbrünstiges Gebet ein völlig missgestaltetes Kind gesunden ließ, oder das absurde Hühnerwunder, von dem auf Seite 171 die Rede war.

Die „Wahrheit", so es sie denn gibt, liegt irgendwo zwischen grenzenloser Wundergläubigkeit und felsenfester Ratio. Wer alles glaubt, verhöhnt des Menschen wichtigste Fähigkeit: den Verstand. Wer gar nichts glaubt, macht sich unermesslicher Hoffärtigkeit und Ignoranz schuldig. An etwas zu glauben heißt, etwas für wahr, existent, wirksam zu halten, das mit dem Verstand nicht zu erfassen ist. Es ist größer als man selbst; wer glaubt, kann sich deshalb nicht für das Maß *aller* Dinge halten. Wer an gar nichts glaubt, dem bleibt im Grunde gar nichts anderes übrig, als sich für das Maß aller Dinge zu halten. Und was die Ignoranz betrifft: An nichts glauben könnte nur jemand, der alles

Glauben ohne Verstand ist dumm, Verstand ohne Glauben anmaßend, ignorant und lieblos.

weiß – was es selbstverständlich nicht einmal im entferntesten Ansatz gibt – oder eben alles ausblendet, was nicht dem selbst geschaffenen Weltbild entspricht.

Eine der drei stärksten Kräfte im Universum (Glaube, Liebe, Hoffnung) kann nicht gemessen werden und wirkt doch unleugbar tagtäglich in uns. Sie ist unsichtbar, aber allgegenwärtig. An ihre Wahrheit, Existenz und Wirksamkeit können wir nur glauben, denn dem Verstand entzieht sich diese Kraft vollständig. Wer an gar nichts glaubt, beraubt sich damit auch gleich der größten Gabe der Menschheit: der Liebe. Denn Liebe erfordert wie der Glaube, von reiner Egozentriertheit abzurücken und einen Teil von sich aufzugeben, um ihn jemand anders darbringen zu können.

Hellsehen ist nicht mystisch-magisch, sondern eine verkümmerte menschliche Fähigkeit, die in uns allen schlummert.

„Es gibt mehr zwischen Himmel und Erde ...“ beginnt ein immer wieder zitierter Satz von Shakespeare. So manche „paranormale“ Fähigkeit stellt sich bei näherer Betrachtung als gar nicht so außergewöhnlich heraus. So gibt es mit Sicherheit viele falsche Propheten, die Gabe des Hellsehens an sich ist aber, scheint mir, gar kein so großes Geheimnis. Jeder kennt das: Man denkt an einen Menschen und schon klingelt das Telefon und die betreffende Person ist dran. Das ist Hellsehen – eine übersinnliche Form des Erkenntnisgewinns durch Manövrieren im universalen geistigen Feld. Solche eher banalen Zufallstreffer sind wenig spektakulär, zeigen aber, dass grundsätzlich in jedem von uns die Anlagen dazu vorhanden sind.

Ich persönlich kann eine kleine Anekdote aus eigener Erfahrung dazu beisteuern, aber um das in seiner Bedeutung für mich einordnen zu können muss ich noch etwas vorausschicken. Ich bin Brillenträger und mit über 10 Dioptrien wirklich sehr stark kurzsichtig. Ohne Brille stellt sich die Welt so für mich dar, wie ich es mit folgender Illustration

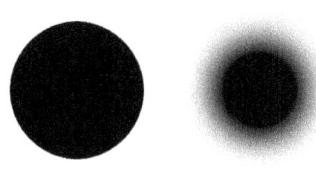

zu veranschaulichen versucht habe. Nebstbei bin ich auch noch 50 % nachtblind – mit einem Wort auf gut Österreichisch: komplett „schasaugat".

Der Autor und wie er die Welt sieht – mit und ohne Brille.

Damit zu meiner kleinen Geschichte. Vor einigen Jahren habe ich mir in einem Gasthaus das Endspiel um die österreichische Eishockeymeisterschaft angeschaut. Der abgedunkelte Raum bummvoll und schwer vernebelt (das allgemeine Rauchverbot stand noch aus), praktisch ausschließlich Fans „meiner" Mannschaft, und als dann das Match auch noch in die Verlängerung ging und das nächste Tor über den Ausgang einer ganzen Saison entscheiden würde, war die Spannung mit Händen zu greifen.

Dann fiel das Tor – Sieg, Meister, yeah! –, und die ganze aufgestaute Emotion entlud sich in einem bierkraftverstärkten Aufspringen, Johlen, Brüllen, Hände-in-die-Höhe-Reißen. Und eine dieser Hände schlug mir die Brille vom Kopf …

Ich bemerkte das und machte etwas völlig Sinnloses: Ich griff blind in die Luft, streckte den rechten Arm nach irgendwo im nebligen Halbdunkel aus ohne auch nur den Versuch zu machen, dort hinzusehen – ich hätte ohnehin nichts erkennen können. Nur dass es in diesem einzigartigen

Augenblick nicht sinnlos war: Meine Hand fasste die herumfliegende Brille, ich setzte sie wieder auf und hatte noch nicht einmal meine Jubelschreie unterbrochen. Gewundert habe ich mich dann später und tue es heute noch.

Natürlich könnten Mathematiker jetzt einwenden, dass alles nur eine Frage der Wahrscheinlichkeit ist, aber der für mich entscheidende Faktor für das Zustandekommen meines ganz persönlichen hellsichtigen Moments war, dass alles jenseits jeglicher Logik, Überlegung oder Vernunft geschah. Was aber hat dann meine Hand gelenkt? Mein Erklärungsversuch lautet: In diesen glückseligen Sekunden wusste ich nicht theoretisch, mit meinem Verstand und Wachbewusstsein, dass alles mit allem zusammenhängt, sondern *war* tatsächlich für wenige Augenblicke eins mit dem Ganzen und dadurch quasi automatisch hellsichtig.

Mir ist bewusst, dass dies eine völlig unzureichende „Erklärung" ist, aber tatsächlich lässt sich weit weniger rational erfassen, als uns vielleicht recht wäre. In der Mathematik kennt man den „Laplaceschen Dämon": Die Auffassung, unter Kenntnis aller Parameter, sprich jedes Atomes im Universum inklusive deren Verhalten, ließe sich alles nachvollziehen und alles vorhersagen. Rund 200 Jahre nach der Postulierung dieses Determinismus-Monsters sind mehrere Gründe, mathematische, quantenphysikalische, relativistische, bekannt, denen zufolge der Dämon nicht existiert und nicht existieren kann. Das philosophisch Spannende daran ist der Umstand, dass Laplace im Prinzip völlig recht hatte, dies aber keine praktische Relevanz hat, sobald das betrachtete System eine gewisse Komplexität erreicht hat. Und die ist in der Praxis mit einem Münzwurf in etwa ausgereizt, müsste man für dessen präzise Ergebnisprognose doch bereits über Wurfkraft, Drehmoment, Bodenbeschaffenheit, Windverhältnisse ... in einem dynamischen, dreidimensionalen System Bescheid wissen. Das erscheint schwierig, ist aber gerade noch vorstellbar wie auch die Berechnung der Flugbahn einer Brille, die einem vom Kopf geschlagen wird und für die Dauer von vielleicht zwei Sekunden durch einen finstern Wald von hochgereckten, wild bewegten Armen fliegt. War mein Mikrowunder also nichts anderes als eine erstaunliche, aller Wahrscheinlichkeit nach unwiederholbare Gehirnleistung? Pures Glück? Reiner Zufall, über den zu philosophieren gar nicht lohnt? Das Wirken eines gutmütigen, humorbegabten höheren Wesens?

Der Punkt ist: Wenn alles was ist und geschieht Teil des Universums ist und also „natürlich", ist theoretisch auch alles erklärbar – und praktisch aber ganz und gar nicht. Seit dem Mittelalter wurde vieles entmystifiziert, die Grenzen zum Wunderhaften von der sich ausbreitenden Wissenschaft immer weiter in die Tiefen des Universums getrieben. Doch so gewiss wie diese Grenzen weiter verschoben werden, wird nie je eine absolute Grenze, gleichbedeutend mit universeller Allwissenheit, erreicht werden. Das nicht Erklärbare, das es immer geben wird, ist je nachdem wunderbar, bedrohlich, Gottes oder des Universums Wirken, ... sämtlich letztlich Umschreibungen für: Über-den-Verstand-Gehend.

Die Berechenbarkeit von Ereignissen ist in Abhängigkeit von der Komplexität begrenzt: Ein Münzwurf ist in der Praxis bereits die Grenze.

Niemals wird man alles erklären können.

Nun geht mein „Shaolin-Moment" sicherlich nicht als Wunder durch, aber er illustriert doch, finde ich, ganz hübsch, wie rasch der Mensch am Ende seines Lateins in Sachen rationaler Erklärung anlangen kann – und dass das Beharren unbeirrbarer Rationalisten auf der Erklärungs-Allmacht des wissenschaftlichen Denkens nicht nur völlig überzogen, sondern nichts anderes als ein weiterer *Glaubens*inhalt ist. Glaube und Vernunft sind so gesehen zwei Seiten einer Medaille und ergeben nur gemeinsam das ganze Bild.

*Glaube und Vernunft: zwei Seiten einer Medaille.*

Der Wunderbeweis im Rahmen eines Heiligsprechungsverfahrens ist ein schon im Ansatz paradoxes Unterfangen, ist der „Beweis" doch in dem Moment erbracht, in dem die Wissenschaft ihre Grenzen ausgelotet hat und eben gerade gar nichts beweisen konnte.

*Katholischer Wunderbeweis: ein Paradoxon. „Bewiesen" wird nur die Beweisunfähigkeit.*

Betrachtet man Glaube und Vernunft als zusammengehörige Hälften, wird jedoch scheinbar nachvollziehbarer, warum die r.-k. Kirche sich trotz des vielfach geäußerten Hohns und ungeachtet auch innerkirchlicher Erosionserscheinungen immer noch darauf einlässt. Mit der Reform des Heiligsprechungsverfahrens wurde die Zahl der nötigen Wunder halbiert; es gibt auch durchaus interne Stimmen, die den Wunderbeweis gänzlich abschaffen wollen. Vor allem aber gibt es wunderfreie Wege zur Heiligkeit: über ein im katholischen Sinn vorbildhaftes Leben und/oder ein Martyrium. Bevor eine Antwort auf die Frage, warum Wunder für die Katholiken wirklich noch nötig sind, versucht wird, im Folgenden noch zwei Beispiele für moderne Märtyrer, denen kirchliche Anerkennung unabhängig von Wunderereignissen zuteil wurde.

*Wozu braucht die katholische Kirche wirklich Wunder? Es gibt auch andere Wege zur offiziellen Heiligkeit.*

284

## Märtyrer der Nächstenliebe

Der Fall des Pater Maximilian Kolbe etwa gibt ein Beispiel für grenzenlose Selbstlosigkeit und Tapferkeit, das größte Bewunderung verdient.

Was war passiert? Der polnische Franziskanerpater Maximilian Kolbe war am 30. Juli 1941 Gefangener im Konzentrationslager Ausschwitz. An diesem Tag erhielten die Häftlinge aus Block 14 den Befehl, vor der Baracke zum Appell zu erscheinen. Kommandant Fritsch hatte vor, eine Strafaktion durchzuführen: Einer der Inhaftierten aus Block 14 war entflohen, deshalb sollten zehn willkürlich ausgewählte Blockgefährten den Hungertod sterben.

Unter denen, die es traf, befand sich auch Franz Gajowniczek. Dieser klagte lauthals: „Meine arme Frau, meine armen Kinder!" Daraufhin trat Kolbe vor und bat darum, an Gajowniczeks Stelle treten zu dürfen.

Fritsch sah dem Mann scharf ins Gesicht und fragte: „Wer sind Sie denn?"

„Ein katholischer Priester", lautete die Antwort.

Fritsch entsprach Kolbes Bitte und ließ die zehn Männer in die Keller von Bunker II verfrachten, wo sie sich nackt ausziehen mussten. Das einzige Inventar der Zelle bestand in einem Eimer zum Urinieren. Der jedoch stets leer war, wie Bruno Borgowiecz vor der kirchlichen Untersuchungskommission aussagte. Die Aufgabe des ehemaligen Ausschwitz-Häftlings hatte darin bestanden, die Leichen aus der Zelle zu entfernen. „Die Gefangenen", sagte er rund zwanzig Jahre später, „tranken ihn leer, um ihren Durst zu stillen."

Der Fall des Maximilian Kolbe.

Kolbe opferte sich für einen Mitgefangenen, den er so gut wie überhaupt nicht kannte.

285

Sechzehn Tage lang leistete Kolbe seinen Mitgefangenen geistlichen Beistand durch Gebet und Gesang. Bis zum 14. August starben sechs Männer an Entkräftung; die übrigen vier, unter ihnen auch Kolbe, erhielten an diesem Tag eine tödliche Injektion.

Die Anhänger Kolbes wollten die Anerkennung als Märtyrer, aber die Untersuchung erbrachte: Er war nicht für den Glauben gestorben.

Aus kirchlicher Sicht war der Fall trotz dieses heroischen Aktes der Nächstenliebe alles andere als klar; Kolbe eilte ein heiligmäßiger Ruf voraus, er galt seinen Mitbrüdern als Seher und Visionär und war bekannt für seine inbrünstige Verehrung der Gottesmutter. Zum Zeitpunkt der Aufnahme der Untersuchung war er bereits erfolgreich um Fürbitte angerufen wurden: Zwei Heilungswunder konnten geltend gemacht werden. Es hätte also ein ganz normales Verfahren werden können, gegründet auf der heroischen Tugendhaftigkeit des Paters und unter Einrechnung der erwirkten Wunder. Allerdings wollten viele von Anfang an, dass Kolbe als Märtyrer heiliggesprochen werden sollte. Aber war er tatsächlich für den „Glauben" gestorben, wie es eine Anerkennung als Märtyrer voraussetzte?

Die Spitzfindigkeiten fanden ihren Höhepunkt, als Paul VI. Kolbe „normal" seligsprach und ihn bei dieser Gelegenheit als „Märtyrer der Nächstenliebe" bezeichnete. Ein zwar zutreffendes, aber rechtsfolgenloses Etikett. Unter Johannes Paul II. wurde der Fall erneut aufgerollt – mit dem Ergebnis, dass Kolbe *nicht* für den Glauben gestorben war. Er war vom Lagerkommandanten Fritsch nicht gewählt worden, weil er katholischer Priester war – er war überhaupt nicht gewählt worden.

Dem Papst war dieses Urteil egal. Am 10. Oktober 1982 sprach er Maximilian Kolbe mit folgenden Worten heilig:

*„Und so habe ich kraft meiner apostolischen Vollmacht beschlossen, dass Maximilian Kolbe, der von seiner Seligsprechung an als Bekenner verehrt wurde, nunmehr als Märtyrer verehrt werde."*

De facto sei damit eine neue Märtyrer-Kategorie geschaffen worden: Der Märtyrer der Nächstenliebe. Gesagt hat Johannes Paul II. das allerdings mit keinem Wort. Er zitierte lediglich aus dem Johannesevangelium: „Niemand hat größere Liebe denn die, dass er sein Leben lässt für seine Freunde."

Viele sind der Ansicht, dass der Papst eine neue Märtyrer-Kategorie geschaffen hat: den Märtyrer der Nächstenliebe.

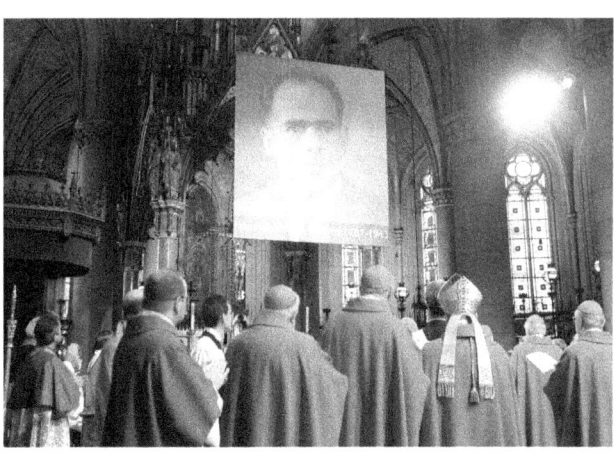

*Selig sind die, die sich dem Kriegsdienst unter den Nazis verweigern: Franz Jägerstätter. Foto: http://www.dioeze se-linz.at – Wakol binger*

Ein zeitgemäßer Typus des Heiligen war dennoch geboren: Der beste Beleg dafür ist, dass am 1. Juni 2007 endlich der so lange verschleppte Seligsprechungsprozess (siehe Randtext Seiten 288 und 289) um den österreichischen Widerstandskämpfer und Kriegsdienstverweigerer Franz Jäger-

287

„Liegt es daran, dass viele (katholische) Österreicher Jägerstätter noch heute als Landesverräter ansehen? Oder aber würde Jägerstätters Seligsprechung, wie ein Mitarbeiter der Kongregation vermutet, ‚über die Bestätigung der Heiligmäßigkeit einer Einzelperson hinausgehen und eine Präferenz für den Pazifismus implizieren, woraus sich wiederum gravierende Konsequenzen für die (kirchliche) Lehre vom gerechten Krieg ergäben‘? Vieles spricht für die letztgenannte Annahme. Die österreichisches Bischöfe wollen, wie man mir in Rom sagte, nicht dem Pazifismus Vorschub leisten, was nach ihrer ...

stätter zum Abschluss gebracht wurde. Benedikt XVI. anerkannte offiziell sein Martyrium. „Welcher Katholik“, hatte Franz Jägerstätter befreundete Pfarrer gefragt, „getraut sich, diese Raubzüge, die Deutschland schon in mehreren Ländern unternommen hat und noch immer weiterführt, für einen gerechten und heiligen Krieg zu erklären?“ Er weigerte sich, einer erneuten Einberufung Folge zu leisten und wurde im Juli 1943 wegen „Zersetzung der Wehrkraft“ enthauptet. Interessantes Detail am Rande: Der Seligsprechungsprozess war 1997 aufgenommen worden – unmittelbar nachdem das Landesgericht Berlin das 54 Jahre alte Todesurteil gegen ihn aufgehoben hatte.

## Sind Wunder nötig?

Wozu braucht die katholische Kirche also tatsächlich noch Wunder, wenn es bewunderungswürdige und ganz und gar wunderfreie Christenmenschen gibt, die verehrt werden können? Interessanterweise sind es gerade die Wissenschaftler unter den Heiligmachern, die sich für die unbedingte Beibehaltung des Wundernachweises einsetzen; also die Ärzte, die Heilungswunder untersuchen. Sie tun das, weil sie in ihrer täglichen Praxis erleben, dass Wunder tatsächlich geschehen, und nicht wünschen, dass die „Zeichen der Freundschaft Gottes“ in *seiner* Kirche plötzlich keine Rolle mehr spielen.

Das spezifisch katholische Problem mit Wundern besteht darin, dass die Lehre der größten Kirche des Planeten sehr jenseitig orientiert ist. Wun-

288

derfähigkeiten im Hier und Jetzt sind den Katholiken suspekt; schließlich können auch Schamanen in Trance „Übernatürliches" wie den Tanz auf einer scharfen Schwertklinge vollbringen, wird auch tibetischen Mönchen die Fähigkeit der Levitation nachgesagt, geschehen wunderbare Heilungen auch fernab jeder katholischen Mitwirkung.

Nach dem Tod einer Person ist sich die katholische Kirche sicher: Diese ist nun, genügend Heiligkeit vorausgesetzt, ab sofort nah bei Gott und daher geeignet, als Mittler aufzutreten. Der oder die Heilige vollbringt ja nach offizieller katholischer Meinung selbst nichts Unerklärliches, sondern allein Gott ist für die Wunder zuständig. In diesem Rahmen gestattet der Katholizismus der Mystik wieder Einlass in den ansonsten für sehr viele (Taufschein-) oder Ex-Katholiken vom fühlbar Göttlichen weitgehend befreiten katholischen Raum.

Diese Haltung ist allerdings problematisch – nicht nur weil Wunder, erkenntnistheoretisch betrachtet, nie ein Gottesbeweis sein können: Gott als Wunderwirker tritt dabei lediglich als Wort und Platzhalter an die Stelle des unbekannten Verursachers eines unerklärlichen Phänomens; *bewiesen* im wissenschaftlichen Sinn ist damit gar nichts mit Ausnahme der Tatsache, dass der Mensch nach wie vor weit davon entfernt ist, alles Geschehen im Universum verstehen und erklären zu können.

Problematisch daran ist auch, dass es eine weit verbreitete Gleichsetzung von Wundern, Glauben und Katholizismus gibt – welche die katholische Kirche mit wissendem Lächeln gerne duldet oder häufig sogar mitträgt. Es verhält sich aber anders:

… Meinung jedoch der Fall wäre, sollte Jägerstätter kanonisiert werden." Kenneth Woodward spekuliert in *Die Helfer Gottes* ('91) über die Gründe des Zögerns im Fall Jägerstätter. Dies ist seit 1. Juni 2007 Geschichte – den „gerechten Krieg" gibt es für Katholiken aber immer noch: „Wer als Soldat im Dienst des Vaterlandes steht, betrachte sich als Diener der Sicherheit und Freiheit der Völker. Indem er diese Aufgabe recht erfüllt, trägt er wahrhaft zur Festigung des Friedens bei." zitierte Benedikt XVI. im Rahmen seiner Friedensbotschaft IN DER WAHRHEIT LIEGT DER FRIEDE aus dem 2. Vatikanum (1.1.06).

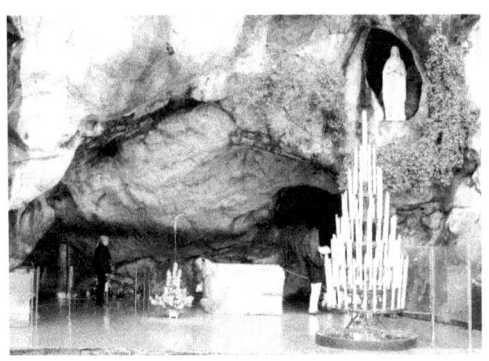

*Das Ziel von Millionen Pilgern jedes Jahr: Die Mariengrotte von Lourdes. Mehr als 7.000 Heilungswunder sollen hier stattgefunden haben, 69 davon hat die katholische Kirche offiziell anerkannt – zuletzt 1999. Lourdes ist damit die „Wunderhauptstadt" der katholischen Welt.*

Weder Wunder noch Glauben brauchen notwendigerweise die katholische Kirche. Weder Wunder noch Glauben brauchen einen (katholisch gedachten) Gott. Ein katholisches Exklusivrecht auf das Göttliche existiert nicht, genauso wenig wie ein katholisches Wunder- oder Glaubensmonopol.

Was es braucht, ist die Anerkennung der Existenz eines geistigen Universums und einer umfassenden Einheit von allem; ob Sie das als göttlich, Gott, Allah oder das All-Eins oder wie auch immer bezeichnen, spielt keine Rolle. Was es braucht ist der Glaube, dass wir die Schöpfer unserer Gedanken sind und die Gedanken die Schöpfer unserer Welt. Dabei geht es nicht ums Jenseits, sondern um die Zeit und den Ort, wo Wunder gebraucht werden und geschehen: Hier und Jetzt.

Für Wunder werden weder heilige Fürsprecher noch göttliche Exekutivkräfte benötigt; diese sind nur Katalysatoren der individuellen Kraft, an sich selbst zu glauben, und haben als solche ihre Berechtigung, könnten aber von jedem beliebigen Glaubenssymbol ersetzt werden. Heilige verschleiern so gesehen die Erkenntnis, dass es stets die eigenen geistigen Kräfte sind, die Wunder wirken. Dazu braucht es immer wieder neue Heilige, die noch frisch im Bewusstsein verankert sind, denn wie vergessene Götter funktionieren auch verbrauchte Heilige nicht länger, wenn ihr Mana zu gering geworden ist.

Mit jedem – Wunder erwirkenden – Heiligen bestätigt die katholische Kirche vor allem eines: sich selbst. Wunder, gekoppelt an katholische Heilige, sind also definitiv nötig: aus reinem katholischen Eigennutz. Und genau um diese Koppelung in möglichst vielen Köpfen weiterzuverankern, kann der Aufwand für die Wunderbestätigungen und Heiligsprechungen kaum groß genug sein: je immenser der Apparat, desto eher kann und wird daran geglaubt.

Wunder erwirkende Heilige sind vor allem eine Bestätigung für die Kirche selbst.

291

# Das Wunder Heilung

*„Die Fähigkeit oder das Wunder unseres Gehirns besteht darin, der Absicht Wirkung verleihen zu können."* (Clemens Kuby, Unterwegs in die nächste Dimension)

Als Einstieg in dieses Kapitel ein weiterer Erlebnisbericht des Autors: Hiah Park fordert uns auf zu „tanzen". Das bedeutet für sie: alles loslassen, was uns Konventionen an körperlichen Schranken auferlegen. Einfach bewegen, wie es einem gerade in den Sinn kommt – jeder und jede für sich und doch alle gemeinsam. Gut hundert Personen ergehen sich in schlangenartigen Bewegungen und seltsamen Verrenkungen; aus den Augenwinkeln beobachte ich ab und zu meine Umgebung und der Gedanke blitzt in mir auf: „Wie dämlich muss mein Anblick gerade sein?"

Ich versuche diese einfältigen und unnützen Gedankenblitze abzuschütteln und mich auf meine Aufgabe zu konzentrieren: loslassen. Konventionen vergessen. Geistige Freiheit durch körperliche Freiheit erlangen. Es will nicht so recht klappen. Wie sollte „konzentrierte Entspannung" auch möglich sein?

Dann wird mir bewusst, was „für sich und doch gemeinsam" noch bedeutet. Die Körperdichte ist hoch in dem Saal und Berührung unvermeidlich,

*Geistige Freiheit durch körperliche Freiheit erlangen.*

293

wenn sich alle mit ausladenden Bewegungen hervortun. Geschlecht, Alter oder Aussehen der menschlichen Reibungsflächen kann man sich nicht aussuchen, und irgendwann verliert sich die Bedeutung all dessen; ein bisschen wie auf einer voll gepackten Tanzfläche, nur dass wir alle stocknüchtern sind, das Tageslicht durch die Fenster hereindringt und keine rhythmischen Beats aus hausgroßen Boxen dröhnen. Es gibt überhaupt keine Musik.

Dann sinken die ersten auf die Knie, legen sich auf den Bauch, auf den Rücken, wälzen sich herum. Auch ich liege flach am Boden, die Augen geschlossen, und irgendwann schaffe ich es endlich, einfach nur zu *sein*. Ein schwerer Körper liegt voll auf mir drauf und presst mir die Luft aus dem Brustkorb; irgendwas – ein wenig später sollte ich herausfinden: ein nackter Fuß – schmiegt sich an mein Gesicht; mein linker Arm ist unter einer Hüfte begraben, mein rechter liegt auf einer drauf, meine Beine dienen jemandem als vermutlich ungemütliche Unterlage. Es ist alles vollkommen gleich gültig, vollkommen richtig. Ich ergebe mich.

Und dann macht es endlich „Klick" in meinem Gehirn und ich stehe mir selbst gegenüber; ich begegne meinem größten Feind – meinem Ego. Es sieht genauso aus wie mein Spiegelbild und hält ein großes Messer in der Hand. Ich verspüre keine Furcht, als der „Andere" zusticht. Ich sterbe ohne Angst und ohne Schmerzen. Ich werde wiedergeboren. Alles ist vollkommen richtig – ich lebe. Nichts sonst.

Nachher fühle ich mich körperlich und geistig wie neu geboren. Die Vision war kurz, aber sehr

*Das Aufgeben des kontrollierenden Wachbewusstseins ist eine Voraussetzung für das Erlangen ekstatischer geistiger Zustände.*

klar und sehr einprägsam gewesen: Stelle dich deinem Selbst, erkenne es und lerne es von deinem Ego zu unterscheiden. Mehr noch als diese Botschaft beflügelte mich aber die Art und Weise ihrer Übermittlung: in Ekstase. Ein Zustand, in dem der Glaube an ein mehr als sinnlich begreifbares Universum keine Rolle mehr spielt, weil man die Wahrheit des Eins-Seins mit Allem am eigenen Geist und Körper erleben kann.

## Shamanic Healing

Diese Szene trug sich 1994 beim dritten Kongress für Schamanisches Heilen im Tiroler Dorf Alpbach zu. Bei weitem keine Wunderheilung, selbstverständlich – aber die hatte ich auch nicht nötig. Was ich nötig hatte und auch erhielt war eine für mich eindrucksvolle Demonstration des Potenzials, das im schamanischen Heilen – im geistigen Heilen – steckt. Und dazu war es notwendig, auf Hi-ah Park zu treffen.

Hi-ah ist eine Mudang, eine Schamanin in koreanischer Tradition. Und sie war und ist eine Kämpfernatur: Als erste Frau überhaupt wurde sie zur Hofmusikerin in Korea ausgebildet, sie beherrscht den klassischen koreanischen Tanz und Gesang und ist in Kampfkunst geübt. Bewegung ist ihr Weg zu schamanischer Trance, Ekstase, Spiritualität – wie auch immer man es nennen will.

Andere Schamanen beschreiten andere Wege: In Südamerika ist der Gebrauch halluzinogener Substanzen weit verbreitet, aus den Steppen Sibiriens kommt die Tradition der Traumdeutung und des Erzählens. Musik, besonders Trommeln, spielt

> Schamanen (das Wort stammt vom sibirischen Begriff für „Medizinmann") gelten als Mittler zum Göttlichen.

> Hi-ah Park fand in der Bewegung den Schlüssel zur schamanischen Trance – und eine Möglichkeit, Tabus zu brechen.

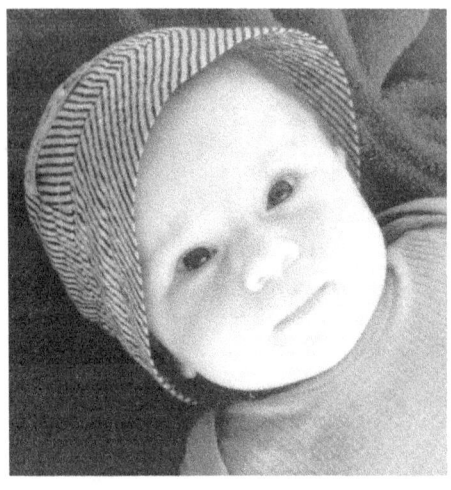

*Körper, Geist und Seele – alles an seinem Platz. Ein paradiesischer Zustand, der bei fast niemandem von Dauer ist.*
Foto: Helmuth Santler

Andere (männliche) Schamanen finden Hi-ahs Verhalten schockierend.

häufig eine wichtige Rolle. U Shein, ein burmesischer Heiler, hat auf ungemein komplexe Art eine Medizin erzeugt, das *Gold Ash Powder*, mit dem er bereits AIDS-Kranke von ihrem Leid erlösen konnte.

Hi-ah tanzt – und provoziert. In einer dank Clemens Kubys Film *Unterwegs in die nächste Dimension* berühmt gewordenen Szene sieht man sie, wie sie allein im Kreis von Kollegen tanzt. Die kleine zierliche Frau trägt einen weißen, hautengen Body, setzt sich in Lapdance-Manier auf Schöße, umarmt Männer und Frauen und räkelt sich in lasziver Weise. Irritation macht sich breit – besonders die männlichen Schamanen fühlen sich wie vor den Kopf gestoßen. Als sie dann auch noch beginnt, nach den rituellen Kopfbedeckungen der Anwesenden zu greifen und diese an sich reißt, droht die Situation zu eskalieren: Entkrönte Könige fühlen sich häufig bemüßigt, ihre Autorität wiederherzustellen.

Hi-ah kümmert sich um all das nicht, sondern schnappt sich einen jungen Mann aus den hinteren Reihen des Publikums und zieht ihn zu sich in die Mitte des Kreises. Der Mann – Uwe – ist alles andere als begeistert, er versucht der aufgenötigten „Behandlung" zu entfliehen, aber Hi-ah dominiert ihn und die Situation. In kürzester Zeit gelingt es ihr, ihn in tiefe Trance zu versetzen. Kuby setzt fort:

*„Die schamanische Arbeit der Koreanerin besteht nun darin, den jungen Mann mit seiner Seele zu verbinden. Andere sprechen von der Verbindung zu Gott oder zu Allah oder zum Heimatplaneten, letztlich meinen aber alle dasselbe Unfassbare, das ein Teil von uns ist. Hi-ah Park selbst befindet sich ebenfalls in einem ekstatischen Trancezustand. Sie liegt halb über Uwe und fleht schreiend seine verletzte Seele herbei. Von ihren Kollegen an den Armen gehalten, spreizt sie die Beine, als würde sie seine Seele unter großen Schmerzen gebären müssen. Der neuseeländische Medizinmann der Maoris kann dieses weibliche Verhalten mit seinem Bild der Frau nicht mehr vereinbaren.“*

Am nächsten Tag fragt Clemens Kuby Uwe, der später erzählen sollte, welch starke Neigung zu Drogen aller Art er vor diesem Erlebnis gehabt hatte, was er denke, dass die Schamanin mit ihm gemacht habe:

*„Das frage ich mich immer noch. Das Merkwürdige ist, ich fühle mich sehr, sehr clean jetzt, so von innen heraus. Ich hatte ziemliche Lungenprobleme gehabt – ich kann jetzt wieder sehr tief durchatmen. Ich rauche nicht mehr seitdem, obwohl ich Kettenraucher gewesen bin. Vielleicht fange ich wieder an, aber im Augenblick habe ich kein Interesse, irgendwas, was ich nicht für gut halte, in meinen Körper zu lassen. Das hat mir niemand gesagt, das mache ich einfach so von mir aus. Ich bin jetzt viel ruhiger und viel lebensbejahender.“*

Hi-ahs „Opfer“ ist im Nachhinein froh und dankbar und fühlt sich innerlich völlig gereinigt.

Hi-ah, die Mudang, verteidigt in der Zwischenzeit ihre Tabuverletzungen vor den anderen Schamanen. Sie sagt: „Ich glaube, ich bin als Asiatin mit zu

297

Geistiges Heilen kann auf der sichtbaren, materiellen Ebene viele Formen haben. Schmanisches Heilen wendet sich immer an den ganzen Menschen: Körper, Emotion, Intellekt und spirituelles Selbst.

vielen Tabus aufgewachsen." Deshalb sei sie vielleicht auch Schamanin geworden: „Schamanen – glaube ich – sind dazu da, Tabus herauszufordern für die Freiheit, für neue Erkenntnisse, was anders sein könnte. Für eine Asiatin ist es ein ganz großes Tabu, das Becken zu bewegen oder die Beine zu spreizen. Aber ich nehme das Risiko auf mich und bereue nichts."

Schamanismus sei eben eine „kosmische Angelegenheit", wie daraufhin die kolumbianische Schamanin Roika in die Diskussion einwirft. „Aber wir Schamanen (sind) auch nur Menschen." Hi-ah sagt noch etwas Bemerkenswertes:

*„Du musst den Menschen, der von Krankheit betroffen ist, verstehen; du musst wissen, warum nimmt er Drogen. Warum fühlt er sich dazu hingezogen? Er sehnt sich nach einem Ort ohne Konflikte; und an diesem Ort war er. Ich weiß das, denn ich kenne diese Sehnsucht und war selbst an diesem Ort. Ich kann darüber aber nicht sprechen, deshalb tanze ich."*

Eineinhalb Jahre später befragte Clemens Kuby Hi-ah Park und Uwe erneut; Uwe ging es ausgezeichnet:

*„Ich hab seitdem komischerweise wirklich keinen Tropfen Alkohol mehr getrunken, keine Zigarette, keinen Joint, kein Kokain, kein Garnichts. Dafür muss ich nur auf meine Gedanken achten und wie man mit den Dingen so umgeht. Ich weiß seitdem, dass man nicht sterben kann."*

Hi-ah sagte, ihre Aufgabe sei es, die Seele zurückzuholen – und genau das habe sie bei Uwe auch getan. Um daraufhin das ganze große Thema „geistiges Heilen" in wenigen Worten auf den Punkt zu bringen:

*„Ich hoffe, die Menschen merken, dass es Medizin nicht nur in der Apotheke gibt. Sobald wir diesen einen Zustand erreichen, verfügen wir selbst über unglaubliche Heilkräfte. Gott gab uns die Fähigkeit, uns selbst zu heilen, und ich hoffe, wir benutzen sie auch."*

„Gott gab uns die Fähigkeit, uns selbst zu heilen, und ich hoffe, wir benutzen sie auch."

## Hilf dir selbst, dann hilft dir Gott

Was sagt uns Wikipedia?

*Geistiges Heilen (Synonyme: Geistige Heilung, Geistheilung, paranormale Heilung) bezeichnet verschiedene religiöse, magische, spirituelle oder esoterische Verfahren zur Behandlung von Krankheiten oder Körperschäden. Beispiele für solche Verfahren sind Handauflegen, Therapeutic Touch, Besprechen, Gesundbeten, Exorzismus, Krankenwallfahrten, Magnetopathie, Fernheilung, Heilenergetik, Schamanismus, Sat Nam Rasayan, Reiki, Qi Gong, Prana-Heilung.*

Wozu braucht es eine derartige Auswahl – die Liste erhebt keinen Anspruch auf Vollständigkeit –, wenn es doch im Grunde immer um ein und dieselbe Sache geht? Um die Aktivierung der Selbstheilungskräfte nämlich, um die Wiederherstellung von energetischer Balance. In Deutschland, einem ordnungsliebenden Land, gibt es längst den Dachverband „Geistiges Heilen" mit Sitz in Heidelberg. Hilde Hensel, eine anerkannte Heilerin, ist dort Mitglied. In ihrer Definition ihrer Arbeit ist das

Bemühen zu erkennen, möglichst weder religiös noch esoterisch zu klingen:

*„Geistiges Heilen hat weder etwas mit Geistern noch mit Heiligkeit zu tun. Vielmehr steht es für die Tätigkeit von Menschen, die darauf ausgerichtet ist, die universelle Lebens- und Bioenergie zu aktivieren und zu harmonisieren."*

Es spricht allerdings nichts dagegen, Geister oder Heilige zu bemühen; gemäß dem Grundsatz „Wirksamkeit ist das Maß der Wahrheit" darf die schamanistische Performance, das esoterische oder religiöse Ritual jede beliebige Gestalt annehmen. Entscheidend ist einzig und allein, dass die Form dem Wesen des Hilfesuchenden entspricht, sodass er daran glauben kann.

Die Form der geistigen Heilung ist subjektiv entscheidend: Nur eine Variante, an die man glauben kann, wird funktionieren.

In der Schulmedizin wird der Effekt geistigen Heilens schon lange nicht mehr einfach abgetan. So ließ sich etwa Univ. Prof. Dr. Heinz Ludwig, Krebsspezialist und Vorstand an der Onkologie im Wilhelminenspital, Wien, bereits im Jahr 2000 wie folgt zitieren:

*„In neueren Studien wurde gezeigt, daß z.B. ‚heilende Berührungen' einen positiven Effekt haben. Das rechtfertigt meines Erachtens, dass die Effizienz solcher Heilungsmethoden wissenschaftlich untersucht werden sollte. Ich persönlich wäre bereit, derartige Behandlungsformen in ein allgemeines Therapiekonzept aufzunehmen, wenn es zum Nutzen des Patienten und wissenschaftlich abgesichert ist."*

Der schulmedizinisch belegte positive Effekt „heilender Berührungen".

Dr. Ludwigs Wunsch wurde teilweise entsprochen:

300

Mit der intensiven Erforschung des Placebo-Effekts macht die schulmedizinische Wissenschaft nichts anderes, als ihre Spielart geistigen Heilens näher zu untersuchen. Letztlich wird ja von den Schulmedizinern nicht mehr verlangt, als dem Wirksamkeitsprinzip zu folgen: Wer heilt, hat recht. Nicht mehr und nicht weniger schwört jeder Mediziner bei seinem Berufsantritt: „Die Gesundheit meines Patienten soll oberstes Gebot meines Handelns sein." (Dieser Satz ist Teil der Genfer Deklaration des Weltärztebundes, die seit 1948 immer wieder revidierte Versionen des hippokratischen Eides vorlegt, der in seiner ursprünglichen Form nicht mehr zeitgemäß ist und in dieser Form auch nicht mehr abgelegt wird.)

*Geistheiler und ihr Klientel – Zur Renaissance magischer Weltbilder* lautet der Titel einer an der Universität Linz unter der Leitung von Univ. Doz. Andreas Obrecht durchgeführten Studie. Ein Ergebnis der Untersuchung: Die Hälfte der Bevölkerung Österreichs zieht den Besuch eines geistigen Heilers in Betracht, wenn konventionelle Methoden ohne das gewünschte Resultat ausgeschöpft wurden. Eine neuere Umfrage in Deutschland ergab ein potenzielles Geistheiler-Klientel im Ausmaß von nicht weniger als 65 Prozent der Bevölkerung. Obrecht erklärt sich die große Bereitschaft vor allem mit einem oft beklagten Mangel der schulmedizinischen Therapie:

*Wenn die Schulmedizin nicht mehr weiter weiß, ist der Geistheiler für bis zu zwei Drittel der Bevölkerung eine mögliche Alternative.*

*„Persönliche Bedürfnisse wie Zuwendung, Nähe und Unterstützung bei einer ganzheitlichen Lebensveränderung werden vom schulmedizinischen System meist nicht erfüllt. Der Patient fühlt sich alleingelassen."*

Ein kompetenter Arzt im Kittel wirkt besser als „bloßes" Krankenpflegepersonal.

Genau das ergaben auch die Placebo-Forschungen. Eine schulmedizinische Behandlung ist wirksamer, wenn sie ein im allgemeinen Bewusstsein etablierter „Heiler" durchführt: ein Arzt im weißen Kittel und umgehängtem Stethoskop, der Vertrauen erweckt und Kompetenz ausstrahlt und Besserung verspricht. Lässt sich hingegen „nur" die Krankenschwester blicken, sind die Heilungsraten langsamer. Man könnte sagen: Das Mana des Arztes ist in dieser speziellen Situation größer als jenes des Krankenpflegepersonals.

Form und Farbe von Tabletten haben Einfluss auf deren Wirkung.

Ein eher ungeliebtes offenes Geheimnis unter Pharmakonzernen betrifft den Umstand, dass selbst die Form von Tabletten Einfluss auf deren Wirksamkeit hat: Erfahrungswerte haben ergeben, dass Schmerztabletten vorzugsweise weiß, rund und mit Schlitz versehen herzustellen sind, während Antidepressiva am besten funktionieren, wenn sie rosa eingefärbt sind.

Die Placebo-Forschung zwingt die Schulmedizin, die Kraft der Gedanken und des Glaubens als gegeben hinzunehmen.

Der renommierteste Placebo-Forscher Europas, Professore Fabrizio Benedetti, hat eine Versuchsanordnung konzipiert, die die Wirksamkeit der Erwartungshaltung belegt: Einer Probandin wird auf dem Handrücken eine Elektrode angebracht, durch die ihr schmerzhafte Stromstöße verabreicht werden können. Zusätzlich wird ihr ein „Injektionsgerät" an zwei Fingern angelegt, durch das ein Schmerzmittel appliziert wird.

Nun setzt sich die Versuchsperson vor einen Computerbildschirm, auf dem in willkürlicher Reihenfolge ein grünes oder ein rotes Quadrat aufleuchtet. Die Probandin „weiß", weil es ihr so gesagt wurde, dass sie bei jedem Aufleuchten einen Stromstoß erhält, bei Grün jedoch zusätzlich das Schmerzmittel ausgestoßen wird. Der Versuch beginnt, die Frau gibt nach jedem Stromstoß über die Computertastatur an, wie stark sie den Schmerz empfindet.

In Wahrheit gibt es kein „Injektionsgerät" und kein Schmerzmittel: Der Forscher variiert lediglich die Stromstärke der einzelnen Stöße, bei Grün leicht, bei Rot stärker. Die Frau „lernt" indes an die Wirksamkeit des nicht vorhandenen „Schmerzmittels" zu glauben, weil ihr der leichte Stromstoß keine Schmerzen verursacht.

*Die Versuchsperson glaubt, ein wirksames Schmerzmittel zu erhalten, das es allerdings gar nicht gibt.*

Nach einigen Durchläufen wird die Probe aufs Exempel gemacht: Ab und an kombiniert der Forscher jetzt ein grünes Signal mit einem starken, „roten" Stromstoß. Das Resultat bestätigt Benedettis Hypothese: Die Frau verspürt auch bei einem starken Stromstoß keinen Schmerz; sie ist sich schließlich sicher, bei Grün mit einem wirksamen Schmerzmittel versorgt zu werden.

Tatsache ist: Allein die „Erwartungshaltung" der Probandin hat dazu geführt, dass sie keinerlei Schmerz verspürt. Anders gesagt: Weil sie felsenfest daran glaubte, dank des Schmerzmittels sicher zu sein, hatte der Stromstoß keine wahrnehmbare Wirkung auf sie.

*Da sie von der Wirksamkeit des Schmerzmittels überzeugt ist, wirkt es auch, ohne überhaupt zu existieren.*

Derselbe Placebo- oder Glaubenseffekt führt auch dazu, dass ein Medikament in aller Regel weit besser wirkt, wenn dem Patienten bewusst ist, dass er es erhält – vorzugsweise von einem Arzt im weißen Kittel. Wird das Präparat hingegen ohne Wissen des Patienten dem Infusionscocktail hinzugefügt und quasi „anonym" verabreicht, nimmt man ihm fast immer die Möglichkeit, voll zur Geltung zu kommen.

Der Nocebo-Effekt: Nebenwirkungen von Placebos.

Die Placebo-Forschung hat noch ein interessantes Ergebnis erbracht: Den sogenannten Nocebo-Effekt. Dabei handelt es sich um eine unerwünschte Nebenwirkung nach der Gabe eines Placebos; es ist nicht weiter überraschend, dass Nocebo-Effekte vorzugsweise dann auftreten, wenn der Arzt den Patienten vor der Gabe des „unwirksamen" Placebos auf diese „möglichen unerwünschten Wirkungen" ausführlich hingewiesen hat.

All diese Untersuchungen lassen nur einen Schluss zu: Die Menschen sorgen selbst für ihr Wohlergehen. Da garantiert keine relevante Materie im Spiel ist, kann nur der zweite Baustein des Universums dafür verantwortlich sein: der Geist.

## Ausgewählte Wunder

Der 1936 geborene Franzose Jean-Pierre Bély musste 1972 ein erschreckendes Diagnoseergebnis zur Kenntnis nehmen: Multiple Sklerose. Bei dieser degenerativen Nervenerkrankung werden nach und nach die Übertragungswege der Nervenimpulse zerstört; im Endstadium ist das Gehirn bei vollem Bewusstsein, kann dem Körper aber keinerlei Befehle mehr erteilen. Solche Menschen sind hundertprozentige Pflegefälle, die gezwungen sind, ihr Leiden bis zuletzt vollständig wahrzunehmen. Multiple Sklerose gilt nach dem Stand der medizinischen Wissenschaft als unheilbar.

Bély erleidet sämtliche Symptome: Spastiken, Lähmungserscheinungen, ständige Müdigkeit, Sehstörungen und Verlust der motorischen Fähigkeiten. 1987 kann er nichts mehr aus eigener Kraft unternehmen.

Am 9. Oktober dieses Jahres veranlasst er Freunde, ihm bei einem letzten verzweifelten Aufbäumen gegen das heimtückische Leiden zu unterstützen. Sie bringen ihn zu einem geheiligten Ort, wo er in ein Becken getaucht wird. Dabei verspürte er, wie er später sagte, einen „tiefen inneren Frieden". In der darauf folgenden Nacht träumte er von einer Stimme, die ihm sagte: „Steh auf und geh!" Und wirklich: Die Multiple Sklerose hatte sich binnen weniger Stunden vollständig zurückgebildet; die Ärzte konnten keinerlei Symptome mehr feststellen, und Bély konnte tatsächlich aufstehen und gehen.

All dies geschah in Lourdes, wurde genauestens untersucht und am 9. Februar 1999 als Wunder anerkannt.

> Eine sehr rasche, vollständige und unerklärbare Heilung von Multipler Sklerose – eines der zahlreichen Heilungswunder von Lourdes.

*„Vor den Augen mehrerer Zeugen heilte Spyros Sathis einen dreijährigen Jungen aus England von Polio. Ich starrte neugierig die Frau aus England an, die ihr Kind hielt. Erst als sie den Jungen Spyros Sathis in die Arme legte, bemerkte ich, dass dessen linkes Bein mit einer Plastikschiene bedeckt war. Es war atrophiert und deutlich kürzer als das andere Bein... Spyros Sathis saß mit dem Kind in seinen Armen auf einem Stuhl und fing an, mit einem sehr süßen Ton in seiner Stimme zu ihm zu sprechen. Während er das tat, begann er, sanft über das kranke Bein zu streichen. Er zog einige Male daran, wie um es zu verlängern... Zehn, zwanzig Minuten mussten vergangen sein; ich kann mich nicht erinnern. Meine Augen hatte ich teils auf Spyros Sathis, teils auf das Kind fixiert. Plötzlich zeigte das Kind ein schmerzverzerrtes Gesicht. An diesem Punkt stellte er den Jungen auf die Füße, gab ihm einen leichten Klaps auf den Po und sagte:*

> Ein kleines Kind wird von Polio geheilt.

*‚Jetzt lauf, mein Junge.‘ Und das Kind fing an, im Raum umherzulaufen. War es ein Wunder? War es Suggestion? Man kann beliebige Schlüsse daraus ziehen. Ich beschreibe nur, was ich gesehen habe.“*

Mit diesen Worten schildert ein italienischer Journalist in der Biografie von Kyriacos Markides eines der unzähligen Heilungswunder, die dem zypriotischen christlichen Mystiker Dr. Stylianos Atteshlis (im Text *Spyros Sathis* genannt) zugeschrieben werden. Wogegen sich der tief gottesgläubige Mann sofort ausgesprochen hätte:

„Wunder? Nein! Phänomene, die in der Gnade der absoluten Über-Intelligenz erscheinen, die wir Gott nennen.“

*„Es ist Er, der die Heilung bewirkt, nicht ich. Die orthodoxe Wissenschaft weiß sehr wenig über das Leben. Man nennt solche Ereignisse Wunder. Nein! Sie sind Phänomene, die in der Gnade der absoluten Über-Intelligenz erscheinen, die wir Gott nennen.“*

Dr. Stylianos Atteshlis (1912–1995) Leben weist ein paar Parallelen mit jenem des Padre Pio auf. Auch vor ihm wurde zunächst gewarnt („Er ist ein Mann mit satanischen Kräften.“). Letztendlich stand er mit den Kirchenoberen in bestem Einvernehmen; seine Popularität im Volk und bei Besuchern aus aller Welt ob seiner „Wunder“kräfte stand ohnedies nie in Zweifel.

Atteshlis schrieb mehrere Bücher und gründete die Schule der Wahrheitsforscher.

Ganz anders als Padre Pio war Atteshlis aber auch ein Intellektueller, der mehrere Bücher verfasste und die christliche Mysterienschule der *Researchers of Truth* (Die Wahrheitsforscher) gründete. Zeit seines Lebens wurde er als *Daskalos* (Lehrer) angesprochen. Er legte aber stets größten Wert darauf, nur Erkenntnis zur Selbsterkenntnis zu ver-

mitteln und kein Guru zu sein, der womöglich unter neuer Flagge Jünger hinter sich versammle: *„Bitte beachten sie, dass unsere Arbeit ein ‚System' ist – ein System für jeden Einzelnen, um selbst die Wahrheit zu erforschen, und keine Organisation mit einer Hierarchie."*
Die überwiegende Mehrheit all jener, die sich einer der vielen Formen geistigen Heilens bedienen, ist analog dazu davon überzeugt, dass sich die Menschen letztlich immer nur selbst heilen; die Heiler leisten Hilfe zur Selbsthilfe oder, um genauer in der Analogie zu bleiben, Heilung zur Selbstheilung.

Fast alle geistigen Heiler sind einer Meinung: Der Mensch heilt sich selbst.

Die letzte der hier angeführten „Wunder"heilungen, entnommen Clemens Kubys Buch *Unterwegs in die nächste Dimension*, soll besonders deutlich machen, dass der eigene Entschluss zur Heilung der unerlässliche Nährboden für den Erfolg ist; da die allermeisten Menschen in unserer materiellen, säkularisierten Welt aber von einem wirklichen Kontakt zu Geist und Seele weit entfernt sind, braucht es fast immer ein Vehikel, um ans Ziel zu gelangen: eine(n) Heiler(in), ein Ritual, eine(n) Heilige(n) – etwas, woran man glauben kann.

Don Agustin Rivas Vasquez ist ein Heiler und Schamane in der peruanischen Tradition. Auch er kam, wie Hi-ah Park und viele andere, über die Alpbacher Konferenzen der *Shamanism & Healing Association* (heute: *INFOMED Institut für Ganzheitsmedizin e.V.*) mit Europa in Kontakt. Bei einer dieser Gelegenheiten begegnete ihm Maria aus Österreich.

Don Agustin ist ein Heiler und Schamane in der Tradition Südamerikas.

Bei Maria wurde Krebs diagnostiziert. Sie erzählt, wie sie in ein „tiefes Loch" gefallen sei und sich gefragt habe, was denn in ihrem Leben falsch gelaufen sein könnte. Und ob es Zeit zum Sterben sei oder ob sie noch eine Aufgabe im Leben zu erfüllen hätte.

Die Schulmedizin wusste nur noch einen Weg: Lebertransplantation. Andernfalls würde ihr vom Krebs zerfressenes Organ sie umbringen. Die Operation sei jedoch schwer und die Überlebenschancen ungewiss.

Maria überzeugte das nicht; es war nicht ihr „Vehikel". Nur: Welche Alternativen gab es schon? Sie erinnerte sich an ihre einzige Begegnung mit Don Agustin, zu dem sie sofort Vertrauen gefasst hatte. Der vor Vitalität und Lebensfreude strotzende 1933er strahlt Weisheit und Mitgefühl aus und vor allem: Lebenserfahrung. Außerdem hat er bei sich zu Hause im Urwald ein Heilzentrum aufgebaut. Dorthin, beschloss Maria, werde sie ihr Weg zurück ins Leben führen.

Maria verweigerte die Lebertransplantation; ihre Entschlossenheit, sich Don Agustin und seinen Pflanzengeistern anzuvertrauen, wurde in den darauf folgenden Wochen jedoch auf eine harte Probe gestellt. Sie erzählte von ihrer Entscheidung und befand sich bald in einem Kreuzfeuer: Ihr Hausarzt wollte ihr den Versicherungsschutz entziehen, ihre Schwester bezeichnete die Reise zum Schamanen schlicht als „Selbstmord", und der Dorfpfarrer sah den Antichrist gekommen. Er verlangte von ihr während einer Messe, auf Knien und in aller Öffentlichkeit „dem Schamanismus abzuschwören".

Maria ließ sich von all dem nicht beirren. Auch nicht von den Schwierigkeiten, 2.500 Euro für den

---

**Die Alternative: Sicherer Tod durch Krebsleber oder sehr gut möglicher Tod durch Transplantation.**

**Der Dorfpfarrer wollte Maria zwingen, dem teuflischen Schamanismus abzuschwören.**

Flug nach Peru und den zweiwöchigen Aufenthalt bei Don Agustin zusammenzubekommen. Als sie ihr Ziel endlich erreicht hatte, wurde es allerdings erst richtig schlimm: Der südamerikanische Weg der Heiler und Schamanen funktioniert über die Kommunikation mit den Geistern der Pflanzen. Auf einer materiellen, äußerlich sichtbaren Ebene bedeutet das: Man nimmt verschiedenste Drogen, in aller Regel in der Form extrem scheußlich schmeckender, dunkelbraun eingekochter, dickflüssiger Gebräue. Ein Missbrauch aus Gründen des Lustgewinns oder des bloßen Zeitvertreibs ist ausgeschlossen: Nur wer wirklich ernsthaft bestrebt ist, in seinem Leben etwas zum Guten zu verändern, tut sich das an.

Don Agustins Prozeduren sind in der Regel ebenso unangenehm wie wirksam.

Das Generalthema bei all dem ist: Reinigung. Deshalb stehen am Anfang Abführmittel oder auch Prozeduren, bei denen man für einen ganzen Tag und eine Nacht nackt bis zum Hals in die feuchte Dschungelerde eingegraben wird. So gut wie alles, was Don Agustin verabreicht oder anordnet, ist ausgesprochen unangenehm – und äußerst wirksam.

Maria hielt durch, besonders weil der Heiler ihr ein ums andere Mal versicherte: „Du wirst gesund! Du wirst gesund!" Und so wie alle anderen Teilnehmenden erkannte sie zum Höhepunkt des Aufenthalts, dass alles Bisherige auch der Vorbereitung auf das scheußlichste und wirksamste Gebräu von allen gedient hatte: Ayahuasca.

„Du wirst gesund!"

Diese Pflanze, erklärt Don Agustin, besitze von allen Urwaldpflanzen das am höchsten entwickelte Bewusstsein. Er sagt: „Mit Hilfe ihres Geistes gelingen bei den Patienten die Veränderungen und

Einsichten durch den Geist der Pflanze: Ayahuasca.

Einsichten, zu denen unser Geist ohne die Pflanze meist nicht fähig ist."

Für den Meister selbst wird unter dem Einfluss von Ayahuasca die Welt auf der energetischen (geistigen) Ebene sichtbar. Man könnte auch sagen: Ayahuasca verbindet mit dem Göttlichen, der allumfassenden Über-Intelligenz, dem universalen Kontinuum. Wie auch immer.

Don Agustin ist dank Ayahuasca in der Lage, Energiestörungen genau zu erkennen. Er versucht, die für ihn grün oder rot erscheinenden Punkte zu erwischen, packt sie mit der Hand oder saugt sie mit dem Mund aus dem Körper. Er benötigt 40 Minuten, um einen Mann von einem fünfzehn Jahre alten Rückenleiden zu befreien. Der Frührentner mit Invalidenausweis kam auf zwei Krücken in den peruanischen Urwald – am Morgen nach der Zeremonie springt er über einen Busch.

Und Maria? Lassen wir sie selbst erzählen:

*Maria erkennt, wie ihr Hass auf ihre Eltern sie buchstäblich zerfressen hat.*

*„Als ich das erste Mal Ayahuasca genommen habe, bin ich gestorben. Ich bekam so innerliche Schmerzen, ich fühlte meinen innerlichen Hass, den ich immer in mir gehabt habe, gegen meinen Vater und meine Mutter, halt so Probleme, die man so mitschleppt. Auf einmal sind sie da, ganz blank und unausweichlich. Das ist so intensiv, wenn man das spürt – den Schmerz. Der Körper drückt das aus, indem man schwitzt, bricht, sich anmacht. Man ist nicht mehr Herr seines Körpers und seiner Seele. Alles löst sich auf. Als ich von Peru nach Hause gekommen bin, bin ich total stark gewesen, hab mich gefühlt wie ein Baum – gereinigt, stark halt! Voll Kraft. Voll Power. So kräftig war ich noch nie."*

Ein Jahr danach ließ sich Maria schulmedizinisch durchuntersuchen. Der Krebs war weg und der Arzt riet ihr – es war gerade zur Osterzeit – ihre Auferstehung zu feiern. Mit der Zeit verschwand auch ihre Leberzirrhose. Maria gelang ein umfassender Neubeginn hin zu Selbstbestimmtheit, sinnvoller beruflicher Tätigkeit, gelebten Träumen statt Träumen vom Leben und tätiger Nächstenliebe. Clemens Kuby resümiert:

*„Wieder entsteht die Frage: Bei wem soll sie sich bedanken? Bei Don Agustin? Beim Ayahuasca? Bei sich selbst? Wenn es eine Leistung gab, die Dank schuldet, dann ist es die Konzentration, die einem jemand zukommen lässt. Unzweifelhaft hat Don Agustin Maria große Konzentration entgegengebracht und diese Zuwendung hat auch in ihr die Konzentration auf ihre Selbstheilungskräfte gefördert.“*

Bei wem soll Maria sich für die Heilung bedanken? Kuby meint: Die Konzentration, die der Schamane für sie aufwandte, ist allein dankenswert.

## Dein Glaube hat dir geholfen

Ja, wer oder was hat Maria letztendlich geholfen? Zwei fundamentale weltanschauliche Lager tun sich in der Beantwortung auf: Es war entweder Gott oder man selbst. Aber wenn wir davon ausgehen, dass wir uns in einem überwiegend geistigen, unendlich zusammenhängenden Universum befinden, wie kann es dann überhaupt einen Gott geben, der außerhalb gedacht wird? Ein Zitat dazu:

*Es gibt kein höchstes, weisestes und über alles vorhersehendes göttliches Wesen, das von der Gesamtheit dieser Welt unterschieden wäre. Gott ist zugleich wie das Wesen der Dinge und daher Veränderungen unterworfen. In der*

311

„Es gibt kein höchstes, weisestes und über alles vorhersehendes göttliches Wesen, das von der Gesamtheit dieser Welt unterschieden wäre."

*Wirklichkeit ist Gott ein Werdender im Mensch und in der Welt. Alles ist Gott und besitzt Seine eigene Wesenheit. Gott und die Welt sind ein und dieselbe Macht und Sache. Deshalb sind ebenfalls Geist und Materie, Notwendigkeit und Freiheit, Wahrheit und Falsches, Gutes und Böses, Recht und Unrecht ein und dasselbe.*

Dieser Satz stammt vom bereits erwähnten Papst Pius IX. Um Missverständnissen vorzubeugen: Er war wirklich reaktionär bis in die Knochen; die obige Aussage ist nämlich der erste der im *Syllabus errorum* gesammelten Irrtümer. Macht nichts: Dass es sich um einen „Irrtum" handelt, ist ja nur die Meinung dieses Papstes gewesen.

Es handelt sich um ein institutionelles Problem: Wenn in uns allen alles, also auch das Göttliche steckt, wird ein Stellvertreter Gottes auf Erden im Grunde nicht benötigt. Wenn Gott überall und immer schon gegenwärtig ist, wird die Existenzberechtigung der Organisation Gottes, der Kirche, als solche infrage gestellt – genau wie es das gnostische Christentum immer getan hat, genau wie es im apokryphen Evangelium des Thomas zu lesen ist.

Wenn Gott immer und überall anwesend ist, wozu braucht es dann eine irdische Vertretung?

Eine unbegründete Furcht: Es gibt so vieles, was Glaubenssysteme im Hier und Jetzt leisten können. Die spirituelle, geistige Entwicklung der Menschen braucht fast immer Anleitung. Die Seelsorge, die tätige Nächstenliebe, die Hilfe zur Selbsthilfe benötigen nicht zuletzt immer auch einen strukturellen Rahmen, eine Organisation und Verwaltung. Oder ganz einfach die Möglichkeit, sich zu versammeln, um Energien in gemeinsame Bahnen, auf gemeinsame Ziele zu richten oder dem so menschlichen

312

Bedürfnis nach Gesellschaft und Gemeinsamkeit nachkommen zu können.

Womöglich wäre der materielle Erfolg einer Religion, die sich nicht als irdische (Allein-)Vertretung des Göttlichen versteht, sondern vielmehr Verantwortung in die Menschen selbst legt, vergleichsweise geringer; aber seit wann geht es in Glaubensfragen um weltliche Macht und Reichtümer? Wer will behaupten, dass es der Kirche jemals um den schnöden Mammon und die Pfründe auf Erden ging...?

Nun, wir sind alle nur Menschen. Überlassen wir die Beantwortung der oben gestellten Frage also vielleicht besser jemandem, der für gut die Hälfte der Weltbevölkerung wenn schon kein Gott-Mensch, so doch zumindest eine Gott sehr nahe stehende Verkörperung der absoluten Über-Intelligenz ist: Jesus.

Natürlich sind die Worte Jesu, wie sie in den Evangelien nachzulesen sind, historisch mehr als umstritten. Sie sind nach wenigstens 50 Jahren der mündlichen Überlieferung im Untergrund erstmals aufgeschrieben worden und wurden auf Tauglichkeit für die entstehende Institution Kirche hin ausgewählt und redigiert. Der für uns entscheidende Satz ist aber nicht einmal, nicht zweimal, sondern genau sechsmal zu finden. Was sicherlich als gewichtiges Indiz für Authentizität gewertet werden kann.

Da wird eine Frau vom „Blutfluss" geheilt, indem sie nur den Saum von Jesus Gewand berührt; ein Blinder bei Jericho wird wieder sehend; der namenlosen Sünderin wird vergeben; zehn Aussätzige werden wieder rein. Und

Religiöse Organisationen können vielfältige karitative und seelsorgerische Aufgaben übernehmen – einen Alleinvertretungsanspruch für Gott auf Erden braucht es dazu nicht.

Sechsmal erklärt Jesus ein Wunder mit den Worten: „Dein Glaube hat dir geholfen."

stets sagt ihnen Jesus: „Dein Glaube hat dir geholfen."

Nicht Gott, nicht Jesus, nicht die Kirche – der Glaube, der in dem Hilfe suchenden Menschen vorhanden war, der von ungebrochenem Lebenswillen und von Hoffnung zeugte; der Glaube daran, dass sich etwas ändern kann, dass Heilung, Erlösung, Erleuchtung möglich sind.

Alles, was imstande ist, diesen Glauben zu wecken, kann als Vehikel auf dem Weg zur Selbstheilung funktionieren: Eine Pilgerfahrt nach Lourdes, Fatima, Mariazell, Santiago de Compostela, dem Goldenen Felsen von Kyaikhtyo, dem Uluru in der zentralaustralischen Wüste oder wohin auch immer; Gebete, Meditationen, Mantras, Affirmationen, selbst Bestellungen ans Universum (die Wirksamkeit ist das Maß der Wahrheit); ein Besuch beim Arzt, beim Heiler, beim Schamanen, bei der Qi Gong-Meisterin…

Thich Nhat Than, ein Zen-Meister, führt ein wundervolles Leben:

„Alles ist ein Wunder."

*„Achtsamkeit ist das Wunder, mit dessen Hilfe wir Herr unserer selbst werden und uns erneuern können. Sie ist das Wunder, das unseren zerstreuten Geist wieder ganz werden lässt, so dass wir jede Minute unser Leben leben können. Jeden Tag haben wir Teil an einem Wunder; alles ist ein Wunder."*

Und weil alles ein Wunder ist, ist auch alles möglich. Selbst die vollständige Heilung durch nichts als den Glauben daran.

314

# Nachtrag: Die Erleuchtungsmaschine

Viele Menschen haben deshalb Schwierigkeiten, die Existenz eines geistigen Universums anzuerkennen, weil sie schlichtweg nie mit ihr in Berührung kommen – Trancerasseln, ekstatische Tänze, die Einnahme bewusstseinserweiternder Substanzen und dergleichen mehr kommt sämtlich einfach nicht infrage, und selbst etwas wie klinische Hypnose wird als wirkungsloser Hokuspokus abgetan. Nun ist aber ein Gerät verfügbar, das diverse Trance induzierende Methoden kombiniert und dabei altes Wissen in hochmodernem Outfit präsentiert, weshalb es vielleicht gerade für tranceresistente Skeptiker eine interessante Möglichkeit darstellen könnte: Lucia N°03, ein sogenannter *luzider Lichtstimulator,* mit dem sich *hypnagoge Lichterfahrungen* machen lassen.

*Der luzide Lichtstimulator Lucia N°03.*

Lichterfahrungen können, wie seit der Antike oder z. B. durch Nahtoderlebnisse seit Langem bekannt ist, zu tiefgreifenden Einstellungsänderungen führen. Der zweite Ansatzpunkt waren Erfahrungen, die man mit Frequenzen gemacht hatte: Irgendwo nahe des Urgrunds allen Seins, am Schnittpunkt von Geist und Materie, sind Schwingungen das alles definierende Element. Die Radionik versucht z. B., Gegenschwingungen zu gestörten Frequenzen zu finden und in den Körper „einzuspielen", um diese zu neutralisieren. Bekannt ist auch, dass EEGs verschiedene Hirnschwingungsmuster erbringen, die mit verschiedenen Bewusstseinszuständen (Schlaf-, Wach-, Traumzustand …) korrelieren. Kürzlich hat man herausgefunden, dass Informationen im Gehirn

*Lichterfahrungen können tiefgreifende Einstellungsänderungen herbeiführen.*

ebenfalls in Frequenzform codiert abgespeichert werden, im zuletzt entdeckten Gammawellenbereich, zuständig für Höchstleistungen der kleinen grauen Zellen.

**Licht und Frequenz zu gepulstem Licht kombiniert.**

Lucia N°03 verbindet Licht und Frequenz zu gepulstem Licht und induziert ohne sonstige Hilfsmittel (Rhythmik, Substanzen, Atemübungen) sehr rasch und zuverlässig eine außerordentlich lichtvolle, ekstatische Trance, die ein wenig an die Gehirnphase kurz vor dem Aufwachen erinnert, aber tiefer geht und von eindrucksvollen, selbst erzeugten Bildern begleitet ist, für die die Betreiber die Bezeichnung „Neuro-Art" eingeführt haben: deren wichtigstes Merkmal ist der Umstand, dass man Kunstschaffender und Kunstrezipierender in einer Person ist.

*er*

**Lucia-Sessions ähneln Bewusstseinsreisen nach der Einnahme von Halluzinogenen.**

Lucia-Sessions haben so viel Ähnlichkeit mit halluzinogenen Trips (kurzen Reisen), ziehen auch durchaus ein einige Stunden anhaltendes, euphorisches Gefühl nach sich. Dabei ist jedoch sämtlichen Ängsten, die mensch eventuell mit derartigen Zuständen, wenn drogeninduziert, verbinden mag, die Grundlage entzogen: Man kommt weder mit (verbotenen, nebenwirkungsreichen, gefährlichen) Substanzen in Berührung noch mit dem Gesetz in Konflikt, riskiert keinen Kater oder einen Absturz in ein emotionales Tief nach dem Absetzen der Stimuli. Diese sind allerdings sehr wohl so intensiv, dass z. B. Herzrasen auftreten kann; auch physiologische Erstnebenwirkungen wurden beobachtet (etwa ein erhöhtes Kälteemp-finden vor allem bei Frauen). Auch Lucia-Sessions sollten deshalb wenigstens anfangs in Begleitung erfolgen bzw. auf die Person eingestellt werden: Die Computersteuerung erlaubt eine Vielzahl von Frequenzabfolgen. Beim ersten Mal wird in einer fünfminütigen Vorschau eine breite Auswahl davon präsentiert, sodass der Lucia-Neuling sich für die richtige „Dosis" entscheiden kann. (Die Erfinder haben übrigens in der Zwischenzeit begonnen, die Lucia-Sessions mit u.a. der ebenso simplen wie wirksamen Technik des holotropen Atmens zu kombinieren und dabei festgestellt, dass die Wirkung von Lucia dramatisch potenziert werden kann; der Effekt kann so stark werden, dass vermutet wird, dass im Gehirn dieselben Vor-gänge ablaufen wie nach Einnahme von Dime-thyltryptamin, DMT, einem in Spuren vorkom-menden, sehr wirkungsvollen Halluzinogen und Entheogen.)

Aus eigener Erfahrung kann ich jedenfalls versi-chern: Lucia wirkt ohne weitere Zusatzmaßnah-men. Selbst der trance-unerfahrenste, hypnose-resistenteste Zeitgenosse wird auf eine Reise zu sich selbst geschickt und in die Lage versetzt, tief-greifende Selbsterkenntnis auf einer unterbewus-sten Ebene zu erlangen. Ich habe meine Sessions häufig als eine Art mentalen Reset erlebt, als gei-stigen Reinigungsprozess. Unmittelbar danach fühlte ich mich sehr gegenwärtig, wach und bewusst. In Form von Träumen und Erkenntnis-sen im Wachzustand erlebte ich in den darauffol-genden Tagen einige Male das Gefühl, als ob Puzzlesteine meines Selbst an der richtigen Stelle

Die Wirkung lässt sich in Kombination mit Atemtechniken weiter steigern – ist allerdings auch so schon erstaunlich.

einrasteten. Übrig blieb schließlich ein insgesamt deutlich gesteigertes Maß an Zufriedenheit und Gelassenheit.

„Kreativität durch LSD aus Licht" nennt Prof Ralph Buchner sein Forschungsprojekt. Und: *Süddeutsche Zeitung, Bayrischer Rundfunk, Galileo, Spiegel* ... etliche namhafte Medien haben bereits über Lucia berichtet.

Was genau während einer Lucia-Session geschieht, weiß (noch) niemand so genau. Das Interesse an der Maschine ist jedenfalls groß: Während ich diese Zeilen schreibe, wird etwa an der *Munich University for Applied Sciences* in der Fakultät für Design eine Untersuchung von Prof. Ralph Buchner (Studiendekan Fotodesign) durchgeführt, die die mögliche kreativitätsfördernde Wirkung des Lichtstimulators zum Gegenstand hat. Die Erfinder, Dr. Dirk Proeckl und Dr. Engelbert Winkler, sind naturgemäß am stärksten bestrebt, die neuropsychologischen Geheimnisse hinter der hypnagogen Lichterfahrung zu ergründen. Unanfechtbare naturwissenschaftliche Studien sind allerdings, zumal in solchen Grenzbereichen, teuer, aufwendig und schwierig; man wird wohl nicht darum herumkommen, nach gänzlich neuen Ansätzen zu suchen und z.B. erfahrene Bewusstseinsreisende mit ins Boot zu holen: Schamanen.

Die Zukunft des Wissenserwerbs: Verknüpfung von wissenschaftlicher Erkenntnis und Erfahrung.

Meiner persönlichen Meinung nach kann die Zukunft des Wissenserwerbs ohnedies nur in der Verknüpfung von wissenschaftlichem Erkenntnisgewinn und (uraltem) Erfahrungswissen liegen.

Im Sinne des weiter oben zitierten Thich-Nhat-Than-Worts „Achtsamkeit ist das Wunder" oder spirituellen Klassikern wie Eckhart Tolles Leben im Jetzt ist jedem Einzelnen und damit allen alles förderlich, was zu mehr In-sich-Ruhen, In-seiner-Mitte-Sein führt, zu mehr Gewahrsein des großen Ganzen. Ob Lucia nur ein weiteres Trancevehikel

neben Samadhi-Tank, Trancerasseln und -trom-
meln, Ekstasetanz und LSD und und und ist und
mich nur deshalb so beeindruckt hat, weil ich es als
genau „meine" Show erlebt habe, oder ob es tatsächlich das Potenzial zur Erleuchtungsmaschine
hat, sollte jede(r) für sich selbst erfahren. Ich weiß
nur, was mir speziell zugesagt hat: Der Umstand,
es mit einer Maschine zu tun zu haben. So konnte
ich völlig sicher sein, dass mir niemand sein Ego
aufdrängen will, ob bewusst oder unbewusst, mir
niemand seinen Weg vorgeben will. Die Maschine
ist garantiert neutral und ich konnte mir sicher
sein: Alles, was ich erlebe, bin gänzlich ungefiltert
und von außen unbeeinflusst ich. Lucia gibt allenfalls das Stockwerk im Haus der Trance vor, auf
dem die Selbstbegegnung stattfindet – und auch
dieses kann ich selbst bestimmen.

Einer der Erfinder hat ein sehr emp-fehlenswertes Buch über Nahtoderfah-rungen, Bewusst-sein und den Weg zu Lucia verfasst: Winkler, Engelbert J.: Lucia N°03. Hypnagoge Lichter-fahrung & Neuro-Art. Ein E-Book vom Textmaker, Wien, Innsbruck 2013. ISBN: 978-3-843-50090-6 (Print: ISBN: 978-3-200-03150-0)

# Anhang

# Anhang

### Johannes Paul II. wirkte noch mehr Wunder

Der verstorbene Papst Johannes Paul II. soll eine französische Nonne von Parkinson geheilt haben. Eine strenge Kommission im Vatikan prüft z. Z. die Echtheit des Wunders. Doch es gibt noch viele andere unerklärliche Heilungen und rätselhafte Vorfälle, die der selige Pontifex vollbracht haben soll.

„Am erstaunlichsten erschien uns der Fall eines Mannes in Bonn, dessen DSL-Anschluss schon zwei Wochen nach seinem Umzug wieder funktionierte", plaudert Kommissionsmitglied Pater Aceto Balsamico aus dem Weihrauchkästchen. „Angeblich hatten er und seine Familie die ganze Zeit auf den Knien um die Fürbitte Johannes Pauls gebetet. Doch dann stellte sich heraus, dass es sich bei dem Mann um den damaligen Telekom-Chef Ricke handelte."

Jeden Tag muss sich der unsympathische Greis, der mit Büchern wie „Hexenverbrennungen hat es nie gegeben" oder „Die Aufklärung – eine jüdische Verschwörung" in einschlägigen Internetforen berühmt wurde, durch Waschkörbe voller Post durcharbeiten. Zwar sind die Waschkörbe im Vati-

kan nicht so groß, weil der goldbestickte Priester-
fummel nur chemisch gereinigt werden darf. Doch
sollte die Heilung der französischen Nonne nicht
als Wundertat Johannes Pauls anerkannt werden,
hat der Pater noch eine Menge bisher unbekannter
Mirakel in Reserve.

„Wir prüfen sehr streng", erklärt Pater Balsamico und tätschelt stolz die sorgfältig entrosteten
Daumenschrauben aus dem Hobbykeller der
Inquisition. „Wunder-Spam oder offensichtlichen
Unfug erkennen wir meist auf Anhieb und sortie-
ren ihn aus." So hatten Werbeabteilungen diverser
Flughäfen behauptet, ihre Landebahnen seien
durch die Küsse des Papstes von Herpes geheilt
worden. Auch „Wunder", die Protestanten, Muslime und Homosexuelle betreffen, zieht die Kommission gar nicht erst in Betracht. Ohne Scheu-
klappen nutzen die vatikanischen Wunderdetektive
auch allerneueste Methoden der weltlichen Ge-
richtsmedizin: „Im Zweifel verlangen wir sogar
eine Probe vom heiligen Stuhl."

Pater Balsamico hat auch ein ganz persönliches
Lieblingswunder: „Es ist der Fall eines Mannes,
der nach Jahrzehnte langer Lektüre der WELT
schon hirntot war. Durch das Wirken Johannes
Pauls wurde er geheilt und konnte immerhin noch
Vorsitzender des Verbandes der Deutschen Auto-
mobilindustrie werden."

(Quelle: www.welt.de/satire, 03.04.07)

## Namen- und Sachregister

# Bildverzeichnis

## Quellen

### Audiovisuelle Medien

Batman Begins. USA 2005.

Das Wunder von Bern

hitec - Wunder oder Wissenschaft - Placebos auf
dem Prüfstand

Living Buddha. Deutschland 1994.

Mana – Die Macht der Dinge (Originaltitel: Mana:
Beyond Belief). USA, Niederlande, Deutschland,
Frankreich 2004.

Quarks & Co. - Die Wissenschaft vom Zufall

Unterwegs in die nächste Dimension. Deutschland
2004.

Welt der Wunder, Sendereihe auf prosieben

Wunderbare Welt, Sendereihe des ZDF

## Internetadressen (Auswahl)

http://72.18.130.10/~jidosxyr/
http://de.wikipedia.org
http://de.wikiquote.org
http://de.wiktionary.org
http://en.wikipedia.org
http://whc.unesco.org/
http://www.catholic.org
http://www.chartres-heiligegeometrie.de
http://www.geistigenahrung.org
http://www.heiligenlexikon.de
http://www.hiahpark.de
http://www.humanistische-aktion.homepage.t-
online.de
http://www.indiacause.com
http://www.indian-skeptic.org/html/hanauer/
pioi.htm
http://www.manafilm.de/
http://www.new7wonders.com
http://www.schamanismus-und-heilen.de
http://www.vatican.va
http://www.welt.de

## Literatur

Adams, Douglas: Per Anhalter durch die Galaxis. Hamburg 1981. 31. Aufl., München 2006.

Adams, Fred: Leben im Universum. München 2006.

Ansha: Das große Praxisbuch der weißen Magie. München 1999, 4. Aufl. 2000.

Bandini, Ditte und Giovanni: Kleines Lexikon des Aberglaubens. München 1998.

Bauer, Eberhard; Schetsche, Michael (Hg.): Alltägliche Wunder. Erfahrungen mit dem Übersinnlichen – wissenschaftliche Befunde. Würzburg 2003.
Becker, Susanne: Zeit der Wunder. Wenn Kinder in die Pubertät kommen. München 2006.

Bonin, Werner F.: Lexikon der Parapsychologie und ihrer Grenzgebiete. Frankfurt a. Main 1981

Chown, Marcus: Das Universum nebenan. Revolutionäre Ideen in der Astrophysik. München 2003.

Chown, Marcus: Warum Gott doch würfelt. Über „schizophrene Atome" und andere Merkwürdigkeiten aus der Quantenwelt. München 2005.

Dalai Lama: Goldene Worte des Glücks. Bergisch-Gladbach 2004.

Dalai Lama: Ratschläge des Herzens. Zürich 2003.

Dawkins, Richard: Gipfel des Unwahrscheinlichen. Wunder der Evolution. Reinbek bei Hamburg 1999.

Devereux, Paul: Das Gedächtnis der Erde. Die Erdmysterien und die Entschlüsselung der Rätsel heiliger Kultstätten der Menschheit. Aarau 2000.

Englisch, Andreas: Gottes Spuren. Die Wunder der katholischen Kirche. München 2006.

Graichen, Gisela: Das Kultplatzbuch. Ein Führer zu den alten Opferplätzen, Heiligtümern und Kultstätten. Hamburg 1990.

Hanauer, Josef: Der stigmatisierte Pater Pio von Pietrelcina. Bad Honnef, 1979.

Heller, André: Die Trilogie der möglichen Wunder. Berlin 1983, 2. Aufl. 1983

Jantsch, Franz: Kultplätze im Land um Wien. Unterweitersdorf 1993.

Klima, Caroline: Das große Handbuch der Geheimgesellschaften. Freimaurer, Illuminaten und andere Bünde. Wien 2007.

Kuby, Clemens: Heilung. Das Wunder in uns. Selbstheilungsprozesse entdecken. München 2005, 2. Aufl. 2005.

Kuby, Clemens: Unterwegs in die nächste Dimension. Meine Reise zu Heilern und Schamanen. München 2003, 12. Aufl. 2006

Ludwig, Bernhard: Anleitung zur sexuellen Unzufriedenheit. Seminarkabarett-Comic. Wien 2005.

Meinel, Gertraud: Magischer Mond. Mythos, Märchen und Mirakel. Freiburg im Breisgau 1997.

Mohr, Bärbel: Der kosmische Bestellservice. Eine Anleitung zur Reaktivierung von Wundern. Düsseldorf 1999.

Nhat Hanh, Thich: Das Wunder der Achtsamkeit. Zürich 1988, 8. Aufl. 1998.

Pfeifer, Wolfgang et.al.: Etymologisches Wörterbuch des Deutschen. München 1995.

Puza, Richard: Katholisches Kirchenrecht. 2. Auflage. Heidelberg 1993.

Pogacnik, Marko: Erdsysteme und Christuskraft. Ein Evangelium für das Menschwerden. München 1998.

Randi, James: Lexikon der übersinnlichen Phänomene. Die Wahrheit über die paranormale Welt. München 2001

Santler, Helmuth: Geheime Schriften des Christentums. Wien 2007.

Sollmann, Christian: Pflanzliche Urtinkturen und homöopathische Heilmittel selbst herstellen. Aarau und München 2014

Whitehouse, Maggie: Opus Dei. Der Stoßtrupp Gottes. Wien 2007.

Winkler, Engelbert J.: Lucia N°03. Hypnagoge Lichterfahrung & Neuro-Art. Ein E-Book vom Textmaker, Wien, Innsbruck 2013. ISBN: 978-3-843-50090-6 (Print: ISBN: 978-3-200-03150-0)

Winowska, Maria: Das wahre Gesicht des Pater Pio. 11. Aufl. Aschaffenburg 1965.

Wolf, Katja: Magie. München 1992.

Woodward, Kenneth L.: Die Helfer Gottes. Wie die katholische Kirche ihre Heiligen macht. München 1991.

www.ingramcontent.com/pod-product-compliance
Lightning Source LLC
Chambersburg PA
CBHW060234290526
45789CB00001B/49